全国高等卫生职业教育技能紧缺型人才培养"十二五"规划教材

供临床医学、护理、助产、药学和医学检验技术等专业使用

基础护理技术实训

U0264506

主　编　林　静　袁　静

副主编　李小力　刘红菊　张录凤

编　者　（以姓氏笔画为序）

　　　　　王锐瑞　漯河医学高等专科学校

　　　　　邓春霞　三峡大学第二临床医学院

　　　　　刘红菊　三峡大学第二临床医学院

　　　　　张录凤　辽东学院医学院

　　　　　李小力　湖北医药学院附属太和医院

　　　　　林　静　辽东学院医学院

　　　　　罗宝萍　河北北方学院附属第一医院

　　　　　袁　静　辽宁医药职业学院

　　　　　崔海娜　滨州职业学院

　　　　　黄树伟　河北北方学院附属第一医院

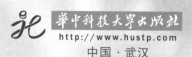

华中科技大学出版社

http://www.hustp.com

中国·武汉

内 容 简 介

　　本书是全国高等卫生职业教育技能紧缺型人才培养"十二五"规划教材。本书以护理程序为框架,以实训项目为中心,以临床护理情景为引导,书中不仅提供了基础护理技术实践技能操作方法,还提供了与国家护士执业资格考试相关的检测试题、模拟试卷及参考答案,供学生练习及检测学习效果。

　　本书主要作为全国高等卫生职业院校教材使用,也可供临床工作者参考之用。

图书在版编目(CIP)数据

基础护理技术实训/林静,袁静主编.—武汉:华中科技大学出版社,2014.5
ISBN 978-7-5609-9688-2

Ⅰ.①基⋯　Ⅱ.①林⋯　②袁⋯　Ⅲ.①护理-技术-高等职业教育-教学参考资料　Ⅳ.①R472

中国版本图书馆 CIP 数据核字(2014)第 086862 号

基础护理技术实训　　　　　　　　　　　　　　　　　　　　林　静　袁　静　主编

策划编辑:史燕丽
责任编辑:熊　彦
封面设计:范翠璇
责任校对:曾　婷
责任监印:周治超
出版发行:华中科技大学出版社(中国·武汉)
　　　　　武昌喻家山　　邮编:430074　　电话:(027)81321915
录　　排:华中科技大学惠友文印中心
印　　刷:武汉华工鑫宏印务有限公司
开　　本:880mm×1230mm　1/16
印　　张:12.75
字　　数:416 千字
版　　次:2018 年 1 月第 1 版第 2 次印刷
定　　价:34.00 元

全国高等卫生职业教育技能紧缺型
人才培养"十二五"规划教材编委会

总 序

随着我国经济的持续发展和教育体系、结构的重大调整,职业教育办学思想、培养目标随之发生了重大变化,人们对职业教育的认识也发生了本质性的转变。我国已将发展职业教育作为重要的国家战略之一,高等职业教育成为高等教育的重要组成部分。作为高等职业教育重要组成部分的高等卫生职业教育也取得了长足的发展,为国家输送了大批高素质技能型、应用型医疗卫生人才。

我国的护理教育有着百余年的历史,积累了丰富的经验,为培养护理人才做出了历史性的贡献,但在当今的新形势下也暴露出一些问题,急需符合中国国情又具有先进水平的护理人才体系。为了更好地服务于医学职业教育,《"十二五"期间深化医药卫生体制改革规划暨实施方案》中强调:加大护士、养老护理员、药师、儿科医师,以及精神卫生、院前急救、卫生应急、卫生监督、医院和医保管理人员等急需紧缺专门人才和高层次人才的培养。护理专业被教育部、卫生部等六部委列入国家紧缺人才专业,予以重点扶持。根据卫生部的统计,到 2015 年我国的护士数量将增加到 232.3 万人,平均年净增加 11.5 万人,这为护理专业的毕业生提供了广阔的就业空间,也对卫生职业教育如何进行高素质技能型护理人才的培养提出了新的要求。

为了顺应高等卫生职业教育教学改革的新形势和新要求,在认真、细致调研的基础上,在全国卫生职业教育教学指导委员会副主任委员文历阳教授及沈彬教授等专家的指导下,在部分示范院校的引领下,我们组织了全国 20 多所高等卫生职业院校的 200 多位老师编写了符合各院校教学特色的全国高等卫生职业教育技能紧缺型人才培养"十二五"规划教材,并得到参编院校的大力支持。

本套教材充分体现新一轮教学计划的特色,强调以就业为导向,以能力为本位,紧密围绕现代护理岗位人才培养目标,根据整体性、综合性原则,根据护理专业的特点将原有的课程进行有机重组,使之成为具有 21 世纪职业技术人才培养特色,并与护理专业相适应的课程体系。本套教材着重突出以下特点。

1. 突出技能,引导就业 以就业为导向,注重实用性,核心课程围绕技能紧缺型人才的培养目标,设计"基本执业能力+特色特长"的人才培养模式。构建以护理技术应用能力为主线、相对独立的实践教学体系。

2. 紧扣大纲,直通护考 紧扣教育部制定的高等卫生职业教育教学大纲和护士执业资格考试大纲,按照我国现行护理操作技术规范,辅以系统流程图、必要的解剖图谱和关键操作要点。

3. 创新模式,理念先进 创新教材编写体例和内容编写模式,参照职业资格标准,体现"工学结合"特色。教材的编写突出课程的综合性,淡化学科界限,同时结合各学科特点,适当增加人文科学相关知识,强化专业与人文科学的有机融合。

教材是体现教学内容和教学方法的知识载体,是把教学理念、宗旨等转化为具体教学现实的媒介,是实现专业培养目标和培养模式的重要工具,也是教学改革成果的结晶。本套教材在编写安排上,坚持以"必需、够用"为度,坚持体现教材的思想性、科学性、先进性、启发性和适用性原则,坚持以培养技术应用能力为主线设计教材的结构和内容。在医学基础课程的设置中,重视专业岗位对相关知识、技能的需求,淡化传统的学科体系,以多学科的综合为主,强调整体性和综合性,对不同学科的相关内容进行了融合与精简,使医学基础课程真正成为专业课程学习的先导。在专业课程的设置中,以培养解决临床问题的思路与技能为重点,教学内容力求体现先进性和前瞻性,并充分反映专业领域的新知识、新技术、新方法。在文字的表达上,避免教材的学术著作化倾向,注重循序渐进、深入浅出、图文并茂,以利于学生的学习和发展,使之既与我国的国情相适应,又逐步与国际医学教育相接轨。我们衷心希望这套教材能在相关课程的教学中发挥积极作用,并深受读者的喜爱。我们也相信这套教材在使用过程中,通过教学实践的检验和实际问题的解决,能不断得到改进、完善和提高。

全国高等卫生职业教育技能紧缺型人才培养

"十二五"规划教材编写委员会

前 言

    《基础护理技术实训》是全国高等卫生职业教育技能紧缺型人才培养"十二五"规划教材。本书共11章,它以护理程序为框架,以实训项目为中心,以临床护理情景为引导,利于师生共同使用。书中不仅提供了基础护理技术实践技能操作方法,还提供了与国家护士执业资格考试相关的检测试题、模拟试卷及参考答案,供学生练习及检测学习效果。书后附基础护理技术实训报告及45个评分标准。全书共48个实训项目,每个项目由学习目标、情景病例、方法(评估—计划—实施)、注意事项、病例分析及目标测试题组成。

    在编写过程中,我们得到了华中科技大学出版社及编者单位的大力支持与指导,在此表示衷心的感谢!同时感谢各位编者的辛勤劳动和精诚合作。

    由于编写时间紧迫及水平所限,本书难免有不足或不妥之处,恳请广大师生、读者及护理同仁批评指正。

林　静

目 录

第一章 患者床单位整理技术

实训一 铺 床 法

(一)学习目标

(1)掌握三种铺床法的操作步骤及注意事项。

(2)明确三种铺床法的目的、适应证。

(二)情景病例

病例1:患者,男,50岁,因肺内感染住院10天,于2013年10月8日上午8时出院并离开病室,护士如何整理该患者的床单位?

病例2:患者,男,38岁,支气管哮喘,于2013年10月8日上午11时住院,护士如何给该患者准备床单位?

病例3:患者,女,40岁,于2013年10月8日上午9时急性阑尾炎住院。医嘱:立即入手术室手术,护士如何为术后患者准备床单位?

(三)方法(以被套式为例)

★ 备用床

【评估】

(1)目的:保持病室整洁,准备接收新患者。

(2)床单位状况:出院患者的病情状况(是否为传染病),病室内有无其他患者(病情如何),其他患者的治疗情况(有无注射、输液及穿刺情况),床及床上用品情况等。

【计划】

1.目标

(1)病室内患者及其家属有安全感。

(2)不在治疗期间整理床单位。

2.用物准备　床、床旁桌、床尾椅及床上用品(枕芯、枕套、棉胎、被套、大单、床褥)、床刷。

3.患者或家属及环境的准备

(1)环境准备:安静、整洁、宽敞、光线适宜,病室内无患者进食、治疗等情况。

(2)护士的自我准备:衣帽整洁,洗手、戴口罩。

【实施】

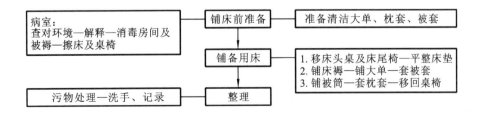

★ 暂空床

【评估】

目的　保持病室整洁,供新入院、暂离床活动患者或检查患者时使用。

【计划】

1.目标

(1)病室内其他患者及其家属舒适。

(2)患者床铺整洁。

2.患者或家属及环境的准备　同备用床。

【实施】

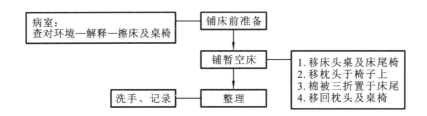

★ 麻醉床

【评估】

(1)目的:接收全麻手术后患者,保持病室及床铺整洁,保护患者安全。

(2)床单位状况:病室内其他患者的病情、治疗情况(有无注射、输液及穿刺情况)、床及床上用品污染情况、手术部位、麻醉方式等。

【计划】

1.目标

(1)同暂空床。

(2)患者术后安全、不发生并发症。

2.用物准备　同备用床,加橡胶单及中单,麻醉护理盘(无菌盘内置张口器、压舌板、舌钳、牙垫、治疗碗、镊子、输氧导管、吸痰导管和纱布数块)。另备血压计、听诊器、护理记录单、笔、弯盘、胶布、无菌棉签、手电筒等。

3.患者或家属及环境的准备　同备用床。

【实施】

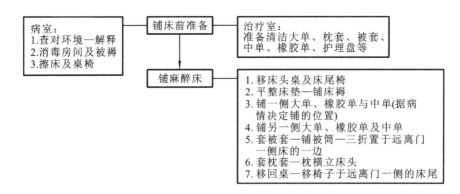

(四)注意事项

(1)检查床和床垫:铺床时应先检查床有无损坏,床垫是否合适。

(2)掌握原则:先床头,后床尾,床褥、大单、棉被等中线应与床的横竖中线对齐,各层单子平整无皱褶。

(3)注意省力节力:护士铺床动作应协调连续,上身保持直立,两腿前后或左右分开并稍屈膝。这种姿势有助于降低重心、扩大支撑面增加身体稳定性。

(4)不在治疗期间铺床,保持治疗操作的无菌性。

（5）传染病患者,按隔离技术进行实施。

（6）铺麻醉床时,根据患者的手术部位、病情情况确定橡胶单与中单的摆放位置。如对于二便失禁患者,橡胶单与中单应铺于床的中间,即橡胶单的上端距离床头 45～55 cm;如防止呕吐物污染床铺,橡胶单的上端应与床头平齐;如患者下肢有开放性伤口,橡胶单的下端应与床尾平齐。

（7）铺床前,平移床头桌,距离床 20 cm,移开床尾椅至床尾正中间,距离床尾 15 cm 以上。

（五）对应的病例分析

病例 1:护士如何整理该患者的床单位?

对于多人居住的病室,在未出院的患者病情允许情况下,最好让其离开病室,拆掉出院患者床单位的大单、被套与枕套,擦净桌、椅及床,用紫外线灯对其床单位的物品进行消毒或到外面晾晒,再铺备用床。未出院患者的病情若不允许活动,在应用紫外线灯时,注意保护患者的眼睛与皮肤。

病例 2:护士如何给该患者准备床单位?

铺暂空床。

病例 3:护士如何为术后患者准备床单位?

更换清洁的大单、被套及枕套,铺麻醉床。

（六）目标测试题

1.铺备用床的目的是（　　）。

A.保持病室清洁,准备迎接新患者　　　　　　　B.便于接受麻醉未醒的患者

C.供暂离床的患者使用　　　　　　　　　　　　D.便于对患者的治疗及护理

E.预防皮肤并发症

2.不符合铺床节力原则的是（　　）。

A.将用物备齐,按使用顺序放置物品　　　　　　B.尽量使用大肌肉进行铺床

C.铺床时身体靠近床沿　　　　　　　　　　　　D.先铺远侧,后铺近侧

E.两脚左右分开,降低重心

3.下列铺备用床操作错误的是（　　）。

A.移开床旁桌距病床 20 cm　　　　　　　　　　B.座椅放于床尾正中,按顺序放上用物

C.双腿伸直靠近床边　　　　　　　　　　　　　D.套好枕套,开口背门

E.棉被两边与床沿平齐,尾端塞于床垫下

4.铺床时需使用橡胶单和中单的情况是（　　）。

A.偏瘫　　　　　　B.高热　　　　　　C.昏迷　　　　　　D.肺炎　　　　　　E.肱骨骨折

5.下列不是麻醉护理盘中需要准备的用品是（　　）。

A.压舌板　　　　B.血压计、听诊器　　C.吸痰管　　　　D.护理记录单　　　　E.吸水管

6.为了保证患者有适当的空间,病床之间的距离不得少于（　　）。

A.1 m　　　　　　B.0.9 m　　　　　C.0.8 m　　　　　D.0.7 m　　　　　E.0.6 m

7.符合节力原则的铺床方法是（　　）。

A.下身保持直立　　　　　　B.护士身体靠近床边　　　　　　C.上身保持一定弯度

D.两腿并拢稍屈膝　　　　　E.使用手的力量连续进行

8.铺麻醉床的目的不包括（　　）。

A.保护被褥不被污染　　　　B.使患者安全　　　　　　　　　C.防止床铺被浸湿

D.防止术后伤口疼痛　　　　E.预防并发症

9.患者出院后,其床垫、床褥、棉胎等用日光曝晒的有效时间是（　　）。

A.1 h　　　　　　B.2 h　　　　　　C.3 h　　　　　　D.5 h　　　　　　E.6 h

10.铺床时移开床旁桌、床尾椅的距离分别是（　　）。

A.15 cm,15 cm　　　　　　　　　B.28 cm,15 cm　　　　　　　　　C.20 cm,15 cm

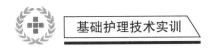

D. 15 cm,20 cm   E. 20 cm,18 cm
答案　1.A　2.D　3.C　4.C　5.E　6.A　7.B　8.D　9.E　10.C

（林　静）

实训二　卧床患者更换床单及更换卧位法

一、卧床患者更换床单法

（一）学习目标

(1)熟练完成卧床患者更换床单法的操作程序。

(2)能正确说出卧床患者更换床单法的目的及注意事项。

(3)能根据患者病情进行交流。

（二）情景病例

病例1:李先生,70岁,大学文化程度。2008年开始,站立时出现头晕眼花、头重脚轻、四肢无力等症状,2010年起逐渐加重,反复发作,经常晕倒,期间测血压,卧位时(160～135)/(110～85)mmHg,立位时(95～80)/(50～35)mmHg,经检查诊断为"严重体位性低血压"。经多方诊治,疗效不佳。2周前因外伤造成下肢骨折,行下肢牵引,今晨患者在排便时污染床铺。

请问:1.你怎样为患者更换床单使其舒适?

　　　2.对于低血压的患者怎样做日常生活指导?

（三）方法

【评估】

1.目的

(1)保持患者清洁,使患者感觉舒适。

(2)预防压疮等并发症。

(3)保持病室整洁、美观。

2.患者的状况　患者的病情、意识状态、合作程度、心理状态。

3.解释　向患者及家属解释更换床单的目的、方法、注意事项及配合要点。

【计划】

1.目标

(1)患者床单位清洁、干燥,无碎屑。

(2)患者未发生压疮。

(3)患者舒适。

2.用物准备

(1)治疗车上层:大单、被套、枕套、必要时备中单及橡胶单、50%乙醇1瓶和清洁衣裤1套。

(2)治疗车下层:床刷及床刷套。

3.患者准备　协助患者取舒适体位,了解操作目的及配合方法。

4.护士准备　护士衣帽整齐,修剪指甲,洗手,戴口罩。

5.环境准备　环境光线明亮,整洁,病房温度适宜,病房内无治疗操作、无进食,必要时用屏风遮挡患者。

【实施】

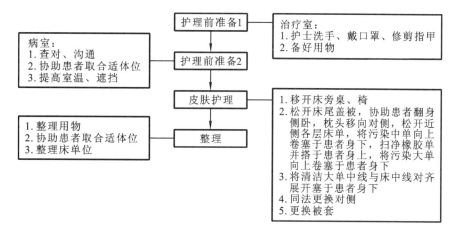

（四）注意事项

（1）扫净患者身下及枕下的渣屑。

（2）观察患者的面色、呼吸，询问患者有无不适。

（3）检查患者皮肤受压状况。

（4）污染单不可以直接落地，以减少污染。

（5）棉胎不接触污被套外面，更换时为患者保暖。

（6）保证患者的安全，必要时拉起对侧保护床栏。

（7）更换床单前，协助患者松开各种导管，更换床单后，协助患者妥善安置导管，并保持通畅。

（8）操作者注意节力，铺床前将用物准备齐全，按使用先后顺序依次放置。铺床时身体靠近床边，上身保持直立，两腿前后分开稍屈膝，以扩大支撑面，且身体重心随之降低，增加稳定性。应运用人体力学原理，省力省时，提高工作效率。

（五）对应的病例分析

1.你怎样为患者更换床单使其舒适？

（1）保持患者床单位清洁、舒适、安全。发现患者床单位污染时，应立即更换患者被污染的被服，防止压疮和其他并发症的发生。

（2）观察患者病情。更换床单时，应注意观察患者病情、伤口及皮肤情况，不能放松牵引。

（3）更换方法。①松开床尾盖被，托起患者头部，取出枕头置于床尾椅上；将床头污染大单横卷成筒状，置于患者肩下；将清洁大单横卷成筒状放于床头并铺好，然后抬起患者上半身（骨科患者可利用牵引床上的拉手抬起上半身），将污染大单、中单及橡胶单一起从患者肩下卷至臀下，同时将清洁大单从床头拉至臀部。②放下患者上半身抬起臀部，迅速取出污染大单、中单及橡胶单放入污衣袋内或晨护车上，橡胶单放在床旁椅背上，将清洁大单拉至床尾，铺好。③先铺好近侧橡胶单和清洁中单，将另一半卷起塞于患者身下，再转至床对侧，拉出橡胶单、中单铺好。

2.对于低血压的患者怎样做日常生活指导？

（1）指导患者饮食要均衡，可以适当多吃些含钠高的食品，多喝水以增加血容量，同时还可吃些桂圆肉、大枣、红小豆等以增加营养。

（2）保证足够的睡眠，规律正常的生活，晚上睡觉将头部垫高，可缓解低血压症状。

（3）加强锻炼，增强体质。

（4）预防变换体位时引起血压突然改变，尤其早上起床时，应缓慢地坐起，防止血压突然下降，肢体屈伸动作不要过猛过快，例如提起、举起重物动作都要缓慢。洗澡水温度不宜过热或过冷，因为热可使血管扩张而降低血压，冷会刺激血管而升高血压，应该淋浴，以加速血液循环，或以冷水、温水交替洗脚，对有下肢血管曲张的老人尤宜穿弹性袜，以加强静脉回流。

（5）不要在闷热或缺氧的环境中站立过久，以防不适。

（六）目标测试题

1.关于卧床患者更换床单的操作下列不妥的是(　　)。

A.平卧的患者若病情允许,应暂将床头支架放平　　　　B.协助患者翻身向对侧卧,枕头移向对侧

C.意识不清者应设床栏　　　　D.一般情况下应更换床上各层床单、橡胶单

E.患者平卧,将将患者枕头移向近侧,再翻身,面向护士

2.为卧床患者更换床单的目的不包括(　　)。

A.使病室整洁、美观　　　　B.使病床平整无痕　　　　C.使患者舒适

D.预防过敏性紫癜　　　　E.预防压疮

3.护士在为患者铺床前应评估(　　)。

A.患者病情、意识状态、合作程度、自理程度、皮肤情况、管路情况

B.铺床方式、用物等　　　　C.评估床单位安全、方便、整洁程度

D.患者手术情况　　　　E.患者的知识层面

4.护士在为患者更换床单时应注意的事项不包括(　　)。

A.评估操作难易程度,运用人体力学原理,防止职业损伤

B.操作过程中观察患者生命体征、病情变化、皮肤情况,保护患者隐私,避免牵拉管路

C.操作中合理使用床栏保护患者,避免坠床

D.使用橡胶单或防水布时,避免其直接接触患者皮肤

E.可以在室内同时进行无菌操作

答案　1.D　2.D　3.A　4.E

（黄树伟）

二、协助患者更换卧位法

（一）学习目标

(1)掌握相关理论知识,包括协助患者更换卧位的方法及注意事项。

(2)掌握协助患者翻身侧卧、协助患者移向床头的操作。

(3)熟悉操作时的护患沟通,学会操作方法。

(4)了解协助患者翻身侧卧、协助患者移向床头的省时节力原则。

（二）情景病例

病例1:张先生,男,60岁,因患急性胆囊炎入院行胆道手术,手术后置T形管引流。

请问:1.应协助患者采取何种卧位?

　　　2.采取此种卧位的目的是什么?

　　　3.翻身时应注意什么问题?

（三）方法

【评估】

1.目的

(1)变换姿势,增进舒适。

(2)预防并发症,如压疮、坠积性肺炎等。

(3)适应治疗、护理的需要,便于更换床单或整理床单位。

(4)协助滑向床尾而自己不能移动的患者移向床头,恢复正确而舒适的卧位。

2.患者的状况

(1)患者的年龄、目前健康状况、变换卧位的原因。

(2)患者病情、有无身体创伤、骨折固定、牵引、留置多种导管等情况。

(3)患者及家属对变换卧位的作用和操作方法的了解程度、配合能力等。

【计划】

1.目标

(1)患者感觉舒适、无压疮、坠积性肺炎等并发症发生。

(2)患者及家属了解预防卧床并发症的知识与技能。

2.用物准备　准备好枕头等用物,根据患者情况决定搬运人数。

3.患者及环境的准备

(1)患者准备:了解操作的目的,取得合作。

(2)环境准备:病室整洁、安静,温度适宜,安全,必要时进行遮挡。

(3)护士的自我准备:衣着整洁,洗手、戴口罩。

【实施】

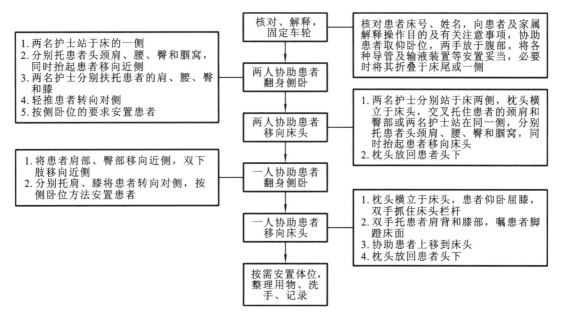

（四）注意事项

(1)根据病情及皮肤受压情况,确定翻身间隔时间。如发现皮肤红肿或破损,应及时处理,并增加翻身次数,做好记录及交接班。

(2)协助患者翻身时,不可拖拉,防止皮肤擦伤。两人为患者翻身时,动作要协调一致,用力要平稳。

(3)患者身上带有多种导管时,协助翻身前应先安置妥当,翻身后应检查有无脱落、扭曲、移位、受压等,以保持导管通畅。

(4)特殊患者

①协助手术后患者翻身前,应检查伤口敷料,先换药再翻身。

②颅脑手术后患者,头部转动过大可引起脑疝,导致突然死亡,因此,一般只卧于健侧或平卧。

③进行骨牵引的患者,翻身时不可放松牵引。

④石膏固定、伤口较大的患者,翻身后应注意将患处置于合适位置,以防受压。

(5)注意节力原则:翻身时护士应让患者尽量靠近自己,使重力线通过支撑面以保持平衡,缩短重力臂,以达到节力、安全的目的。

（五）对应的病例分析

1.应协助患者采取何种卧位?

应协助患者采取半坐卧位。

2.采取此种卧位的目的是什么?

取半坐卧位的目的是:①此患者胆囊有炎症,采取半坐卧位,可使腹腔渗出物流入盆腔促使感染局限化。因盆腔腹膜抗感染性较强,而吸收较差,可以减少炎症的扩散和毒素的吸收,从而减轻中毒反应,同时又可防止感染向上蔓延而引起膈下脓肿。②手术后,采取半坐卧位,也可以减轻腹部切口缝合处的张力,避免疼痛,有利于切口愈合。

3.翻身时应注意什么问题?

协助患者翻身时,应注意以下几点。①协助患者更换卧位时,不可以拖拉,以免擦伤皮肤。应将患者身体稍抬起再行翻身。移动体位后,需用软枕垫好背部及膝下,以维持舒适位置。两人协助翻身时,注意动作协调轻稳。②根据病情及皮肤受压的情况,确定翻身间隔时间。③患者手术部位有 T 形管,翻身时应先将导管安置妥当;翻身后,检查导管是否扭曲,注意保持导管通畅。④为术后患者翻身时,应先检查敷料是否脱落,如分泌物浸湿敷料,应先换药再行翻身。⑤翻身时,应注意节力原则,让患者尽量靠近护士,使重力线通过支持面保持平衡,缩短重力臂,达到省力目的。患者舒适安全。

(六)目标测试题

1.颅脑手术后的患者,头部转动过大可引起(   )。

A.脑干损伤 B.脑出血 C.脑疝   D.脑栓塞   E.剧烈头痛

2.下列为手术后患者翻身不正确的方法是(   )。

A.伤口渗出较多者,应先翻身后换药   B.敷料脱落者应先换药后翻身

C.颈椎牵引者翻身时不可放松牵引   D.翻身前要检查各种管道是否通畅

E.石膏固定者翻身后将患处安置适当位置

3.王女士,因脑中风右侧肢体瘫痪,为预防压疮最好的护理方法是(   )。

A.每 2 h 为患者翻身按摩一次   B.每天请家属观察患者皮肤状况

C.使用气垫褥   D.让其保持左侧卧位

E.让其保持右侧卧位

4.患者,男,46 岁。颅内血肿清除术后第 2 天,护士需为患者更换卧位,下列操作中错误的是(   )。

A.将导管固定妥当后再翻身   B.让患者卧于患侧

C.先换药,再翻身   D.注意节力原则

E.两人协助患者翻身

5.帮助术后带有引流管的患者翻身侧卧时,下列方法正确的是(   )。

A.翻身前夹闭引流管

B.两人翻身时着力点分别位于肩、腰、臀、膝部

C.翻身后再更换伤口敷料

D.翻身后将患者上肢稍伸直,下肢弯曲

E.在患者两膝之间夹上软枕

6.为患者翻身的操作中,下列哪项不正确?(   )

A.翻身时需遵循节力原则   B.术后患者应先换药后翻身

C.颈椎或颅骨牵引者,翻身时不可放松牵引 D.颅脑手术者应取健侧或平卧位

E.为带有引流管的患者翻身前需将引流管夹闭

答案　1.C　2.A　3.A　4.B　5.B　6.E

(崔海娜)

第二章 无菌与隔离技术

实训三　无菌持物钳(镊)的使用技术

（一）学习目标

(1)掌握无菌持物钳(镊)的操作步骤及注意事项。

(2)掌握无菌持物钳(镊)的存放方法。

(3)熟悉临床上常用的无菌持物钳(镊)类别。

（二）情景病例

病例1:器械护士小王在手术过程中发现无菌纱布少了一块,遂让巡回护士小张传递一块无菌纱布。

请问:1.小张应如何给小王传递无菌纱布?

2.传递工具应如何保存?

3.在传递过程中应注意什么?

（三）方法

【评估】

(1)目的:用于夹取或传递无菌物品。

(2)操作环境是否整洁、宽敞,操作台是否清洁、干燥。

(3)根据夹取物品种类选择合适的持物钳(镊)。

(4)无菌持物钳(镊)放置是否合理。

【计划】

1.目标

(1)取放无菌持物钳(镊)时钳(镊)端闭合,未触及容器液面以上部分或容器口边缘。

(2)使用时钳(镊)端保持向下,未触及非无菌区。

(3)使用后立刻放回容器内,并将钳(镊)端打开。

2.护士准备　衣帽整洁,修剪指甲,洗手、戴口罩。

3.用物准备　合适的无菌持物钳(镊)、盛放无菌持物钳(镊)的容器。

4.环境准备　环境清洁、宽敞、定期消毒,操作台清洁、干燥。

【实施】(以无菌持物钳为例)

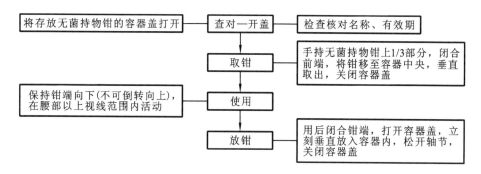

（四）注意事项

（1）严格遵循无菌操作原则。

（2）取放无菌持物钳（镊）时应闭合钳（镊）端垂直取放，钳（镊）端不可触及液面以上部分或容器边缘，放入容器后打开钳（镊）端。

（3）使用过程中始终保持钳（镊）端向下，不可触及非无菌区。

（4）到距离较远处取物时，应将无菌持物钳（镊）连同容器一起移至操作处，就地使用。

（5）无菌持物钳（镊）不可夹取油纱布，防止油黏附于钳（镊）端从而影响消毒效果；不可用无菌持物钳（镊）换药或者消毒皮肤，以免被污染。

（6）无菌持物钳（镊）使用后应立即放回容器内，不得在空气中暴露过久。

（7）无菌持物钳（镊）如有污染或疑有污染应重新灭菌。

（五）对应的病例分析

1.小张应如何给小王传递无菌纱布？

小张应使用无菌持物钳（镊）给小王传递无菌纱布。

2.传递工具应如何保存？

无菌持物钳（镊）的保存方法：每个容器只放一把无菌持物钳（镊），共有两种保存方法。

（1）湿式保存法：①无菌持物钳（镊）经压力蒸汽灭菌后浸泡在内盛消毒液的广口有盖无菌容器内，容器的深度与钳（镊）的长度比例适合；②消毒液面应浸没无菌持物钳轴节上方2～3 cm或镊子长度的1/2；③无菌持物钳（镊）和存放容器应定期清洁、消毒，每周2次，同时更换消毒液，手术室、门诊换药室等使用频繁的科室，应每日消毒灭菌。

（2）干燥保存法：将盛有无菌持物钳（镊）的无菌干罐保存在无菌包内，在集中治疗前开包，每4～8 h更换1次。

3.在传递过程中应注意什么？

（1）严格遵循无菌操作原则。

（2）取放无菌持物钳（镊）时应闭合钳（镊）端垂直取放，钳（镊）端不可触及液面以上部分或容器边缘，放入容器后打开钳（镊）端。

（3）使用过程中始终保持钳（镊）端向下，不可触及非无菌区。

（4）无菌持物钳（镊）使用后应立即放回容器内，不得在空气中暴露过久。

（六）目标测试题

1.无菌持物钳（镊）的使用原则下列正确的是（　　　）。

A.不可以用来夹取所有无菌物品　　　　　　　　B.不可到远处取物品以免污染

C.不可干燥保存　　　　　　　　　　　　　　　D.容器口以内部分钳（镊）端均可碰触

E.容器及无菌持物钳（镊）应每周消毒一次

2.浸泡无菌持物镊的消毒液应达到镊子的（　　　）处。

A.1/2　　　　　　B.1/3　　　　　　C.2/3　　　　　　D.3/4　　　　　　E.1/4

3.浸泡无菌持物钳的消毒液应达到钳的（　　　）。

A.轴节上方1～2 cm　　　　　　B.轴节上方2～3 cm　　　　　　C.轴节上方4～5 cm

D.轴节下方1～2 cm　　　　　　E.轴节下方2～3 cm

4.使用无菌持物钳应保证钳端（　　　）。

A.平持　　　　　　　　　　　　B.朝上　　　　　　　　　　　　C.朝下

D.朝上、朝下均可，只要在持物者腰以上

E.朝上、朝下均可，只要消毒液不流到浸泡罐内

5.长28 cm的持物镊浸泡消毒时，容器内的消毒液面高度最低为（　　　）。

A.10 cm　　　　　　B.12 cm　　　　　　C.14 cm　　　　　　D.16 cm　　　　　　E.18 cm

答案 1.E 2.A 3.B 4.C 5.C

（王锐瑞）

实训四 无菌容器的使用技术

（一）学习目标
(1)掌握无菌容器的操作步骤及注意事项。
(2)熟悉临床常用的无菌容器的类别。

（二）情景病例
病例1:实习护士小丁从无菌罐内取纱布的过程中手指不慎触及容器盖内面。
请问:1.小丁的操作方法正确吗?
2.应如何正确操作?

（三）方法
【评估】
(1)目的:无菌容器用于盛放无菌物品并保持无菌状态。
(2)操作环境是否整洁、宽敞,操作台是否清洁、干燥。
(3)根据目的准备合适的无菌容器。
(4)无菌容器以及其内所放物品是否在有效期内。

【计划】
1.目标
(1)取物时,无菌持物钳及容器内无菌物品未触及容器边缘。
(2)手指未触及容器的边缘及内面。
2.护士准备 衣帽整洁,修剪指甲,洗手、戴口罩。
3.用物准备 合适的无菌容器、无菌容器内盛放的无菌物品。
4.环境准备 环境清洁、宽敞、定期消毒,操作台清洁、干燥。

【实施】

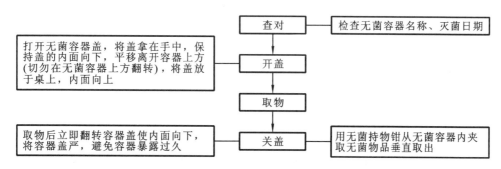

（四）注意事项
(1)严格遵循无菌操作原则。
(2)手持无菌容器时应托住底部,手指不得触及容器的边缘和内面。
(3)夹取无菌物品时,无菌持物钳及无菌物品不可触及容器的边缘。
(4)打开无菌容器时应将盖子的无菌面向上,置于稳妥处。用毕立即翻转容器盖使内面向下,将容器盖严,避免容器暴露过久。
(5)无菌物品从无菌容器内取出,即使未使用,也不得再放回无菌容器内。
(6)无菌容器应定期消毒灭菌。

（五）对应的病例分析

1.小丁的操作方法正确吗？

不正确。

2.应如何正确操作？

打开无菌容器盖，手指不得触及容器的边缘和内面，将盖内面向上放于桌或操作台上。

（六）目标测试题

1.下列使用无菌容器做法不正确的是（　　）。

A.打开无菌容器盖后，盖内面朝上放置　　　　　　B.无菌物品取出后，未用应立即放回

C.手持无菌容器时应托住底部　　　　　　　　　　D.手不可触及无菌容器的内面

E.取物后，立即将无菌容器盖盖严

2.无菌技术操作时做法正确的是（　　）。

A.操作前戴好帽子以防微生物污染头

B.清洁后的手可用来拿取无菌物品

C.只要遵照无菌原则操作室内可不必限制人员流动

D.取物时，无菌持物钳及容器内无菌物品不可触及容器的边缘

E.无菌包潮湿后其内物品有效期为 24 h

答案　1.B　2.D

（王锐瑞）

实训五　无菌包的使用技术

（一）学习目标

(1)掌握无菌包的使用方法及注意事项。

(2)掌握无菌包的包扎法。

（二）情景病例

病例1：患者，丁某，男，40岁，因外伤入院，医务人员已对其伤口进行包扎，隔日上午，护士小赵遵医嘱要为患者换药，需准备无菌治疗碗一个。

请问：1.小赵应如何取用无菌治疗碗？

　　　2.取用前应注意查对什么？

　　　3.开包过程中应注意什么？

（三）方法

【评估】

(1)目的：用无菌包布包裹无菌物品用以保持无菌物品的无菌状态，供无菌操作用。

(2)操作环境是否整洁、宽敞，操作台是否清洁、干燥。

(3)按着操作目的准备无菌包。

(4)无菌包以及其包裹的无菌物品是否在有效期内。

【计划】

1.目标

(1)打开无菌包时，系带妥善放置，未脱离操作台面。

(2)开包和关包过程中，手未触及包布内面。

(3)操作过程中手臂及有菌物品未跨越无菌区。

2.护士准备　衣帽整洁,修剪指甲,洗手、戴口罩。

3.用物准备　无菌持物钳、盛放无菌包内物品的容器或区域、无菌包(内放无菌治疗巾、敷料、器械等)。

4.环境准备　环境清洁、宽敞、定期消毒,操作台清洁、干燥。

【实施】

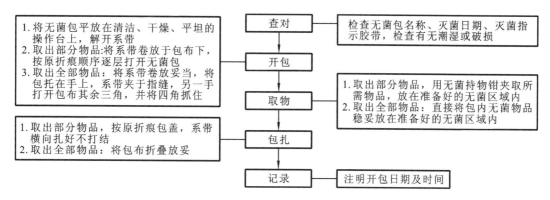

(四)注意事项

(1)严格遵循无菌操作原则。

(2)打开无菌包时,手只能接触包布四角的外面,不可触及包布内面,不可跨越无菌面。

(3)包内物品未用完,应按原折痕包好,系带按"一"字形扎好,并注明开包日期及时间,限 24 h 内使用。

(4)包内物品超过有效期、被污染或包布受潮,须重新灭菌。

(五)对应的病例分析

1.小赵应如何取用无菌治疗碗?

将无菌包平放在清洁、干燥、平坦的操作台上,解开系带,将系带卷放妥当,将包托在手上,系带夹于指缝,另一手打开包布其余三角,并将四角抓住直接将包内无菌治疗碗稳妥放在准备好的无菌区域内。

2.取用前应注意查对什么?

检查无菌包名称、灭菌日期、灭菌指示胶带,检查有无潮湿或破损。

3.开包过程中应注意什么?

(1)严格遵循无菌操作原则。

(2)打开无菌包时,手只能接触包布四角的外面,不可触及包布内面,不可跨越无菌面。

(六)目标测试题

1.下述符合无菌技术操作原则的是(　　　　)。

A.无菌操作前 30 min 清扫地面　　　　　　　　B.无菌包潮湿待干后使用

C.取出的无菌物品未用立即放回原处　　　　　　D.治疗室每周用紫外线照射一次

E.操作时手臂保持在腰部水平以上

2.无菌包内物品未用完,按原折痕包好后的有效时间是(　　　　)。

A.<2 h　　　　　B.<6 h　　　　　C.<12 h　　　　　D.<24 h　　　　　E.<48 h

答案　1.E　2.D

(王锐瑞)

实训六　取用无菌溶液技术

(一)学习目标

掌握取用无菌溶液的操作步骤及注意事项。

(二)情景病例

病例1:患者,张某,女,50岁,因外伤瘫痪导致尿失禁,需留置导尿管,护士小陈遵医嘱为患者行留置导尿。

请问:1.小陈在操作过程中应如何取用无菌溶液?

2.使用前应查对什么内容?

3.取用无菌溶液过程中应注意什么?

(三)方法

【评估】

(1)目的:取用无菌溶液,供无菌操作使用。

(2)操作环境是否整洁、宽敞,操作台是否清洁、干燥。

(3)根据操作目的准备无菌溶液。

(4)无菌溶液是否在有效期内。

【计划】

1.目标

(1)手未触及瓶口及瓶内面。

(2)瓶签未浸湿,瓶口未污染,无菌溶液未溅到操作台面上。

2.护士准备　衣帽整洁,修剪指甲,洗手、戴口罩。

3.用物准备

(1)无菌溶液、纱布、启瓶器、弯盘。

(2)盛装无菌溶液的容器。

(3)无菌棉签、消毒液、记录纸、签字笔等。

4.环境准备　环境清洁、宽敞、定期消毒,操作台清洁、干燥。

【实施】

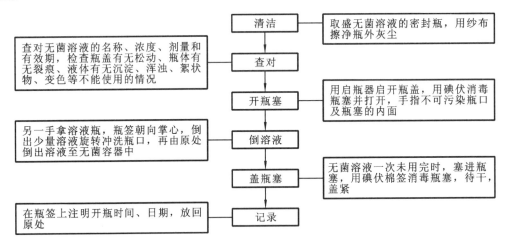

(四)注意事项

(1)严格遵循无菌操作原则。

(2)不可将物品堵塞瓶口或伸入无菌溶液瓶内蘸取溶液。

(3)倒无菌溶液时瓶口距无菌容器口的距离不可少于5 cm,以免不慎污染。

(4)已倒出的溶液即使未使用也不可倒回瓶内。

(5)已开启的溶液有效期为24 h。

(五)对应的病例分析

1.小陈在操作过程中应如何取用无菌溶液?

开启瓶塞后,一手拿溶液瓶,瓶签朝向掌心,倒出少量溶液旋转冲洗瓶口至弯盘内,再由原处倒出溶液至无菌容器中。

2.使用前应查对什么内容?

查对无菌溶液的名称、浓度、剂量和有效期,检查瓶盖有无松动,瓶体有无裂痕,液体有无沉淀、浑浊、絮状物、变色等不能使用的情况。

3.取用无菌溶液过程中应注意什么?

(1)严格遵循无菌操作原则。

(2)不可将物品堵塞瓶口或伸入无菌溶液瓶内蘸取溶液。

(3)倒无菌溶液时瓶口距无菌容器口的距离不可少于 5 cm,以免不慎污染。

(六)目标测试题

1.取用无菌溶液应首先检查(　　)。

A.瓶盖有无松动　　　　　　　　B.瓶签是否符合要求　　　　　　C.溶液有无变色

D.瓶子有无裂缝　　　　　　　　E.溶液有无沉淀物

2.取用无菌溶液时,正确的方法是(　　)。

A.打开瓶盖后,应立即倒入无菌容器中　　　　　B.可直接在瓶中蘸取

C.可用敷料堵住瓶口,使溶液慢慢流出　　　　　D.已打开过的溶液瓶可保存 24 h

E.倒出后未使用及时倒回瓶中

3.已开启的溶液瓶内的溶液有效时间是(　　)。

A.<2 h　　　　　B.<6 h　　　　　C.<12 h　　　　　D.<24 h　　　　　E.<48 h

答案　1.B　2.D　3.D

(王锐瑞)

实训七　铺无菌盘技术

(一)学习目标

(1)掌握铺无菌盘的操作步骤及注意事项。

(2)掌握无菌包内无菌治疗巾的折叠方法。

(二)情景病例

病例1:患者,黄某,男,30 岁,因皮肤大面积擦伤急诊就诊,护士小丁需为患者清洗伤口。

请问:1.小丁应准备哪些物品为患者清洗伤口?

　　　2.这些物品应如何放置?

　　　3.无菌治疗巾如何折叠?

　　　4.操作过程中应注意什么?

(三)方法

【评估】

(1)目的:形成无菌区域以放置无菌物品,供治疗护理使用。

(2)操作环境是否整洁、宽敞,操作台是否清洁、干燥。

(3)根据操作目的准备合适的无菌包、无菌盘等。

(4)无菌物品是否在有效期内。

【计划】

1.目标

(1)无菌物品及无菌巾内面未被污染。

(2)无菌巾内无菌物品放置恰当有序。

(3)操作过程中,手臂未跨越无菌区。

2.护士准备　衣帽整洁,修剪指甲,洗手、戴口罩。

3.用物准备

(1)无菌持物钳、盛放治疗巾的无菌包、无菌物品。

(2)治疗盘、记录纸、签字笔。

4.环境准备　环境清洁、宽敞、定期消毒,操作台清洁、干燥。

【实施】

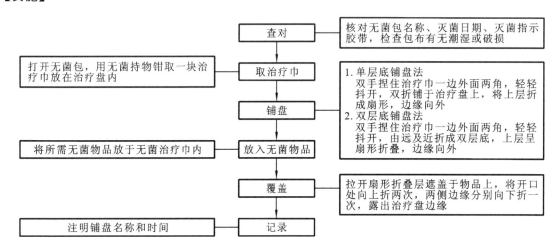

(四)注意事项

(1)严格遵循无菌操作原则。

(2)手不可触及无菌面,不可跨越无菌区。

(3)无菌面不可触及衣袖及其他非无菌物品。

(4)铺无菌盘的区域应清洁、干燥,防止无菌巾潮湿污染。

(5)铺好的无菌盘尽早使用,有效期不得超过 4 h。

(五)对应的病例分析

1.小丁应准备哪些物品为患者清洗伤口?

无菌持物镊、治疗碗、纱布、生理盐水、弯盘等。

2.这些物品应如何放置?

无菌持物镊、弯盘放于换药车上,治疗碗、纱布、生理盐水放入无菌盘内置于换药车上。

3.无菌治疗巾如何折叠?

(1)纵折法:治疗巾纵折两次,再横折两次,开口边向外。

(2)横折法:治疗巾横折后纵折,再重复一次。

4.操作过程中应注意什么?

(1)严格遵循无菌操作原则。

(2)手不可触及无菌面,不可跨越无菌区。

(3)无菌面不可触及衣袖及其他非无菌物品。

(4)铺无菌盘的区域应清洁、干燥,防止无菌巾潮湿污染。

(六)目标测试题

1.铺好的无菌盘,有效期为(　　)。

A.2 h　　　　　　　B.3 h　　　　　　　C.4 h　　　　　　　D.5 h　　　　　　　E.6 h

2.正确的无菌技术操作是(　　)。

A.用无菌持物钳夹取无菌油纱布　　　　　　　　　　B.将无菌敷料接触无菌溶液瓶口倒溶液

C.打开无菌容器盖使外面向上放于桌上　　　　　　　D.解开无菌包系带卷放在包布上

E.将无菌盘盖巾呈扇形折叠,开口边向外
答案 1.C 2.E

（王锐瑞）

实训八 戴无菌手套技术

（一）学习目标
掌握使用无菌手套的操作步骤及注意事项。

（二）情景病例

病例1:实习护士小张在为患者导尿时,由于小拇指指甲过长,不慎将手套刺破,小张为节省时间直接在破损的手套外又加戴一双手套继续操作。

请问:1.小张的做法正确吗?
     2.错在哪里?
     3.应该怎样正确操作?

（三）方法

【评估】

(1)目的:在进行严格的医疗护理操作时确保无菌效果,保护患者和医务人员免受感染。

(2)操作环境是否整洁、宽敞,操作台是否清洁、干燥。

(3)根据需要选择号码合适的手套。

(4)无菌手套是否在有效期内。

【计划】

1.目标

(1)戴无菌手套时手套未被污染。

(2)戴、脱无菌手套时未强行拉扯手套。

2.护士准备 衣帽整洁,修剪指甲,洗手、戴口罩。

3.用物准备 号码合适的无菌手套、弯盘。

4.环境准备 环境清洁、宽敞、定期消毒,操作台清洁、干燥。

【实施】

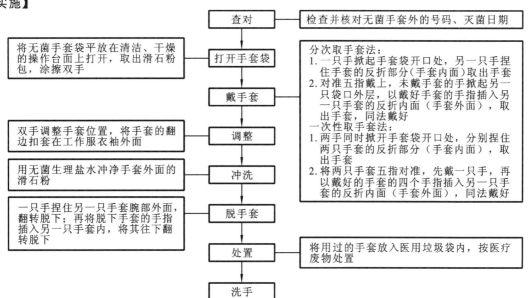

（四）注意事项

(1)严格遵循无菌操作原则。

(2)戴手套前洗净双手,注意修剪指甲,选择合适手掌大小的手套尺码。

(3)未戴手套的手不可接触无菌手套的外面,已戴手套的手不可触及未戴手套的内面。

(4)戴手套后双手应始终保持在腰部或操作台面以上视线范围内的水平。

(5)戴手套后如发现手套破洞或可疑污染,应立即更换。

(6)脱手套时应翻转脱下,不可用强力拉扯手套。

（五）对应的病例分析

1.小张的做法正确吗?

小张的做法不正确。

2.错在哪里?

(1)护理人员留长指甲。

(2)手套刺破后直接加戴一双手套继续操作。

3.应该怎样正确操作?

(1)戴手套前注意修剪指甲,以免刺破手套。

(2)操作过程中发现手套破损应立即更换。

（六）目标测试题

1.下列有关使用无菌手套的叙述,不正确的是(　　　)。

A.戴无菌手套时,应先将手洗净擦干

B.戴手套前应核对手套外号码和灭菌日期

C.手套有污迹,应先用自来水冲净,再脱下浸泡

D.手套戴好后,两手置于腰以下

E.脱手套时,将手套口翻转脱下

2.护生小张练习戴无菌手套,操作中不正确的是(　　　)。

A.戴手套前先洗手、戴口罩和工作帽

B.核对手套包标签上的手套号码及灭菌日期

C.戴上手套的右手持另一只手套的内面戴上左手

D.戴好手套的双手置腰部水平以上空间

E.脱手套时,手套外面勿触及手

3.为患者导尿时手套不慎破裂,正确的处理是(　　　)。

A.用乙醇消毒手套表面　　　　　　　　　　B.用无菌胶布将破裂处粘好

C.用碘伏擦拭手套表面　　　　　　　　　　D.立即更换

E.再加戴一双手套

答案　1.D　2.C　3.D

（王锐瑞）

实训九　隔离技术

（一）学习目标

(1)掌握使用口罩、帽子的操作步骤及注意事项。

(2)掌握卫生洗手法、刷手法的操作步骤及注意事项。

(3)掌握穿、脱隔离衣的操作步骤及注意事项。

(4)熟悉隔离种类和措施。

(二)情景病例

病例1:患者,李某,男,36岁,因肾功能衰竭接受器官移植术,为保护患者,需对患者进行相应的隔离。

请问:1.应该对患者采取什么类型的隔离?

　　　2.主要的隔离措施有哪些?

(三)方法

【评估】

(1)目的:保护患者和工作人员,避免病原微生物相互传播,减少感染和交叉感染。

(2)患者的病情、诊疗和护理情况。

(3)患者现采取的隔离种类和措施。

【计划】

1.目标

(1)操作中严格执行隔离消毒原则,消毒隔离观念强。

(2)操作者、环境、物品无污染。

(3)操作中动作轻稳规范,手法正确,态度认真。

2.护士准备　衣帽整洁,修剪指甲,清洗双手。

3.用物准备

(1)口罩、帽子。

(2)隔离衣、衣架、污衣袋、避污纸。

(3)流动水洗手设备、清洁剂、消毒手刷4把、消毒小毛巾或纸巾或风干机、盛放消毒小毛巾或纸巾的容器。

4.环境准备　环境清洁、宽敞、安全,物品放置有序。

【实施】

★ 口罩、帽子的使用(以戴 N95 口罩为例)

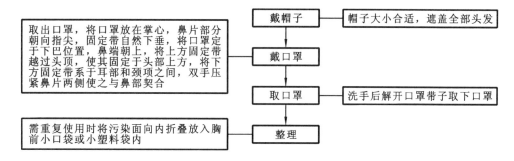

★ 卫生洗手法

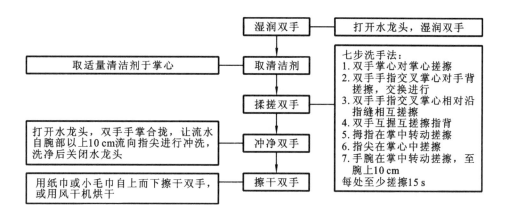

★ 刷手法

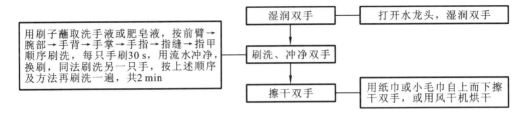

★ 穿隔离衣技术

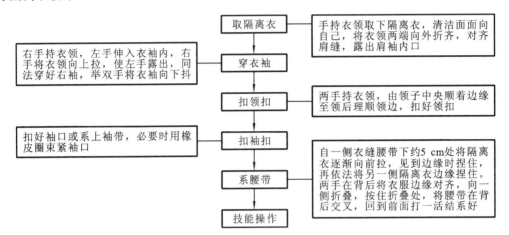

★ 脱隔离衣技术

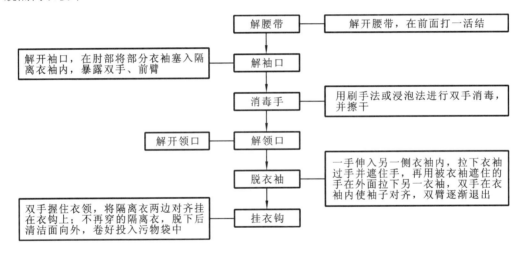

(四)注意事项

(1)口罩应完全遮住口鼻。

(2)纱布口罩使用4～6 h应更换一次,一次性口罩使用不超过4 h,若接触严密隔离或呼吸道隔离的患者应每次更换。使用中口罩潮湿或受到患者血液、体液污染后,应立即更换。

(3)口罩使用后立即取下,不可挂在胸前,取下时手不可接触污染面。

(4)不可用污染的手接触口罩和帽子。

(5)洗手时身体勿靠近水池,以免隔离衣污染水池边缘或溅湿工作衣。

(6)冲洗时,腕部低于肘部,使污水从前臂流向指尖,避免水流入衣袖内。

(7)使用后的手刷应放于指定的容器内,不得重复使用,手刷及容器每日消毒,肥皂液每日更换。

(8)擦手毛巾应保持清洁、干燥,每日消毒。

(9)隔离衣的大小长短要合适,需全部遮盖工作服,有破洞、有潮湿或污染立即更换。

(10)保持隔离衣衣领及内面清洁,系领扣时勿使衣袖及袖带触及面部、衣领及工作帽等。

(11)在传染性隔离区,穿隔离衣后避免接触清洁物、不得进入清洁区,只限在规定区域内进行工作。

(12)隔离衣如挂在半污染区清洁面向外,挂在污染区清洁面向内。

(13)隔离衣应每天更换、清洗、消毒,接触不同病种患者应更换隔离衣。

(五)对应的病例分析

1.应该对患者采取什么类型的隔离?

应该对患者采取保护性隔离。

2.主要的隔离措施有哪些?

(1)单人隔离,患者住单间病室。病室采用正压通风。

(2)医护人员着装要求:凡是进入病室应洗手、戴口罩、戴帽子、穿隔离衣及隔离鞋等,在保护性隔离区,隔离衣的外面为清洁面,内面为污染面。

(3)病室内空气、地面、家具等均应严格消毒并通风换气,未经消毒处理的物品不得带入隔离区。

(4)尽量减少入室人员及次数,医护人员患呼吸道疾病或咽部带菌者应避免接触患者。

(六)目标测试题

1.关于半污染区的隔离要求正确的是(　　)。

A.患者不得进入半污染区

B.医护人员只有脱去隔离衣方能进入半污染区　　C.患者的物品不得放入半污染区

D.患者通过走廊时不得接触墙面　　E.患者盥洗间属于半污染区

2.以下隔离原则正确的是(　　)。

A.帽子、口罩及隔离衣穿戴齐全的工作人员可在任何场所活动

B.患者用过的物品应分为已被污染和未被污染两类

C.护理人员穿隔离衣后必须尽快备齐用物

D.已经落在地上的物品均视为污染物品

E.传染源离开后所进行的消毒属随时消毒

3.下列血液-体液隔离的措施中正确的是(　　)。

A.每名患者都应施行单间隔离

B.废弃的血标本应及时倒入水池内冲刷掉

C.被患者血液污染的针头应及时送回处置室内进行消毒

D.必要时应戴手套采血

E.血液若溅出应立即用无菌纱布擦拭掉

4.属于传染病区半污染区的是(　　)。

A.治疗室,库房　　B.浴室,盥洗间　　C.内走廊及病区化验室

D.病室,厕所　　E.配餐室,更衣室

5.对传染病患者用过的票证最好的消毒方法是(　　)。

A.喷雾法　　B.熏蒸法　　C.擦拭法

D.高压蒸汽灭菌法　　E.燃烧法

6.属于传染病区污染区的是(　　)。

A.库房　　B.患者浴室　　C.走廊　　D.化验室　　E.更衣室

7.使用隔离衣的正确方法是(　　)。

A.保持袖口内外清洁　　B.隔离衣潮湿后立即晾干

C.应完全盖住工作服　　D.挂在走廊应外面向外

E.每周更换一次

8.穿隔离衣后禁止进入的区域是(　　)。

A.走廊　　B.隔离病室　　C.化验室　　D.厕所　　E.出院处

9.可安排在同一病室的患者是(　　)。

A.白喉,百日咳　　B.伤寒,痢疾

C.破伤风,铜绿假单胞菌感染　　　　　　　　D.流脑,乙脑

E.肺结核,流感

10.对伤寒患者应执行的隔离种类是(　　)。

A.接触隔离　　　　　　　B.血液、体液隔离　　　　　C.肠道隔离

D.保护性隔离　　　　　　E.严密隔离

11.传染病区区域划分的依据是(　　)。

A.隔离种类　　　　　　　B.病情轻重　　　　　　　C.微生物种类

D.医务人员接触的环境　　E.患者所接触的环境

12.隔离衣更换时间一般是(　　)。

A.每次操作后更换　　　　B.每天更换3次　　　　　C.每天更换2次

D.每天更换1次　　　　　E.每2天更换1次

13.肝炎病区内已使用过的隔离衣,其清洁面是(　　)。

A.衣的肩部　　　　　　　B.衣的内面和衣领　　　　C.两侧腰部

D.腰以下部分　　　　　　E.背部

14.在传染病区使用口罩,符合要求的是(　　)。

A.口罩应遮住口部　　　　　　　　　B.污染的手只能触摸口罩外面

C.取下口罩后外面向外折叠　　　　　D.口罩潮湿应晾干再用

E.脱下口罩后勿挂在胸前

15.穿、脱隔离衣的操作步骤正确的是(　　)。

A.双手伸入袖内后扣袖扣　　　　　　B.扣好领扣后系腰带

C.将腰带交叉在背后打结　　　　　　D.消毒手后先解开领扣

E.将隔离衣内面向外,挂传染病室内

16.患者,女,30岁,高热,腹泻,诊断为细菌性痢疾。对其应采取的隔离种类是(　　)。

A.严密隔离　　B.消化道隔离　　C.昆虫隔离　　D.接触隔离　　E.保护性隔离

17.患者,女,20岁,乙型肝炎患者,出院后进行终末处理时,操作不正确的是(　　)。

A.嘱患者洗澡后将换下的衣服装好,便于带回家清洗　　B.病室的地面用漂白粉液喷洒

C.家具用0.2%～0.5%过氧乙酸溶液擦拭　　　　　D.患者用过的床单消毒后,送洗衣房清洗

E.病室用2%过氧乙酸溶液熏蒸

18.患者,男,35岁,炼钢工人,工作中不慎被烧伤,烧伤面积达70%,应采取的措施是(　　)。

A.严密隔离　　B.呼吸道隔离　　C.消化道隔离　　D.接触隔离　　E.保护性隔离

(19～21题共用题干)

患者,女,30岁,因发热、食欲减退、厌油烟、右上腹疼痛、巩膜黄染就诊,初步诊断为乙型病毒性肝炎,收入传染病区。

19.对患者应采取的隔离措施是(　　)。

A.接触隔离　　　　　　　B.血液-体液隔离　　　　　C.肠道隔离

D.保护性隔离　　　　　　E.严密隔离

20.对患者使用过的物品,下列消毒方法不正确的是(　　)。

A.信件、书报用环氧乙烷气体消毒　　　　　B.体温计用乙醇浸泡

C.排泄物用含氯石灰浸泡　　　　　　　　　D.餐具、痰杯煮沸消毒

E.听诊器用84消毒液擦拭

21.患者病愈出院,护士小王为其做终末消毒处理,不正确的是(　　)。

A.嘱患者沐浴后将换下的衣服带回家清洗

B.病室地面用3%含氯石灰喷洒

C.床及桌椅用0.2%过氧乙酸溶液擦拭

D.被服消毒后送洗衣房清洗

E.病室用2%过氧乙酸溶液熏蒸

答案 1.D 2.D 3.D 4.C 5.B 6.B 7.C 8.E 9.B 10.C 11.E 12.D 13.B 14.E 15.D 16.B 17.A 18.E 19.B 20.D 21.A

（王锐瑞）

第三章

患者清洁技术

实训十　特殊口腔护理

（一）学习目标

（1）掌握特殊口腔护理的目的、操作方法和注意事项。

（2）熟悉口腔评估和口腔卫生指导的内容。

（3）了解常用口腔护理液。

（4）了解义齿的清洁与护理。

（二）情景病例

病例1：患者，张某，女，70岁，以急性化脓性腹膜炎收入院。体温39 ℃，口唇干燥、脱皮，口腔内颊部有一1 cm×1 cm溃疡，口腔内有异味。医嘱：口腔护理1次/日。

请问：1.要如何对患者的口腔进行评估？

　　　2.该患者应选择什么口腔护理液？

　　　3.如何对患者进行口腔卫生指导？

（三）方法

【评估】

（1）目的

①观察口唇、口腔黏膜、舌苔、牙齿、牙龈的情况，掌握病情信息。

②保持口腔清洁，去除异味，防止口腔感染等并发症。

③满足患者口腔清洁的生理需要。

④口腔局部用药治疗。

（2）患者的病情、意识状态、合作程度、心理状态。

（3）患者的口腔情况。

【计划】

1.目标

（1）患者口腔清洁无异味。

（2）患者掌握口腔卫生保健知识。

2.用物准备

治疗车上层：漱口杯、漱口液、吸水管、弯盘、治疗巾、无菌棉签、石蜡油、治疗碗、棉球、弯止血钳、镊子、压舌板、手电筒，昏迷患者需备开口器。

治疗车下层：擦手巾。

3.患者准备　了解口腔护理的目的，卧以舒适体位。

4.护士准备　护士衣帽整齐，洗手，戴口罩。

5.环境准备　环境光线明亮，整洁，安静。

【实施】

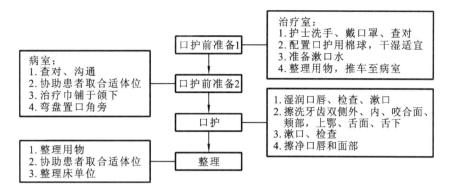

（四）注意事项

（1）操作时动作要轻柔，避免金属钳端碰到牙齿，损伤黏膜及牙龈，对凝血功能差的患者应特别注意。

（2）擦洗时棉球不宜过湿，防止因水分过多造成误吸；擦洗时须用止血钳夹紧棉球，每次一个，防止棉球遗留在口腔内。

（3）昏迷患者禁忌漱口，以免引起误吸，开口器应从臼齿处放入，牙关紧闭者不可使用暴力助其张口，以免造成损伤。

（4）如患者有活动的义齿，应先取下再进行操作。义齿不可泡在乙醇或热开水中，以免变色、变形或老化。

（5）对长期使用抗生素者，应观察口腔黏膜有无真菌感染。

（6）操作中与患者沟通要合理有效，体现出对患者的人文关怀。

（五）对应的病例分析

1.要如何对患者的口腔进行评估？

1）口腔卫生习惯及自理能力　评估患者每日清洁口腔的情况，如刷牙的次数、方法、口腔清洁的程度。口腔清洁用品，如牙膏、牙刷的选用情况。自理能力，清洁口腔的活动是自行完成还是需要他人协助。

2）口腔保健知识　评估患者对保持口腔卫生的重要性的认识程度和预防口腔出现异常情况的了解程度。

3）口腔情况的评估

（1）口唇：色泽、湿润度、完整性，有无干裂、出血、疱疹等。

（2）黏膜：颜色、完整性，有无溃疡、出血、疱疹等。

（3）牙：数量，有无义齿、龋齿、牙结石、牙垢等。

（4）牙龈：颜色，有无出血、萎缩、溃疡或肿胀等。

（5）舌：颜色、湿润度，有无溃疡或肿胀、舌苔的颜色及厚薄等。

（6）腭、悬雍垂、扁桃体颜色、湿润度，有无肿胀及异常分泌物等。

（7）气味：有无异常的气味如氨臭味、烂苹果味等。

2.该患者应选择什么口腔护理液？

如表 10-1 所示。

表 10-1　口腔护理常用溶液

溶 液 名 称	浓　　度	作　　用
生理盐水	0.9%	清洁口腔、预防感染
过氧化氢溶液	1%～3%	防腐、防臭，适用于口腔有溃烂、坏死组织者
碳酸氢钠溶液	1%～4%	碱性溶液，适用于真菌感染者
洗必泰溶液	0.02%	清洁口腔，是广谱抗菌溶液
呋喃西林溶液	0.02%	清洁口腔，是广谱抗菌溶液

续表

溶液名称	浓度	作用
醋酸溶液	0.1%	适用于铜绿假单胞菌感染
硼酸溶液	2%～3%	酸性防腐溶液,有抑制细菌的作用
甲硝唑溶液	0.08%	适用于厌氧菌感染

3.如何对患者进行口腔卫生指导?

告知口腔卫生的重要性,清洁用具选择的指导,洁牙的方法。

(六)目标测试题

1.下列口腔护理的目的不妥的是(　　)。

A.保持口腔清洁　　　　　　B.消除口臭、口垢　　　　　　C.清除口腔内一切细菌

D.观察口腔黏膜和舌苔　　　E.预防口腔感染

2.口腔 pH 值低时易发生(　　)。

A.真菌感染　　　　　　　　B.铜绿假单胞菌感染　　　　　C.病毒感染

D.溃疡　　　　　　　　　　E.出血

3.口臭患者应选用的漱口液是(　　)。

A.1%～4%碳酸氢钠溶液　　B.0.1%醋酸溶液　　　　　　　C.等渗盐水

D.2%呋喃西林溶液　　　　　E.朵贝尔溶液

4.为昏迷患者进行口腔护理时,不需准备的用物是(　　)。

A.棉球　　　　B.止血钳　　　　C.张口器　　　　D.吸水管　　　　E.手电筒

5.口腔有铜绿假单胞菌感染的患者应选用的漱口液是(　　)。

A.0.02%呋喃西林溶液　　　B.1%～3%过氧化氢溶液　　　C.2%～3%硼酸溶液

D.0.1%醋酸溶液　　　　　　E.1%～4%碳酸氢钠溶液

6.为昏迷患者做口腔护理下列哪项是正确的?(　　)

A.患者取仰卧位　　　　　　B.用止血钳夹紧棉球擦拭　　　C.多蘸漱口水

D.擦洗后漱口　　　　　　　E.不必取下活动义齿

7.患者的活动义齿取下后,应浸泡在(　　)里。

A.冷开水　　　B.生理盐水　　　C.碘伏　　　　D.热开水　　　E.75%乙醇溶液

8.对长期应用抗生素的患者,观察口腔应特别注意(　　)。

A.有无牙结石　　　　　　　B.有无真菌感染　　　　　　　C.口唇是否干裂

D.有无口臭　　　　　　　　E.牙龈有无肿胀出血

9.昏迷患者需用张口器时,应从(　　)。

A.门齿放入　　　B.舌底　　　C.尖牙处放入　　　D.臼齿处放入　　　E.以上都不是

10.对血小板减少性紫癜患者做口腔护理应特别注意(　　)。

A.涂龙胆紫　　　　　　　　B.棉球不可过湿　　　　　　　C.取下义齿

D.动作轻稳勿伤黏膜　　　　E.擦拭时勿触及咽部

答案　1.C　2.A　3.E　4.D　5.D　6.B　7.A　8.B　9.D　10.D

(黄树伟)

实训十一　床上擦浴

(一)学习目标

(1)掌握卧床患者的擦浴技术。

(2)掌握床上擦浴的目的。

(3)操作时学会关心体贴患者,维护患者自尊。

(二)情景病例

病例1:患者,刘某,女,65岁,脑出血、左侧肢体偏瘫收入院。医嘱:温水擦浴护理1次,操作中患者出现寒战、面色青紫。

请问:1.患者出现寒战、面色青紫护士应如何处理?

2.针对此患者穿、脱衣服的顺序是什么?

(三)方法

【评估】

(1)目的

①去除皮肤污垢,维持皮肤清洁,使患者舒适。

②促进皮肤血液循环,增进皮肤排泄功能,预防皮肤感染和压疮等并发症。

③为护士提供观察患者并建立良好护患关系的机会。

(2)患者的病情、意识状态、合作程度、心理状态、日常沐浴习惯。

(3)患者的皮肤情况。

【计划】

1.目标

(1)患者感觉舒适。

(2)患者皮肤完整,无特殊气味。

(3)患者能明确床上擦浴的意义,对疾病知识有所增加。

2.用物准备

治疗车上层:脸盆、浴巾、毛巾2条、浴皂、水桶(盛50～52 ℃热水)、清洁衣裤、被服。

治疗车下层:便盆、便盆布、生活垃圾桶、医用垃圾桶。

另备:屏风,会阴冲洗或擦洗用物。

3.患者准备 了解床上擦浴的目的,愿意合作,排空大小便。

4.护士准备 护士衣帽整齐,修剪指甲,洗手,戴口罩。

5.环境准备 环境光线明亮,整洁,安静,室温22 ℃以上。

【实施】

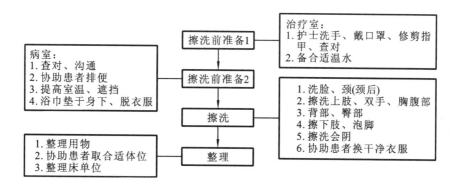

(四)注意事项

(1)注意保暖,擦洗时随时为患者遮盖好,避免不必要的暴露,防止着凉。

(2)动作应轻、稳、敏捷,注意皮肤皱褶处要擦洗干净。

(3)注意观察病情,如出现寒战、面色苍白、脉速等征象时,应立即停止擦洗,给予适当处理。

(4)护士操作时注意节力。

(五)对应的病例分析

1.患者出现寒战、面色青紫护士应如何处理?

立即停止擦浴,保暖,观察生命体征,并通知主管医师。

2.针对此患者穿、脱衣服的顺序是什么?

脱衣服应先脱右侧(健侧)再脱左侧(患侧),穿衣服应先穿左侧(患侧)再穿右侧(健侧)。

(六)目标测试题

1.患者,张某,因股骨颈骨折卧床治疗一周,护士为其床上擦浴过程中,患者突然感到心慌、气促、面色苍白且冷汗,护士应立即( )。

A.请患者做深呼吸,放松　　　　　B.听轻音乐　　　　　C.加速完成擦浴

D.通知医生　　　　　E.停止操作让患者平卧

2.下列不符合沐浴原则的是( )。

A.甲状腺疾病患者术前可实施沐浴　　　　　B.7个月以上的孕妇可实施淋浴

C.脑栓塞引起偏瘫者可采取床上擦浴　　　　　D.上消化道出血活动期可实施盆浴

E.月经期妇女可实施淋浴

3.患者,林某,男,55岁,左上臂脂肪瘤摘除术后第4天,为其更换上衣的合理步骤是( )。

A.先脱左侧,后穿右侧　　　　　B.先脱左侧,后穿左侧　　　　　C.先脱右侧,后穿左侧

D.先脱右侧,后穿右侧　　　　　E.先脱右侧,先穿右侧

4.为卧床患者进行床上擦浴时下列操作错误的是( )。

A.调节室温至24 ℃左右　　　　　B.遮挡患者,按需要给予便盆

C.脱衣应先脱对侧后脱近侧　　　　　D.为外伤患者先脱健侧后脱患侧

E.擦浴后骨突处用50％乙醇溶液按摩

5.下列不宜淋浴的患者是( )。

A.严重心脏病患者　　　　　B.糖尿病患者

C.腰椎间盘骨质增生患者　　　　　D.急性喉炎患者

E.牛皮癣患者

6.患者,女,55岁。截瘫,生活不能自理。护士协助床上擦浴。下列擦洗顺序正确的是( )。

A.脸、颈部、上肢、胸腹部、背部、臀部、会阴部、双下肢、踝部、双足

B.会阴部、脸、颈部、上肢、胸腹部、背部、臀部、双下肢、踝部、双足

C.脸、颈部、上肢、胸腹部、会阴部、背部、臀部、双下肢、踝部、双足

D.脸、颈部、上肢、胸腹部、背部、臀部、双下肢、踝部、双足、会阴部

E.脸、颈部、会阴部、上肢、胸腹部、背部、臀部、双下肢、踝部、双足

7.住院患者自行沐浴时,下列哪项不妥?( )

A.调节水温40～45 ℃为宜　　　　　B.饭后1 h内可进行　　　　　C.浴室不应栓门

D.入浴时间过久应予询问　　　　　E.教会患者调节水温和使用呼叫器

8.对患者进行按摩时使用50％乙醇溶液其目的是( )。

A.消毒皮肤　　　　　B.促进血液循环　　　　　C.润滑皮肤

D.去除污垢　　　　　E.降低局部温度

答案　1.E　2.D　3.D　4.C　5.A　6.D　7.B　8.B

(黄树伟)

实训十二　皮肤护理(压疮护理)

(一)学习目标

(1)掌握压疮的分期,临床表现,护理要点。

(2)掌握压疮的原因及好发部位。

(3)熟悉压疮的预防措施。

(二)情景病例

病例1:患者,赵某,男,65岁,咳嗽、咳痰1个月余。诊断:右肺上叶中心型肺癌。于2001年8月21日在全麻下行右肺上叶切除术。术后常规护理,在监护期间,护士加强皮肤护理,全身皮肤无异常。于术后第4日出监护室。之后患者由于惧怕切口疼痛,常习惯平卧位,术后第6日发现患者左侧骶尾部皮肤受压,皮肤颜色发红,周围皮肤轻微红、肿,发红部位约为5 cm×6 cm大小。且解除局部压力后,发红部位并未恢复颜色。体格检查:T 36.8 ℃,P 90次/分,BP 15.8/9.6 kPa,R 18次/分,消瘦。

请问:1.该患者是否出现了压疮,属于几期压疮?

2.针对此患者的护理要点是什么?

3.压疮的发生原因及好发部位是什么?

(三)方法

【评估】

(1)目的

①观察局部皮肤受压情况。

②全身皮肤是否清洁、干燥。

③评估患者皮肤营养状况。

(2)患者的病情、意识状态、自理能力、肢体活动能力。

(3)患者的皮肤的颜色、温度、弹性度、光泽度。

【计划】

1.目标

(1)患者床单位清洁、干燥、无碎屑。

(2)患者局部皮肤压力被解除。

2.用物准备 治疗盘、棉球、胶布、尺子、治疗碗、镊子或止血钳2把、垫巾、无菌生理盐水、碘伏、手套、无菌剪刀、皮肤保护剂、无菌纱布、压疮贴膜等。

3.患者准备 了解皮肤护理的必要性。

4.护士准备 护士衣帽整齐,洗手,戴口罩。

5.环境准备 环境光线明亮,整洁,安静,温暖。

【实施】

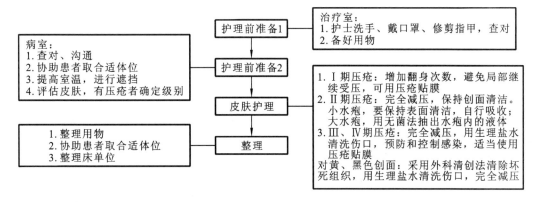

(四)注意事项

(1)注意患者全身和伤口局部的评估,排除影响伤口愈合的因素,进行营养支持。

(2)准确评估并记录伤口情况(位置、大小、深度、创面颜色、周边皮肤颜色、异味、渗出液的量和颜色等)。

(3)按压疮流程上报,必要时请造口专科护士会诊。

（五）对应的病例分析

1.该患者是否出现了压疮,属于几期压疮?

该患者已经出现了压疮,属于Ⅰ期压疮。

2.针对此患者的护理要点是什么?

增加翻身次数,避免局部继续受压,局部采取减压垫,骨突处的皮肤给予皮肤护理液或新型敷料保护,随时观察敷料下的皮肤。

3.压疮的发生原因及好发部位是什么?

1)原因

(1)压力因素:垂直压力、摩擦力、剪切力。

(2)局部受潮湿和排泄物的刺激。

(3)营养状况:如极度消瘦、肥胖、水肿等。

(4)年龄。

(5)体温过高。

(6)矫形器械使用不当。

2)好发部位

仰卧位:枕骨粗隆、肩胛部、肘、脊椎体隆突处、骶尾部、足跟。

侧卧位:耳部、肩峰、肘部、髋部、膝关节内外侧、内外踝。

俯卧位:耳、颊部、乳房、男性生殖器、髂嵴、膝部、脚趾。

坐位:坐骨结节。

（六）目标测试题

1.发生压疮的最主要原因是(　　)。

A.局部组织受压过久　　　　　B.皮肤受潮湿、摩擦刺激　　　　　C.机体营养不良

D.皮肤过敏反应　　　　　E.病原微生物侵入皮肤组织

2.患者,男,65岁,3周前因脑血管意外导致左侧肢体瘫痪。患者神志清楚,说话口齿不清,大小便失禁。护士协助患者更换卧位后,在身体空隙处垫软枕的作用是(　　)。

A.按压创面,作离心方向按摩　　　　　B.架空受压部位

C.降低受压局部皮肤所承受的压力　　　　　D.减少皮肤受摩擦刺激

E.固定体位

3.患者,林某,男,68岁,半个月前因脑血管疾病导致左侧瘫痪。神志清楚,体质瘦弱,大小便失禁。近日发现其骶尾部皮肤呈紫红色,皮下可触及硬结,有水疱且水疱表皮剥脱,创面红润,无脓液。判断压疮的分期为(　　)。

A.淤血红润期　　　B.修复期　　　C.浅度溃疡期　　　D.坏死溃疡期　　　E.炎性浸润期

4.预防压疮最主要是(　　)。

A.促进局部血液循环　　　　　B.床铺应平整无皱折　　　　　C.保持皮肤清洁、干燥

D.防止皮肤摩擦　　　　　E.经常更换卧位

5.请评估下列哪种患者最易发生压疮?(　　)

A.年老体弱者　　　B.营养不良者　　　C.长期发热者　　　D.恶病质患者　　　E.昏迷患者

6.协助卧床患者翻身时,一般应多长时间翻身一次?(　　)

A.4 h　　　　　B.0.5 h　　　　　C.1 h　　　　　D.2 h　　　　　E.3 h

7.患者,男,78岁,头高足低位,此时导致压疮发生的力学因素主要是(　　)。

A.压力　　　　　B.局部抵抗力下降　　　　　C.剪切力

D.局部温度升高　　　　　E.摩擦力

8.患者,男,65岁,长期卧床,自理困难,最近护理时发现骶尾部皮肤发红,除去压力无法恢复原来肤色,属于压疮的(　　)。

A. 炎性浸润期　　　B. 淤血红润期　　　C. 浅度溃疡期　　　D. 坏死溃疡期　　　E. 局部皮肤感染期

答案　1. A　2. C　3. E　4. E　5. E　6. D　7. C　8. B

（黄树伟）

第四章

生命体征的测量技术

实训十三　体温的测量

（一）学习目标

（1）掌握口温、肛温、腋温的测量方法及正常范围。

（2）掌握体温过高的临床分级、热型和伴随症状。

（3）能够根据患者病情选择适宜的测量方法并正确测量体温。

（4）了解体温测量的注意事项。

（二）情景病例

病例1：患者，李某，女，42岁，临床诊断为伤寒，入院后体温在39～40 ℃波动，持续2周，日差不超过1 ℃，脉搏106次／分，呼吸28次／分。患者神志清楚，面色潮红，口唇干裂，精神不振，食欲差。

请问：1. 如何判断患者属于何种热型？

　　　2. 可采取哪些护理措施？

　　　3. 测量体温时如何与患者进行有效沟通？

　　　4. 如何对患者及家属进行健康教育？

（三）方法

【评估】

（1）目的

①判断体温是否异常。

②动态监测体温的变化，分析热型及伴随症状。

③协助诊断，为预防、治疗、康复和护理提供依据。

（2）患者的年龄、性别、病情、意识、治疗等情况。

（3）影响体温测量准确性的因素。

（4）患者的意识状态和合作程度等。

【计划】

1. 目标

（1）患者能理解测量体温的目的，愿意配合。

（2）患者了解体温的相关知识。

（3）测量结果准确。

（4）测量过程中患者有舒适感、安全感。

2. 用物准备

（1）治疗盘内备：容器2个（一个清洁容器盛放已消毒的体温计，另一个盛放测温后的体温计）、含消毒液的纱布、表（有秒针）、记录本、笔。

（2）若测肛温，另备润滑油、无菌棉签、卫生纸。

3. 患者及环境的准备

（1）患者准备：了解体温测量的目的、方法、注意事项及配合要点，体位舒适，情绪稳定，测温前20～

30 min未有运动、进食、冷热饮、冷热敷、洗澡、坐浴、灌肠等活动。

(2)环境准备:室温适宜、光线充足、环境安静。

(3)护士的自我准备:衣帽整齐,修剪指甲,洗手,戴口罩。

【实施】

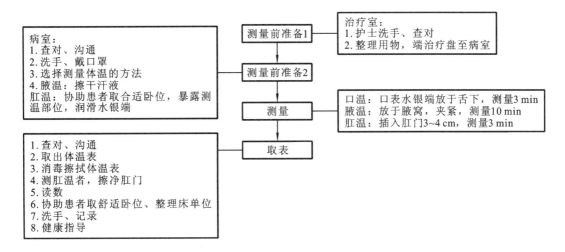

(四)注意事项

(1)测量体温前,清点体温计的数量,检查体温计是否完好,水银柱是否在35 ℃以下。

(2)根据病情选择合适的测温方法:婴幼儿,昏迷,精神异常、口腔疾病、口鼻手术、张口呼吸的患者不宜测口温;腋下有创伤、手术、炎症者,腋下多汗者,肩关节受伤或消瘦者禁忌腋温测量;心肌梗死者不宜测肛温,以免刺激肛门引起迷走神经反射,导致心动过缓。

(3)为婴幼儿、重症患者、躁动者测量体温时,应有专人守护,以防发生意外。

(4)避免各种影响体温测量的因素,如运动、进食、冷热饮、冷热敷、洗澡、坐浴、灌肠等,若患者有上述情形之一的,应间隔30 min后再测量相应部位的体温。

(5)测口温时,嘱患者勿用牙咬体温计,若不慎咬破,立即清除玻璃碎屑,以免损伤唇、舌、口腔、食管、胃肠道黏膜,并口服蛋清或牛奶,以延缓汞的吸收。若病情允许,可服粗纤维食物,以加快汞的排出。

(6)甩体温计需用腕部力量,不可触及它物,以防撞碎;切忌把体温计放到热水中清洗,以防爆裂。

(五)对应的病例分析

1.如何判断患者属于何种热型?

(1)稽留热:体温持续在39~40 ℃,数天或数周,24 h波动范围不超过1 ℃。

(2)弛张热:体温在39 ℃以上,但波动幅度大,24 h体温差在1 ℃以上,最低体温仍高于正常水平。

(3)间歇热:体温骤然升高至39 ℃以上,持续数小时或更长,然后下降至正常或正常值以下,经过一个间歇又反复发作,即高热与正常体温交替出现。

(4)不规则热:体温在24 h变化不规则,持续时间不定。

该患者属于稽留热。

2.可采取哪些护理措施?

(1)降温:可选用物理降温或化学降温方法。

(2)加强病情观察:①观察生命体征,定时测量体温,并及时注意呼吸、脉搏和血压的变化;②观察是否出现寒战,淋巴结肿大,出血,肝脾肿大,结膜充血,单纯疱疹,关节肿痛及意识障碍等伴随症状;③观察治疗效果,比较治疗前后全身症状及实验室检查结果;④观察饮水量、饮食摄入量、尿量及体重的变化。

(3)补充营养和水分:给予高热量、高蛋白质、高维生素、易消化的流质或半流质食物。

(4)促进患者的舒适:加强口腔护理和皮肤护理。

(5)心理护理:体温上升期。患者因突然出现发冷、发抖、面色苍白,而产生紧张、不安、害怕的心理,应经常关心患者,耐心解答各种问题,尽量满足患者的需求,给予安慰。高热持续期,应尽量解除高热带来的身心不适,满足患者的合理要求。退热期,应满足患者舒适的心理,随时擦干汗液,注意清洁卫生。

3.测量体温时如何与患者进行有效沟通?

例1:"您好!请问您是54床李某吗?由于您持续发热,现在需要为您测量体温,请您配合一下好吗?"

例2:"李某,您好,我已经把体温计放到您的腋下,测量时间为10 min,在此期间,请您夹紧它,尽量保持休息,不要过激运动,以免体温计损坏扎伤您,10 min后我会来看您,不要紧张。"

例3:"李某,测量时间到了,我帮您把体温计取出来,"读出体温值,"谢谢您的合作"。

4.如何对患者及家属进行健康教育?

(1)向患者及家属解释体温监测的重要性,使患者学会正确测量体温的方法,以保证测量结果的准确性。

(2)介绍体温的正常值及测量过程中的注意事项。

(3)教会患者及家属对体温的动态观察,提供体温过高、体温过低的护理指导,增强自我护理能力。

(六)目标测试题

1.正常口腔温度及其波动范围是( )。
A.37.0 ℃,36.5～37.5 ℃　　B.36.5 ℃,36.0～37.0 ℃
C.37.0 ℃,36.3～37.2 ℃　　D.36.5 ℃,36.3～37.2 ℃
E.36.3 ℃,36.0～36.5 ℃

2.下列人群适宜测量口腔温度的是( )。
A.幼儿　　B.躁狂者　　C.呼吸困难者　　D.极度消瘦者　　E.口鼻手术者

3.下列说法不正确的是( )。
A.精神异常者不能选用口腔测温　　B.面部做冷热敷后应间隔30 min再测温
C.心肌梗死的患者不能用直肠测温　　D.腹泻患者可用直肠测温
E.昏迷患者可用直肠测温

4.测量体温时下列哪种操作不妥?( )
A.将消毒液浸泡的体温计用纱布擦干　　B.将水银甩至刻度35 ℃以下
C.口腔测温放于舌上面　　D.腋下测温紧贴腋窝皮肤
E.直肠测温润滑水银端

5.按发热程度划分,高热是指口腔温度在( )。
A.40 ℃　　B.38～38.9 ℃　　C.39 ℃
D.39.1～41 ℃　　E.41 ℃以上

6.体温过低是指体温在( )。
A.36 ℃以下　　B.35 ℃　　C.35 ℃以下　　D.34 ℃　　E.34 ℃以下

7.高热患者应当给予( )。
A.流质饮食　　B.普通饮食　　C.低热量饮食　　D.低盐饮食　　E.软质饮食

8.患者,女,26岁,因发热入院7天,每日体温波动在37.8～40 ℃,可判断热型为( )。
A.间歇热　　B.弛张热　　C.波浪热　　D.稽留热　　E.不规则热

9.张先生,45岁,因高热入院,体温持续38.5 ℃以上,遵医嘱给予患者物理降温,乙醇擦浴后,何时为患者测量体温?( )
A.擦浴毕　　B.擦浴后10 min　　C.擦浴后20 min
D.擦浴后30 min　　E.擦浴后40 min

10.高热持续期的特点是( )。
A.产热大于散热　　B.产热持续增加
C.散热增加而产热趋于正常　　D.散热持续减少
E.产热和散热在较高水平上趋于平衡

11.患儿,3岁,高热、惊厥、腹泻入院,诊断为"中毒性菌痢",为患儿测体温最适宜的方法是( )。

A.口表测口温　　　　　　　B.肛表测肛温　　　　　　　　　C.电子体温计测口温
D.电子体温计测直肠温度　　E.电子体温计测腋温

12.李女士,53 岁,头痛、头晕、食欲不振入院,自诉一周余体温持续在 39 ℃以上,护士可判断热型为(　　)。

A.稽留热　　　　B.弛张热　　　　C.间歇热　　　　D.不规则热　　　　E.癌性发热

答案　1.C　2.D　3.D　4.C　5.D　6.C　7.A　8.B　9.D　10.E　11.D　12.A

(罗宝萍)

实训十四　脉搏的测量

(一)学习目标

(1)掌握正常脉搏及其生理变化。

(2)了解异常脉搏分类、意义及常见疾病,熟悉异常脉搏的观察和护理。

(3)掌握脉搏的测量部位及方法。

(二)情景病例

病例1:患者,王某,女,38 岁,因心房纤颤而入院,入院时测心率200 次/分,脉率100 次/分,且心律完全不规则、心率快慢不一、心音强弱不等。

请问:1.如何判断患者脉搏异常?

2.该患者属于哪一种脉搏异常?对此类患者护士应如何测量脉搏及如何记录?

3.异常脉搏的护理措施有哪些?

(三)方法

【评估】

(1)目的

①判断脉搏有无异常。

②动态监测脉搏变化,间接了解心脏情况。

③协助诊断,为预防、治疗、康复、护理提供依据。

(2)患者年龄、病情、治疗等情况。

(3)影响脉搏测量的因素。

(4)患者心理情况和合作程度。

【计划】

1.目标

(1)患者理解测量脉搏的目的,愿意配合。

(2)患者理解脉率的正常值及测量过程中的注意事项。

(3)患者能自行测量脉搏。

2.用物准备　秒表、记录本、笔,必要时备听诊器。

3.患者及环境的准备

(1)患者准备:了解脉搏测量的目的、方法、注意事项及配合要点,体位舒适,情绪稳定,测量前 30 min 内无剧烈运动、紧张、恐惧、哭闹等活动。

(2)环境准备:室温适宜、光线充足、环境安静。

(3)护士的自我准备:衣帽整齐,修剪指甲,洗手,戴口罩。

【实施】

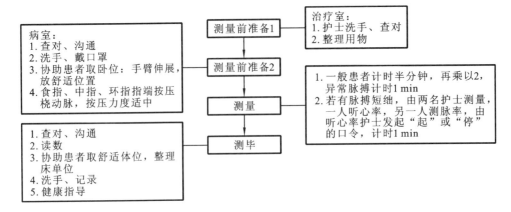

（四）注意事项

(1)不可用拇指诊脉,因为拇指小动脉搏动较强,易于与患者的脉搏相混淆。

(2)测量脉搏前如患者有剧烈运动、紧张、恐惧、哭闹等活动时,应嘱患者休息20～30 min再测。

(3)异常脉搏应测量1 min,脉搏细弱难以触诊时,应测心尖搏动1 min。

(4)若为偏瘫患者,测量脉搏时,应选择健侧肢体进行测量。

（五）对应的病例分析

1.如何判断患者脉搏异常?

(1)脉率异常:①心动过速,成人脉率超过100次/分;②心动过缓,成人脉率少于60次/分。

(2)节律异常:①间歇脉,在一系列正常规则的脉搏中,出现一次提前而较弱的脉搏,其后有一较正常延长的间歇即代偿间歇;②脉搏短绌,在单位时间内脉率少于心率。

(3)强弱异常:①洪脉,当心输出量增加,周围动脉阻力较小,动脉充盈度和脉压较大时,脉搏强而大;②细脉/丝脉,当心输出量减少,周围动脉阻力较大,动脉充盈度降低时,脉搏弱而小,扪之如细丝;③交替脉,节律正常,而强弱交替;④水冲脉,脉搏骤起骤降,急促而有力;⑤重搏脉,正常脉搏波在其下降支中有一重复上升的脉搏波,但比脉搏波的上升支低,不能触及;⑥奇脉,吸气时脉搏明显减弱或消失。

(4)动脉壁异常:早期动脉硬化,表现为动脉壁变硬,失去弹性,呈条索状。

2.该患者属于哪一种脉搏异常?对此类患者护士应如何测量脉搏及如何记录?

该患者属于脉搏短绌。应由两名护士同时测量,两名护士分站患者左右,一人听心率,另一人测脉率,由听心率者发出"起"或"停"的口令,计时1 min。以分数式记录,记录方式为心率/脉率,该患者可记录为200/100次/分。

3.异常脉搏的护理措施有哪些?

(1)休息与活动:指导患者增加卧床休息的时间,适当活动,以减少心肌耗氧量。必要时给予氧疗。

(2)加强观察:观察脉搏的脉率、节律、强弱等;观察药物的治疗效果和不良反应;有起搏器者应做好相应的护理。

(3)准备急救物品和急救仪器:备抗心律失常的药物,除颤器处于完好备用状态。

(4)心理护理:稳定情绪,消除紧张、恐惧心理。

(5)健康教育,指导患者进食清淡易消化食物,戒烟限酒,善于控制情绪,勿用力排便,学会自我监测脉搏及观察药物的不良反应。

（六）目标测试题

1.速脉常见于(   )。

A.甲状腺功能亢进症　　　　　　B.窦性心律不齐　　　　　　C.房室传导阻滞

D.洋地黄中毒　　　　　　　　　E.心动过缓

2.可出现丝脉的疾病是(   )。

A.高热　　　　　　　　　　　　B.颅内压增高　　　　　　　C.主动脉瓣关闭不全

D. 洋地黄中毒   E. 出血性休克

3. 患者,女,46岁,下班后感到心慌,数脉搏发现每隔两个正常的搏动后出现一次期前收缩,此脉搏为(　　)。

  A. 二联律   B. 三联律   C. 脉搏异常   D. 间歇脉   E. 脉搏短绌

4. 大出血前期患者的脉搏是(　　)。

  A. 间歇脉   B. 三联律   C. 缓脉   D. 细脉   E. 速脉

5. 颅内压增高患者脉搏多为(　　)。

  A. 二联律   B. 三联律   C. 脉搏短绌   D. 心动过缓   E. 缓脉

6. 二尖瓣狭窄并关闭不全的患者,护士在为其进行体检,同时测量心尖及桡动脉搏动,主要是为了确定(　　)。

  A. 短绌脉   B. 脉搏节律   C. 血管的弹性   D. 脉搏的强度   E. 间歇脉

7. 刘某,女,66岁,患慢性充血性心力衰竭,在治疗期间出现恶心、头痛、头晕、黄视。检查:心率36次/分,间歇脉,应考虑(　　)。

  A. 硝普钠中毒   B. 洋地黄中毒   C. 氨茶碱中毒   D. 酚妥拉明中毒   E. 多巴酚丁胺中毒

8. 患者,王某,女,60岁,心房纤颤入院,心率110次/分,心音强弱不等,心律不规则,脉率60次/分,护士测脉搏的方法是(　　)。

  A. 先测心率、脉率,另一人计时

  B. 一人听心率,发"始"或"停"测量口令,另一人测脉搏,同时测量1 min

  C. 一人测脉率,另一人报告医生

  D. 一人发口令"始"或"停",另一人测脉率、心率

  E. 一人测心率,另一人测脉率

9. 患者,王某,男,自感心慌、头晕,门诊医生听诊心率为64次/分,脉搏为52次/分,而且心律不规则,心率快慢不一,心音强弱不等,该患者出现的情况是(　　)。

  A. 窦性期前收缩   B. 房性期前收缩   C. 心房纤颤   D. 心室纤颤   E. 房室传导阻滞

10. 洋地黄中毒的患者其脉搏多为(　　)。

  A. 二联律   B. 三联律   C. 间歇脉   D. 脉搏短绌   E. 异常脉搏

答案　1.A　2.E　3.B　4.E　5.E　6.A　7.B　8.B　9.C　10.C

（罗宝萍）

实训十五　呼吸的测量

（一）学习目标

(1) 掌握正常呼吸的生理特点及生理变化。

(2) 熟悉常见的异常呼吸类型及常见疾病。

(3) 掌握影响呼吸测量的因素,学会呼吸测量的方法。

(4) 掌握在体温单上呼吸值的正确记录和绘制方法。

（二）情景病例

病例1:患者,王某,男,36岁,小肠破裂修补术后5天,发生肠瘘,呼吸深快。查体:面色潮红,P 110次/分,BP 90/60 mmHg,腱反射减弱。实验室检查:pH 7.20,血浆 HCO_3^- 浓度为15 mmol/L。

  请问:1. 可判断该患者为何种酸碱失衡?

      2. 异常呼吸的分类及常见疾病有哪些?

      3. 异常呼吸的护理措施有哪些?

      4. 如何对患者进行健康指导?

(三)方法

【评估】

(1)目的

①判断有无呼吸异常。

②动态监测呼吸变化,了解患者呼吸功能情况。

③协助诊断,为预防、治疗、康复和护理提供依据。

(2)患者的年龄、性别、病情、意识、治疗等情况。

(3)影响呼吸测量准确性的因素。

(4)患者的心理状态和合作程度等。

【计划】

1.目标

(1)患者和家属理解测量呼吸的目的,愿意配合。

(2)患者知道呼吸的正常值及测量过程中的注意事项。

(3)测量结果准确。

2.用物准备

(1)治疗盘内备:表(有秒针)、记录本、笔。

(2)必要时备棉花。

3.患者及环境的准备

(1)患者准备:了解呼吸测量的目的、方法、注意事项,体位舒适,情绪稳定,保持自然呼吸状态,测量前20~30 min内无剧烈运动、情绪激动等。

(2)环境准备:室温适宜、光线充足、环境安静。

(3)护士的自我准备:衣帽整齐,修剪指甲,洗手,戴口罩。

【实施】

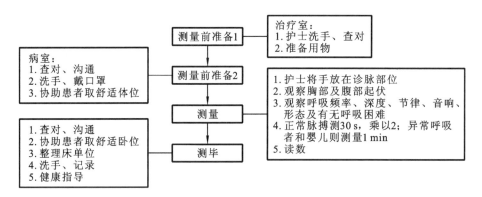

(四)注意事项

(1)由于呼吸受意识控制,因此测量呼吸前不必向患者解释,以免患者紧张,影响测量的准确性。

(2)危重患者呼吸微弱,可用少许棉花置于患者鼻翼上,观察棉花被吹动的次数,一起一伏记一次,计时1 min。

(3)测量呼吸前如有剧烈运动、情绪激动等,应休息30 min后再测量。

(五)对应的病例分析

1.可判断该患者为何种酸碱失衡?

可判断为代谢性酸中毒。

2.异常呼吸的分类及常见疾病有哪些?

(1)频率异常

①呼吸过速:呼吸频率超过24次/分,见于体温过高、甲状腺功能亢进症等。

②呼吸过缓:呼吸频率低于12次/分,多见于颅内压增高、某些药物中毒等。

(2)深度异常

①深度呼吸:库斯莫呼吸,深而规则的大呼吸,见于糖尿病酮症酸中毒、尿毒症酸中毒等。

②浅快呼吸:浅表而不规则的呼吸,有时呈叹息样,可见于呼吸肌麻痹、某些肺与胸膜的疾病或濒死的患者。

(3)节律异常

①潮式呼吸:陈-施呼吸,一种呼吸由浅慢逐渐变为深快,然后由深快转为浅慢,再经一段呼吸暂停后又开始重复以上过程的周期性变化,其形态犹如潮水起伏。多见于中枢神经系统疾病,如脑炎、脑膜炎、颅内压增高、巴比妥类药物中毒等。

②间断呼吸:毕奥呼吸,有规律地呼吸几次后突然停止呼吸,间隔一个短时间又开始呼吸,如此反复交替,常在临终前发生。

(4)声音异常

①蝉鸣样呼吸:吸气时产生一种极高的似蝉鸣样音响,常见于喉头水肿、喉头异物等症状。

②鼾声呼吸:呼吸时发生一种粗大的鼾声,多见于昏迷患者。

(5)形态异常

①胸式呼吸减弱,腹式呼吸增强:正常女性以胸式呼吸为主,由于肺、胸膜或胸膜壁的疾病,如肺炎、胸膜炎、肋骨骨折等产生剧烈的疼痛,使胸式呼吸减弱,腹式呼吸增强。

②腹式呼吸减弱,胸式呼吸增强:正常男性及儿童以腹式呼吸为主,由于腹膜炎、大量腹腔积液、肝脾极度肿大等疾病,使膈肌下降受限,造成腹式呼吸减弱,胸式呼吸增强。

(6)呼吸困难

①吸气性呼吸困难:吸气显著困难,吸气时间延长,有明显的三凹征,常见于气管阻塞、气管异物、喉头水肿等。

②呼气性呼吸困难:呼气费力,呼气时间延长,多见于支气管哮喘、阻塞性肺气肿等。

③混合型呼吸困难:吸气、呼气均费力,呼吸频率增加,常见于重症肺炎、广泛性肺纤维化、大面积肺不张、大量胸腔积液等。

3.异常呼吸的护理措施有哪些?

(1)提供舒适环境:保持环境整洁、安静、舒适,室内空气流通、清新,温度、湿度适宜,有利于患者放松和休息。

(2)加强观察:观察呼吸的频率、深度、节律、声音、形态有无异常;有无咳嗽、咳痰、咯血、发绀、呼吸困难及胸痛表现;观察药物的治疗效果和不良反应。

(3)提供营养和水分:选择营养丰富、易于咀嚼和吞咽的食物,注意水分的供给,避免过饱和食用产气食物,以免膈肌上升影响呼吸。

(4)吸氧:必要时给予氧气吸入。

(5)心理护理:维持良好的护患关系,稳定患者情绪,保持良好心态。

4.如何对患者进行健康指导?

(1)向患者及家属解释呼吸监测的重要性,学会测量呼吸的方法。

(2)指导患者精神放松,并使患者具有识别异常呼吸的判断能力。

(3)教会患者对异常呼吸进行自我护理。

(六)目标测试题

1.呼吸和呼吸暂停交替出现称为(　　　)。

A.陈-施呼吸　　　B.间断呼吸　　　C.库斯莫呼吸　　　D.浮浅式呼吸　　　E.鼾声呼吸

2.下列测量和记录呼吸的方法不正确的是(　　　)。

A.护士保持诊脉的手势　　　　　　　　　　B.观察患者胸部和腹部的起伏

C.呼吸不规则时应测 30 s　　　　　　　　　D.在体温单 34 ℃以下相应时间栏内记录

E.两次呼吸要上、下交替书写

3.正确测量呼吸的方法是(　　　)。

A. 测脉搏后手离开诊脉部位,观察患者呼吸情况

B. 测脉搏后手保持诊脉部位,观察患者呼吸情况　　　C. 呼吸不规则时测 30 s,乘以 2

D. 婴儿呼吸测量为 30 s　　　　　　　　　　　　　E. 根据患者的吸气判断是否呼吸困难

4. 吸气性呼吸困难主要是(　　　)。

A. 上呼吸道部分梗阻　　　　　　　B. 下呼吸道部分梗阻　　　　　　C. 支气管部分梗阻

D. 细支气管部分梗阻　　　　　　　E. 肺叶支气管梗阻

5. 颅内压增高的患者呼吸为(　　　)。

A. 潮式呼吸　　　　　　　　　　　B. 间歇呼吸　　　　　　　　　　C. 深度呼吸

D. 浮浅性呼吸　　　　　　　　　　E. 吸气时出现三凹症

6. 一位 3 岁小儿,不慎将一粒花生米误吸入气管,出现三凹症症状,其呼吸困难的类型是(　　　)。

A. 吸气性呼吸困难　　　　　　　　B. 呼气性呼吸困难　　　　　　　C. 混合性呼吸困难

D. 浅表性呼吸困难　　　　　　　　E. 节律性呼吸困难

7. 代谢性酸中毒患者的呼吸是(　　　)。

A. 浅快呼吸　　　　　　　　　　　B. 蝉鸣样呼吸　　　　　　　　　C. 鼾声呼吸

D. 叹息样呼吸　　　　　　　　　　E. 深而规则的大呼吸

8. 气促是指安静状态下成人的呼吸频率超过(　　　)。

A. 20 次/分　　　　B. 22 次/分　　　　C. 24 次/分　　　　D. 26 次/分　　　　E. 28 次/分

9. 吸气性呼吸困难多见于(　　　)。

A. 代谢性酸中毒者　　　　　　　　B. 喉头水肿者　　　　　　　　　C. 支气管哮喘患者

D. 慢性阻塞性肺疾病患者　　　　　E. 呼吸中枢衰竭患者

10. 下列关于呼吸的描述正确的是(　　　)。

A. 安静状态下正常成人的呼吸频率是 12~18 次/分

B. 正常呼吸表现为节律规则,均匀轻声,不费力

C. 婴幼儿、男性频率稍快,老年人和女性稍慢

D. 呼吸的频率受意识控制,深浅不受意识控制

E. 情绪激动时呼吸频率稍快,休息睡眠时呼吸频率稍慢

11. 潮式呼吸的特点是(　　　)。

A. 呼吸暂停,变为浅慢,逐渐延长加深,如此周而复始

B. 呼吸减弱,逐渐增强,然后变为呼吸暂停,如此周而复始

C. 呼吸浅慢,逐渐加深、加快再变为浅慢,然后呼吸暂停,如此周而复始

D. 呼吸深快,逐渐变为浅慢,以致呼吸暂停,如此周而复始

E. 呼吸浅慢,逐渐呼吸暂停,然后加深、加快再变为浅慢,如此周而复始

12. 患者,男,42 岁,自诉胸闷,呼吸不畅,不能平卧,观察发现患者呼气时间长于吸气时间,呼吸费力,无明显三凹症,此呼吸可能为(　　　)。

A. 大叶性肺炎　　　　　　　　　　B. 哮喘发作　　　　　　　　　　C. 喉头水肿

D. 代谢性酸中毒　　　　　　　　　E. 气管异物

答案　1. B　2. C　3. B　4. A　5. A　6. A　7. E　8. C　9. B　10. E　11. C　12. B

(罗宝萍)

实训十六　血压的测量

(一)学习目标

(1)掌握血压的正常范围及影响血压的因素和生理变化。

(2)掌握血压的分类和标准及高血压的定义和分级。

(3)了解低血压的临床表现及脉压异常的常见疾病。

(4)熟悉测量血压时的护患沟通,学会测量血压的方法和注意事项。

(二)情景病例

病例1:刘某,女,77岁,头晕1周,加重2天入院,既往有高血压史,自服降压药物。查体:BP 160/90 mmHg,其余无明显阳性体征。

请问:1.高血压的护理措施有哪些?

2.患者长期血压高于正常水平可能引发哪些并发症?

3.如何对患者进行健康指导?

(三)方法

【评估】

(1)目的

①判断血压是否异常。

②动态监测血压的变化,间接了解循环系统的功能状况。

③协助诊断,为预防、治疗、康复和护理提供依据。

(2)患者的年龄、病情、治疗等情况。

(3)影响血压变化的因素。

(4)患者的心理状态和合作程度等。

【计划】

1.目标

(1)患者能理解测量血压的目的,愿意配合。

(2)患者了解血压的正常值及测量过程中的注意事项。

(3)正确操作,测量结果准确。

(4)测量过程中患者有舒适感、安全感。

2.用物准备

治疗盘内备:血压计、听诊器、记录本、笔等。

3.患者及环境的准备

(1)患者准备:了解血压测量的目的、方法、注意事项及配合要点,体位舒适,情绪稳定,测温前15～30 min没有吸烟、运动、情绪变化等。

(2)环境准备:室温适宜、光线充足、环境安静。

(3)护士的自我准备:衣帽整齐,修剪指甲,洗手,戴口罩。

【实施】

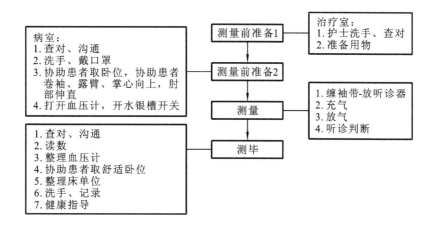

（四）注意事项

（1）定期检测、校对血压计。测量前,检查血压计玻璃管无破裂,刻度清晰,加压气球和橡胶管无老化、不漏气,袖带宽窄合适,水银充足,无断裂;检查听诊器,橡胶管无老化、衔接紧密,听诊器传导正常。

（2）需密切观察血压者,应做到"四定",即定时间、定部位、定体位、定血压计,有助于测定的准确性和对照的可比性。

（3）发现听不清或异常,应重测,待水银柱降至"0"点,稍等片刻后再测量。必要时,作双侧对照。

（4）注意测压装置（血压计、听诊器、袖带等）、测量者（视线、袖带缠得松紧等）、受检者（活动、紧张、药物等）、测量环境（温度、噪声等）因素引起血压测量的误差。

（5）《中国高血压防治指南（2010版）》对血压测量的要求:应相隔 1～2 min 重复测量,取 2 次的平均值记录。如果收缩压或舒张压的 2 次读数相差 5 mmHg 以上,应再次测量,取 3 次的平均值记录。首诊时要测量两上臂血压,以后通常测量较高读数一侧的上臂血压。

（五）对应的病例分析

1.高血压的护理措施有哪些?

（1）良好的环境:提供适宜温度、湿度、通风良好、合理照明的整洁、安静、舒适环境。

（2）合理饮食:选择易消化、低脂、低胆固醇、低盐、高维生素、富含纤维素的食物,控制烟、酒、浓茶、咖啡的摄入。

（3）生活规律:良好的生活习惯是保持健康、维持血压正常的重要条件。如保证足够的睡眠、养成定时排便的习惯、注意保暖、避免冷热刺激等。

（4）控制情绪:精神紧张、情绪激动、烦躁、焦虑、忧愁等都是诱发高血压的精神因素,因此高血压患者应当加强自我修养,随时调整情绪,保持心情舒畅。

（5）坚持运动:积极参加力所能及的体力劳动和适当的体育运动,以改善血液循环,增强心血管功能。

（6）加强监测:对需密切观察血压者应做到"四定",即定时间、定体位、定血压计、定部位;合理用药,注意药物治疗效果和不良反应的监测;观察有无并发症的发生。

（7）健康教育:教会患者测量和判断异常血压的方法;生活有度、作息有时、修身养性、合理营养、戒烟限酒。

2.患者长期血压高于正常水平可能引发哪些并发症?

（1）高血压危象:患者表现为头痛、烦躁、眩晕、心悸、气急、恶心、呕吐、视物模糊等严重症状,以及伴有动脉痉挛累及靶器官缺血症状。

（2）高血压脑病:血压突然上升,舒张压常高于 120 mmHg,血压极度升高突破了脑血流自动调节的范围,出现以脑病的症状与体征为特点的临床表现,如严重头痛、呕吐及不同程度的意识障碍、昏迷或晕厥,眼底变化包括视网膜渗出、出血,视盘水肿。血压降低即可逆转。

（3）脑血管病:包括脑出血、短暂性脑缺血发作、脑血栓形成、腔隙性脑梗死等。

（4）心力衰竭:血压高会使心脏后负荷加重,心肌肥厚、扩大,久之可致心力衰竭。

（5）慢性肾衰竭:血压高会使肾小动脉硬化、肾实质缺血。

（6）主动脉夹层。

（7）视网膜病变:视网膜小动脉早期痉挛、硬化,视网膜动脉狭窄,眼底絮状物渗出、出血、视盘水肿。

3.如何对患者进行健康指导?

（1）病情指导:向患者及家属解释原发性高血压的生物、心理、社会因素及高血压对健康的危害,以引起患者足够的重视。坚持长期的饮食、运动、药物治疗,将血压控制在接近正常的水平,以减少对靶器官的进一步危害。

（2）饮食指导:指导患者限制盐的摄入量（<6 g/d）、低脂、低胆固醇饮食,限制动物脂肪、内脏、鱼子、软体动物、甲壳类食物,补充适量蛋白质,多吃含钾丰富的蔬菜（如油菜、香菇、红枣等）、水果（如柑橘、香蕉等）,防止便秘。肥胖者控制体重,减少每日总热量的摄入,养成良好的生活习惯,如细嚼慢咽,避免过饱,少吃零食等。

（3）生活习惯：改变不良的生活方式，戒烟限酒，劳逸结合，保证充分的睡眠。学会自我心理调节，保持乐观情绪。家属也应给患者以理解、宽容和支持。

（4）运动和休息：初期不限制一般运动，但避免重体力活动，不可登高，保证足够的睡眠，因焦虑影响睡眠的患者应遵医嘱服用镇静药物。根据年龄及病情选择慢跑、快步走、太极拳等运动。当运动中出现头晕、心慌、气急等症状时应就地休息，避免竞技性运动和力量型运动，如球类比赛、举重、俯卧撑、冬泳、跳绳等。适当运动有利于大脑皮层功能恢复，增强患者对生活的信心。

（5）药物指导：告知患者及家属有关降压药的名称、剂量、用法、作用和不良反应，并提供书面资料。指导患者服药剂量必须遵医嘱执行，不可随意增减药量或突然撤换药物，不可漏服或补吃上次漏服的剂量。教会患者及家属定时正确测量血压并记录，定期门诊复查，若血压控制不满意或有心动过缓的症状时，应及时就医。

（6）避免诱因：避免情绪激动、精神紧张、身心过劳、精神创伤；寒冷刺激可使血管收缩，应注意保暖，室温不宜过低；保持大便通畅，避免剧烈运动和用力咳嗽，以防脑血管意外；避免体位突然改变，避免用过热的水洗澡或蒸汽浴，禁止长时间站立，防止周围血管扩张导致晕厥。

（六）目标测试题

1. 为患者测血压时嘱其仰卧，使肱动脉（　　　）。

　A. 平于第 5 肋间　　　　　　　　B. 高于第 5 肋间　　　　　　　　C. 与腋中线在同一水平

　D. 与腋前线在同一水平　　　　　E. 与锁骨中线在同一水平

2. 测量血压时放气速度是（　　　）。

　A. 4 mmHg/s　　　　　　　　　B. 10 mmHg/s　　　　　　　　　C. 0.5 kPa/s

　D. 2 kPa/s　　　　　　　　　　E. 4 kPa/s

3. 某男性，35 岁，近半年来血压升高很快，伴心悸、多汗、头痛、烦躁等，上周出现视物模糊症状，来诊。查体：血压 262/127 mmHg，心率 180 次/分，该患者可能是（　　　）。

　A. 高血压Ⅰ级　　B. 高血压Ⅱ级　　C. 高血压Ⅲ级　　D. 高血压危象　　E. 高血压脑病

4. 测量血压时需充气，高度至（　　　）。

　A. 160 mmHg　　　　　　　　　B. 180 mmHg　　　　　　　　　C. 200 mmHg

　D. 至肱动脉搏动音消失　　　　　E. 至肱动脉搏动音消失再升高

5. 水银不足时（　　　）。

　A. 测得的血压值偏高　　　　　　B. 测得的血压值偏低　　　　　　C. 脉压过大

　D. 脉压过小　　　　　　　　　　E. 收缩压升高，舒张压无变化

6. 为患者测量血压时袖带过松（　　　）。

　A. 测得的值偏低　　　　　　　　B. 收缩压偏低　　　　　　　　　C. 脉压过大

　D. 脉压过小　　　　　　　　　　E. 收缩压偏高

7. 为患者测量血压时不妥的是（　　　）。

　A. 嘱患者精神放松　　　　　　　　　　　B. 让患者取坐位

　C. 使肱动脉平第 3 肋间　　　　　　　　 D. 袖带平整缠于患者上臂

　E. 袖带下缘距肘窝 2～3 cm

8. 测得的血压值偏高可见于下列哪种情况？（　　　）

　A. 袖带过宽时　　　　　　　　　B. 袖带过紧时　　　　　　　　　C. 水银不足时

　D. 护士俯视汞柱时　　　　　　　E. 输气球漏气时

9. 某原发性高血压患者，突然血压升至 230/130 mmHg，伴剧烈头痛、恶心、呕吐、抽搐及嗜睡，应考虑发生（　　　）。

　A. 高血压危象　　　　　　　　　B. 高血压脑病　　　　　　　　　C. 短暂性脑缺血

　D. 脑栓塞　　　　　　　　　　　E. 脑出血

10. 患者，李某，患高血压，左侧肢体偏瘫，医嘱测血压 4 次/天，下列不妥的是（　　　）。

　A. 固定血压计　　　　　　　　　B. 测血压时间为 4～8—4～8　　　C. 测右上肢血压

D.卧位测量使肱动脉平腋中线　　　　E.必须固定专人测量

11.患者,男,40岁,主诉头晕,测收缩压21.1 kPa,舒张压12 kPa,应考虑(　　　)。

A.高血压　　　　　　　　　　　　　　B.临界高血压

C.收缩压偏低,舒张压正常　　　　　　D.舒张压偏低,收缩压正常

E.正常血压

答案　1.C　2.A　3.D　4.E　5.B　6.E　7.C　8.D　9.B　10.E　11.B

（罗宝萍）

实训十七　体温单的记录及应用

(一)学习目标

(1)掌握体温单的绘制方法。

(2)了解体温单绘制的意义和原则。

(3)熟悉体温单的管理及在病例中的排列顺序。

(二)情景病例

病例1:王某,女,56岁,因子宫肌瘤住院,术前一天清洁灌肠2次,灌肠后排便3次,术后次日高热39.0 ℃,遵医嘱给予患者物理降温,降温后体温为37.7 ℃,医嘱记录24 h出入量。

请问:1.患者的体温单主要记录患者病情的哪些内容?

2.大便次数应如何记录?该患者灌肠后应如何记录大便次数?

3.术后次日体温应如何记录?

4.患者出入量主要包括哪些内容?

(三)方法

【评估】

(1)目的

①了解患者的病情发展与变化,为制定治疗与护理方案,提供重要的参考依据。

②反映患者在住院期间接受治疗和护理的具体情形,提供法律依据。

③提高医院的医疗护理服务质量,反映医院管理、学术和技术水平。

④积累教学和科研资料。

(2)患者的年龄、病情、治疗等情况。

【计划】

1.目标

(1)及时记录,不拖延,不提早,不漏记、错记,若因抢救,6 h内及时补记。

(2)准确记录时间、内容,详细、客观、真实描述患者的主诉和行为。

(3)完整填写眉栏、页码,按要求逐项填写,避免遗漏。

(4)记录简要,重点突出、简洁、流畅,节约时间。

(5)记录清晰,字迹清楚、字体端正、表格整洁。

2.用物准备　体温单、蓝黑笔、红笔、记录本、尺。

3.护士及环境准备

(1)环境准备:治疗室整洁、安静。

(2)护士的自我准备:衣着整洁,洗手。

【实施】

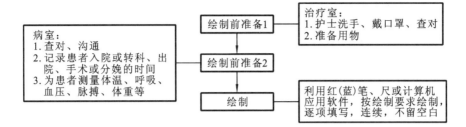

（四）注意事项

（1）做到及时、准确、完整、简要、清晰记录。

（2）每次记录完成后，应将病历夹放回原处，以免延误治疗。

（3）保持体温单整洁、整齐、完整，防治污染、破损、拆散、丢失。

（4）嘱患者及家属不得随意翻阅，不得擅自将体温单带出病区，有需要时应当由病区指定专门人员负责携带和保管。

（5）体温单作为病历的一部分随病历放置，患者出院后送病案室长期保存。

（6）体温单在病区使用时放在病历的首页，出院时放在出院病历末页。

（五）对应的病例分析

1.患者的体温单主要记录患者病情的哪些内容？

体温单主要用于记录患者的体温、脉搏、呼吸、血压及其他情况，如出入院、手术、分娩、转科或死亡时间、大便、出入量、体重、过敏药物等，住院期间排在病例最前面，便于查阅。

2.大便次数应如何记录？该患者灌肠后应如何记录大便次数？

未解大便以"0"表示，大便失禁以"※"表示，人工肛门用"☆"表示，灌肠以"E"表示，灌肠后排便以 E 作分母，排便次数作分子表示，病例中患者的大便次数应表示为 3/2E。

3.术后次日体温应如何记录？

先在相应时间内划蓝叉表示体温 39.0 ℃,降温半小时后测得的体温 37.7 ℃在降温前温度的同一纵格内用红圈表示，并用红虚线与降温前的温度相连，下次测得的温度用蓝虚线仍与降温前温度相连。

4.患者出入量主要包括哪些内容？

患者出量包括尿量、出汗量、呕吐量、排便中的流质量；入量指饮水量、输液量。

（六）目标测试题

1.出院患者的病例排列首先是（　　　）。

A.体温单　　　　B.医嘱单　　　　C.住院病历首页　　D.出院记录　　　　E.病程记录

2.体温单的保管，下列不妥的是（　　　）。

A.要求整洁　　　　　　　　B.不能随意拆散　　　　　　　　C.不能擅自带出病区

D.不能撕毁　　　　　　　　E.患者希望查看，护士应满足他的要求

3.患者出院后，体温单应随病历保管于（　　　）。

A.出院处　　　B.住院处　　　C.医务处　　　D.护理部　　　E.病案室

4.患者，李某，高热 39.0 ℃,遵医嘱给予温水擦浴，30 min 后测得的体温为 38.0 ℃,降温后的体温以什么表示？（　　　）

A.红点　　　B.蓝点　　　C.红圈　　　D.蓝圈　　　E.蓝叉

5.体温单记录患者排出量主要是（　　　）。

A.尿量　　　B.大便量　　　C.呕吐量　　　D.呕血量　　　E.引流量

6.患者，王某，6月8日进行了第1次手术，6月16日进行了第2次手术，则第2次手术次日的手术后日数填写为（　　　）。

A.1/10　　　B.1/9　　　C.2/10　　　D.2/9　　　E.1

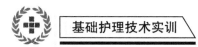

7. 下列不是 40～42 ℃横线间填写的是(　　)。

A. 入院　　　　B. 手术　　　　C. 死亡　　　　D. 转入　　　　E. 以上均不是

8. 脉率和体温重叠时,应(　　)。

A. 先画体温符号蓝叉,再画脉率符号红点,重叠

B. 只画体温符号蓝叉　　　　　　　　　　　C. 只画脉率符号红点

D. 先画体温符号蓝叉,再画脉率符号红圈　　　　　E. 先画脉率符号红点,再画体温符号蓝点

9. 患者,张先生,64 岁,因胆结石需要接受手术治疗住院,术前遵医嘱给予清洁灌肠,灌肠 2 次后排便 4 次,体温单上应记录为(　　)。

A. 4/E　　　　B. 2/E　　　　C. 2/4E　　　　D. 4/2E　　　　E. 4/2

10. 李女士,40 岁,因糖尿病住院一周,住院第 8 天因事请假外出未测量体温,体温单上应如何记录?(　　)

A. 编写正常值记录

B. 根据李女士一周体温变化估计体温值并记录

C. 在 40～42 ℃横线间用红笔在相应的时间纵格内填写"请假"

D. 在 40～42 ℃横线间用蓝笔在相应的时间纵格内填写"请假"

E. 空着,直接记录下一次体温

答案　1.A　2.E　3.E　4.C　5.A　6.B　7.E　8.D　9.D　10.C

(罗宝萍)

第五章 | 管饲饮食技术

实训十八 鼻饲技术

（一）学习目标

（1）掌握鼻饲饮食的操作步骤及注意事项。

（2）掌握鼻饲饮食的适应证、目的、配制与保存方法。

（3）掌握为昏迷患者插鼻饲管（胃管）的方法。

（4）掌握鼻饲管（胃管）的拔管方法。

（5）熟悉鼻饲过程中的护患沟通，指导患者插管过程中能正确配合。

（6）了解常用鼻饲饮食的种类，保证患者营养供给。

（二）情景病例

病例1：李某某，男，47岁，口腔疾病不能经口腔进食。医生医嘱：402-3床，李某某，鼻饲饮食，每日7次，每次200 mL，总热能3.5～5.0 MJ/d（836～1195 kcal/d），蛋白质40～50 g/d。

请问：1.如何指导患者进行有效的配合？

2.在插管过程中可能出现哪些情况？如何处理？

3.昏迷患者插管时应该注意什么？

4.如何对患者进行健康指导？

（三）方法

【评估】

（1）目的

①通过鼻饲管供给食物、水和药物，以维持患者营养和治疗的需要。

②常用于不能由口进食者，如昏迷、口腔疾病、口腔术后患者；早产婴儿和病情危重的患者；拒绝进食者。

（2）患者的年龄、病情、饮食禁忌、意识状态、治疗情况。

（3）患者鼻腔状况：有无鼻中隔偏曲、鼻腔炎症、鼻塞和肿胀等。

（4）患者对鼻饲的认识、心理状态、耐受及配合程度。

【计划】

1.目标

（1）患者能理解鼻饲饮食的目的，有安全感，主动配合，插管顺利。

（2）患者通过鼻饲获得身体需要的营养、水和药物。

（3）患者无消化系统的不良反应。

（4）患者和家属获得饮食与营养的基本知识。

2.用物准备

（1）鼻饲包一个：治疗碗、鼻饲管、镊子、止血钳、50 mL注射器、压舌板、纱布、治疗巾。

（2）鼻饲饮食（38～40 ℃,200 mL）一份及温开水。

（3）其他用物：石蜡油、松节油、无菌棉签、胶布、夹子或橡皮圈、别针、弯盘、听诊器、手电筒。

(4)拔管用物:治疗盘内有治疗碗、纱布、弯盘、松节油、无菌棉签。

3.患者及环境的准备

(1)患者准备:了解鼻饲的目的,掌握鼻饲饮食的基本知识和鼻饲中的配合。

(2)环境准备:病室整洁、安静,必要时适当通风,保证空气清新。

4.护士的自我准备　衣着整洁,修剪指甲、洗手、戴口罩。

【实施】

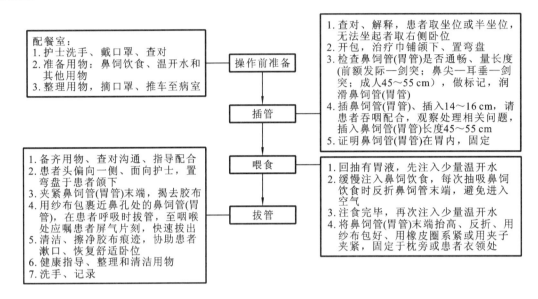

(四)注意事项

(1)操作前,进行有效的护患沟通,解释鼻饲的目的及过程中的配合方法,争取患者的理解与配合。

(2)操作动作应轻稳,特别是通过食管3个狭窄部位(环状软骨水平处,平气管分叉处,食管通过膈肌处),防止损伤鼻腔及食管黏膜。

(3)在插管过程中观察患者情况,如果患者剧烈恶心、呕吐,可暂停插入,嘱患者做深呼吸;如果插入不畅,检查是否盘旋在口腔内或将鼻饲管拔出一段,再插入;如果患者出现呛咳、呼吸困难、发绀,表明误入气管,立即拔出鼻饲管,患者休息片刻,再重新插入。

(4)证实胃管在胃内,有以下三种方法:其一,连接注射器于胃管末端抽吸,能抽出胃液;其二,将听诊器放于患者胃部,用注射器快速注入 10 mL 空气,听到气过水声或疾风吹过的声音;其三,将胃管末端放入水中,无气体逸出。

(5)鼻饲者口服给药时,应将药片研碎,溶解后注入。

(6)每次鼻饲量不超过 200 mL,间隔时间不少于 2 h,鼻饲液温度一般以 38~40 ℃为宜。

(7)鼻饲用物应每日更换消毒,长期鼻饲者应每天进行口腔护理,每周更换鼻饲管(胃管)一次,晚间最后一次注食后拔管,次日晨从另侧鼻孔插管。

(8)食管静脉曲张、食管梗阻患者禁忌使用鼻饲法。

(五)对应的病例分析

1. 如何指导患者进行有效的配合?

例1:"您好! 我是您的责任护士,您说话不方便,可以用点头或摇头示意好吗? 您是 402-3 床,李某某,对吗? 您饿了吧? 因为您不能自行进食,我现在要给您鼻饲,在插管的时候可能会有点不适,请您不要担心,操作会很轻柔,有需要配合的时候,我会告诉您,您就像吃面条一样吞咽好吗? 您还有什么问题吗? 那好,现在我帮助您躺好,这种位置您感觉舒适吗?"

例2:"402-3 床,李某某,对吗? 很高兴您的病情已经恢复,可以自行进食了。现在我给您拔出鼻饲管(胃管),请您放心,不会有不适。下面您侧卧将头偏向我,对,就这样。一会儿我请您屏气的时候,您就暂时不要呼吸好吗? 好的,我现在就开始拔管,好的,拔管结束了,我现在为您清洁一下,您现在感觉怎样？您还有什么需要吗？谢谢您的配合,您有任何问题都可以按呼叫器。我会经常来看您的,再见。"

例3:"您好!李某某,我们根据您的口味,现在给您吃的是混合奶和蔬菜汁。混合奶里有牛奶、鸡蛋黄、糖、油和盐,能满足您的营养需求。您感觉怎么样?这样的进食速度可以,好的。这次进食就结束了,谢谢您的配合,2 h后,会第二次进食。您感觉怎么样?请您维持原卧位20～30 min,这样有利于食物的保留。20 min后,我再来看您。如果有什么问题,请按呼叫器,一会儿见。"

2.在插管过程中可能出现哪些情况?如何处理?

(1)如果患者剧烈恶心、呕吐,可暂停插入,嘱患者做深呼吸。

(2)如果插入不畅,检查是否盘旋在口腔内;或将鼻饲管拔出一段,再插入。

(3)如果患者出现呛咳、呼吸困难、发绀,表明误入气管,立即拔出鼻饲管,患者休息片刻,再重新插入。

3.昏迷患者插管时应该注意什么?

昏迷患者去枕,头稍后仰,当鼻饲管(胃管)插入15 cm时,将患者头部托起,使下颌靠近胸骨柄,缓缓插入鼻饲管(胃管)至预定长度。

4.如何对患者进行健康指导?

(1)向患者及家属讲解饮食营养与健康、疾病的关系。

(2)介绍营养素的种类,指导患者摄取平衡膳食,养成良好的饮食习惯。

(3)告知患者每日食谱,解释医院饮食的意义,使患者自觉遵守医院的饮食医嘱。

(4)解释鼻饲饮食的目的及注意事项。

(六)目标测试题

1.患者,男,54岁,肝性脑病,昏迷。为降低血氨浓度,鼻饲流质饮食的食物是(　　)。

A.牛奶　　　　　B.蛋汤　　　　　C.豆浆　　　　　D.25%葡萄糖溶液　　　　　E.鸡汤

2.患者,男,66岁,肝癌晚期。患者极度消瘦,不思饮食,护士为其插管补充营养,判断胃管是否在胃内的最好方法是(　　)。

A.将胃管末端放入盛水碗中,观察有无气泡溢出

B.用注射器向胃内注入10 mL空气,听有无气过水声

C.用注射器向胃内注入10 mL生理盐水,听有无气过水声

D.让患者晃动身体,感觉胃内是否有异物存在

E.用注射器抽取胃内容物

3.下列关于鼻饲错误的是(　　)。

A.在混合奶中可加入维生素C

B.在混合奶中可加酵母粉

C.根据病情需要调整混合奶的成分

D.混合奶应新鲜配制,并保存在冰箱中,24 h内用完

E.鼻饲温度一般为38～40 ℃

(4～5题共用题干)

患者,男,60岁,脑梗死,昏迷。需要插管供给营养。

4.护士操作时不宜采取的动作是(　　)。

A.插管时不可喂水　　　　　　　　　　B.插管至15 cm时将患者的头部托起

C.使患者头和颈部保持在同一水平　　　D.插管动作要轻柔

E.插管长度是45～55 cm

5.为昏迷患者插管,当胃管插至15 cm(会厌部)时,要将患者头部托起,其目的是(　　)。

A.减轻患者的痛苦　　　　　B.以免损伤食道黏膜　　　　　C.避免患者恶心

D.增加咽喉通道的弧度　　　E.使喉管肌肉舒张,便于插入

(6～10题共用题干)

患者,男,食管烧伤。由于瘢痕导致食管狭窄,不能正常进食,靠鼻饲供给营养。

6.请问为患者鼻饲时,其胃管插入的深度为(　　)。

A. 40～55 cm   B. 45～50 cm   C. 45～55 cm   D. 42～49 cm   E. 45～52 cm

7. 在鼻饲插管过程中,如果发现患者呛咳、呼吸困难等情况,此时应采取的措施是( )。

A. 嘱患者深呼吸   B. 托起患者头部再插   C. 停止操作,取消鼻饲

D. 嘱患者做吞咽动作   E. 拔出胃管,休息片刻后重新插管

8. 为患者进行鼻饲时,要求每次鼻饲量不应超过( )。

A. 100 mL   B. 150 mL   C. 200 mL   D. 250 mL   E. 300 mL

9. 为患者进行鼻饲饮食前后,应再注入少量温开水,其目的是( )。

A. 使患者温暖,舒适   B. 便于测量,记录准确   C. 防止患者呕吐

D. 便于冲净胃管,避免食物存积   E. 便于防止液体反流

10. 对长期鼻饲的患者,在护理过程中,以下哪种做法是错误的?( )

A. 每日所有鼻饲用物应消毒一次   B. 患者需要每日做口腔护理

C. 每次注食前检查胃管是否在胃内   D. 鼻饲间隔时间不少于 2 h

E. 胃管应每日更换消毒

答案　1. D　2. E　3. A　4. C　5. D　6. C　7. E　8. C　9. D　10. E

(张录凤)

第六章 与排泄有关的护理技术

实训十九　男女性患者导尿术及留置导尿术

（一）学习目标

(1)掌握导尿术的目的、操作步骤及注意事项。

(2)熟悉导尿过程中的护患沟通。

(3)学会关心、体贴患者,维护患者的自尊。

（二）情景病例

病例1:郝某,女,58岁,急性肾盂肾炎。医生医嘱:1床,郝某,导尿,取尿培养标本。

请问:1.操作过程中如何遵守无菌技术?

2.导尿时如何与患者进行有效沟通?

3.如何对患者进行健康指导?

4.导尿管误入阴道怎么处理?

（三）方法

【评估】

1.目的

(1)为尿潴留患者引流尿液,减轻痛苦。

(2)协助临床诊断:①留取无菌尿标本做细菌培养;②测定膀胱容量、压力及残余尿量;③进行膀胱和尿道的造影。

(3)治疗膀胱和尿道疾病,对膀胱肿瘤患者进行化疗。

(4)用于患者术前膀胱减压以及下腹、盆腔器官手术中持续排空膀胱,避免术中误伤。

(5)抢救休克或者危重患者时准确记录尿量、颜色、比重等,为病情变化提供依据。

(6)为昏迷、尿失禁或者会阴部有损伤的患者导尿,以保持局部清洁、干燥,避免刺激。

2.患者的情况

(1)患者的年龄、病情、意识状态、生命体征、生活自理能力。

(2)患者对导尿的认识、心理状态、耐受及配合程度。

(3)患者膀胱充盈度及会阴部皮肤黏膜情况。

【计划】

1.目标

(1)患者及家属能理解导尿的目的,有安全感,愿意接受导尿。

(2)患者或家属可以配合导尿。

(3)患者或家属通过导尿术,可以帮助护士准确记录尿量、颜色,了解无菌尿标本的留取方法。

2.用物准备

(1)治疗车上放置:一次性无菌导尿包(内有弯盘3个,带囊尿管1根,碘伏棉球2袋,平镊1把,尖镊2把,石蜡油棉球1包,试管1个,孔巾1张,纱布1块,装有无菌液体的注射器1只,集尿袋1个,手套3只)。

(2)其他:橡胶单与治疗巾,弯盘1个,浴巾1条,便盆及便盆巾,屏风。

3.患者及环境的准备

(1)患者准备:了解导尿的目的、意义、注意事项及配合要点,根据自理能力清洁外阴。

(2)环境准备:调节适当的室温,光线充足,酌情关闭门窗,用屏风遮挡患者,必要时请无关人员离开。

(3)护士的自我准备:衣着整洁,洗手、戴口罩。

【实施】

★ 女性患者导尿术

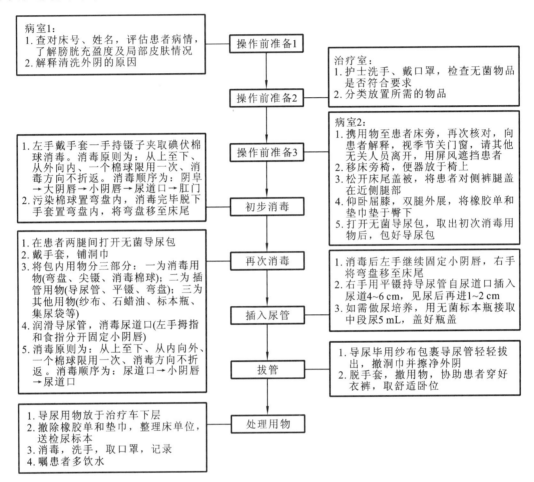

★ 男性患者导尿术

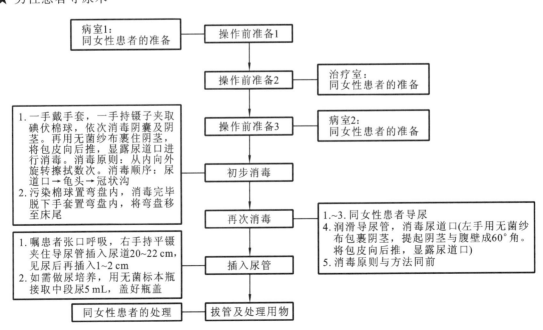

（四）注意事项

（1）严格无菌技术操作，以防尿路感染。

（2）导尿前应调节室温，防止患者受凉。注意保护患者的隐私。

（3）老年患者导尿时应仔细观察、辨认，避免误入阴道。如果导尿管误入阴道，应更换导尿管重新插管。

（4）尿潴留患者一次放出尿量不应超过 1000 mL，以防出现虚脱或血尿。

（5）掌握男、女性尿道的解剖特点。

（五）对应的病例分析

1. 操作过程中如何遵守无菌技术？

（1）操作前应检查无菌导尿包是否符合无菌要求。

（2）在消毒的过程中每个棉球限用一次，且消毒方向不折返。

（3）操作过程中指导患者勿动肢体，保持舒适的体位，避免无菌区域污染。

2. 导尿时如何与患者进行有效沟通？

例1："郝阿姨，您好，我是您的责任护士小明，因为您要做尿细菌培养，现在需要给您导尿，以留取尿标本，您不用害怕，我会动作轻柔，尽可能减少不适感，请您放心，希望您配合？麻烦您先用清水清洗一下外阴，我先去准备用物，一会儿过来！"

例2："郝阿姨，用物已经准备好了，我们现在开始吧！请您平卧，两腿屈膝分开，臀部稍微抬高一下，便于放橡胶单和中单，接下来我要为您消毒外阴部了，消毒液有点凉，请您坚持一下。现在我要在您的会阴部及两大腿之间铺上无菌巾，千万不要动或者用手抓，以免污染无菌巾了。我马上要为您再次消毒。插导尿管时，我会很轻的，您会感觉有点胀，请您深呼吸，坚持一下就好了，您配合得真好，尿液已经引流出来了，现在我要拔管了，还好吧？请您再抬一下臀部，我把被子给您盖好，请问您还有其他需要吗？非常感谢您的配合。"

例3："郝阿姨，没有别的不舒服吧，您若有尿液，请尽快排尿，注意多喝水，呼叫器就在您的枕边，如果有需要，请按呼叫器，我会及时来看您的，谢谢您的配合！"

3. 如何对患者进行健康指导？

（1）指导患者及时排尿，不可憋尿。

（2）指导患者多饮水。

（3）指导患者保持外阴清洁。

4. 导尿管误入阴道怎么处理？

导尿管误入阴道后应更换无菌导尿管，重新插入。

（六）目标测试题

1. 患者，女，51岁，因病情需要行导尿术，初次消毒时，首先消毒的部位为（   ）。

A. 大阴唇　　　　B. 小阴唇　　　　C. 肛门　　　　D. 尿道口　　　　E. 阴阜

2. 患者，女，35岁，膀胱高度膨胀且极度虚弱，一次放尿过多导致血尿产生的原因是（   ）。

A. 负压急剧下降，大量血液滞留于腹腔血管内

B. 膀胱内压突然降低，导致膀胱黏膜急剧充血，血压下降，虚脱

C. 放尿时操作不当，损伤尿道内口

D. 患者膀胱受损伤

E. 患者输尿管异常

3. 患者，男，36岁，术中不慎损伤膀胱括约肌，导致尿失禁，此患者尿失禁属于（   ）。

A. 真性尿失禁　　　　　　B. 假性尿失禁　　　　　　C. 压力性尿失禁

D. 充溢性尿失禁　　　　　E. 不完全性尿失禁

4. 患者，男，为其导尿时若要使耻骨前弯消失，应提起阴茎与腹壁成（   ）角。

A. 20°　　　　B. 40°　　　　C. 60°　　　　D. 80°　　　　E. 90°

5.患者,叶某,男,因外伤导致尿潴留,需为该患者导尿,首次导尿不应超过(　　　　)。

A.500 mL　　　　B.800 mL　　　　C.1000 mL　　　　D.1500 mL　　　　E.2000 mL

答案　1.E　2.B　3.A　4.C　5.C

★ 留置导尿术

(一)学习目标

(1)掌握留置导尿术的操作步骤及注意事项。

(2)了解留置导尿管的目的。

(二)情景病例

病例1:张某,女,40岁,蜂蜇伤致血尿。医生医嘱:1床,张某,留置导尿管。

请问:1.留置导尿管期间如何防止逆行感染?

　　　2.导尿时如何与患者进行有效沟通?

　　　3.如何对患者进行健康指导?

　　　4.留置导尿管的患者如何进行膀胱功能训练?

(三)方法

【评估】

1.目的

(1)抢救危重、休克患者,正确记录每小时尿量、测量尿比重,密切观察患者的病情变化。

(2)为盆腔手术排空膀胱,使膀胱持续保持空虚状态,避免术中误伤。

(3)某些泌尿系统疾病手术后留置导尿管,便于引流和冲洗,并减轻手术切口的张力,促进伤口的愈合。

(4)为尿失禁和会阴部有伤口的患者引流尿液,保持会阴部清洁、干燥。

(5)为尿失禁患者行膀胱功能训练。

2.患者的情况

(1)患者的年龄、病情、意识状态、生命体征、生活自理能力。

(2)患者对导尿的认识、心理状态、耐受及配合程度。

(3)患者膀胱充盈度及会阴部皮肤黏膜情况。

【计划】

1.目标

(1)患者及家属能理解导尿的目的,有安全感,愿意接受导尿。

(2)患者及家属可以配合导尿。

(3)患者及家属通过导尿术,可以帮助护士准确记录尿量、颜色,了解留取无菌尿标本的方法。

2.用物准备　同导尿术。

3.患者及环境的准备　同导尿术。

【实施】

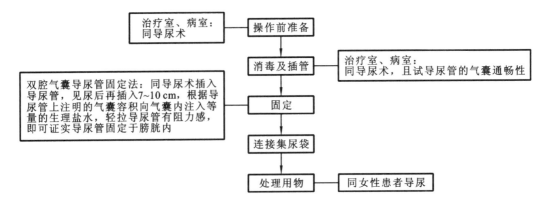

(四)注意事项

(1)同导尿术(1)～(5)。

(2)双腔气囊导尿管固定时要注意膨胀的气囊不能卡在尿道内口,以免气囊压迫膀胱壁,造成黏膜的损伤。

(五)对应的病例分析

1.留置导尿管期间如何防止逆行感染?

(1)保持尿道口清洁。女性患者用消毒棉球擦拭外阴及尿道口,男性患者用消毒液棉球擦拭尿道口、龟头及包皮,每天1次或2次。

(2)每日定时更换集尿袋,及时排空集尿袋,并记录尿量。

(3)每周更换导尿管1次,硅胶导尿管可适当延长更换周期。

(4)鼓励患者多饮水,达到自然冲洗尿路的目的。

2.导尿时如何与患者进行有效沟通?

例1、例2同导尿术。

例3:"张阿姨,没有别的不舒服吧,因为您的病情需要把这个管子留几天,所以在接下来的日子里,您可要注意了,在您翻身、行走的时候要注意不要牵拉、扭曲导尿管或者引流管,要保持引流通畅,同时还要注意集尿袋的位置不能太高,不能超过膀胱高度并避免挤压,防止尿液反流。还有要多饮水,不能憋尿,多改变体位,要注意每4 h夹闭导尿管一次!呼叫器就在您的枕边,如果有需要,请按呼叫器,我会及时来看您的,谢谢您的配合!"

3.如何对患者进行健康指导?

(1)向患者及家属解释留置导尿管的目的和护理方法,并鼓励其主动参与护理。

(2)说明摄取足够的水分和进行适当的活动对预防泌尿道感染的重要性,每天尿量应维持在2000 mL以上。

(3)注意保持引流通畅,避免导尿管及引流管受压、扭曲、反折、堵塞导致泌尿系统的感染。

(4)在离床活动时,应将导尿管妥善固定在大腿上,防止导尿管脱落。集尿袋不可高于膀胱高度并避免受压,防止尿液反流。

(5)指导患者训练膀胱反射功能,可采用间歇性夹管方法。

(6)注意患者的主诉并观察尿液情况,发现尿液浑浊、沉淀、有结晶时及时处理。

4.留置导尿管的患者如何进行膀胱功能训练?

(1)留置导尿管的患者进行膀胱功能训练可采用间歇性夹管方式。夹闭导尿管,每3～4 h开放1次,使膀胱定时充盈和排空,促进膀胱功能的恢复。

(2)指导患者行盆底肌训练。

(六)目标测试题

1.患者,女,78岁,尿失禁,下列对其的护理哪项是错误的?(　　)

A.指导患者行盆底肌训练　　　　　　　　B.女性患者可采用橡胶接尿器

C.对长期尿失禁患者可采用一次性导尿术　D.嘱患者多饮水,促进排尿反射

E.多用温水清洗会阴部

2.患者,女,35岁,排出的尿液有烂苹果味,请问该患者患有哪一种疾病?(　　)

A.前列腺炎　　B.尿道炎　　C.膀胱炎　　D.糖尿病酸中毒　　E.急性肾炎

3.患者,王女士,40岁,泌尿系统感染,遵医嘱做尿培养,患者神志清楚,一般状况良好,护士为其留取尿标本,可采用的方法为(　　)。

A.留晨尿100 mL　　　　B.随机留尿100 mL　　　　C.留取中段尿

D.收集24 h尿　　　　　E.行导尿术留尿

4.患者,男,因外伤致尿失禁,医嘱留置导尿管,尿液引流通畅,但尿色黄、浑浊,医嘱行抗感染治疗,护士在为其护理时应注意(　　)。

A.鼓励患者多饮水,并进行膀胱冲洗   B.观察尿量并记录

C.及时更换导尿管   D.每天清洗导尿管 1 次

E.指导患者锻炼膀胱充盈和排空

5.患者,叶某,男,患尿毒症,精神委靡,24 尿量为 60 mL,患者的排尿状况为(　　)。

A.正常   B.尿闭   C.少尿   D.尿量偏少   E.尿潴留

答案　1.C　2.D　3.C　4.A　5.B

（李小力）

实训二十　膀胱冲洗术

（一）学习目标

(1)掌握膀胱冲洗术的目的、操作步骤及注意事项。

(2)掌握膀胱冲洗时的无菌操作技术的基本原则。

(3)熟悉膀胱冲洗常用冲洗液的作用。

(4)了解膀胱冲洗的配合要点。

（二）情景病例

李某,女,52 岁,神志清楚,重度有机磷农药中毒,留置导尿管 2 天。医生医嘱:1 床,李某,0.9％的氯化钠注射液 1000 mL,膀胱冲洗,每天两次。

请问:1.患者膀胱冲洗时怎样保持无菌操作?

     2.患者膀胱冲洗时如何与患者进行有效沟通?

     3.如何对患者进行健康指导?

（三）方法

【评估】

1.目的

(1)对留置导尿管的患者,保持其尿液引流通畅。

(2)清洁膀胱:清除膀胱内的血凝块、黏液、细菌等异物,预防膀胱感染。

(3)治疗某些膀胱疾病,如膀胱炎、膀胱肿瘤。

2.患者的情况

(1)患者的年龄、病情、意识状态、全身及肢体活动能力。

(2)患者对膀胱冲洗的认识、心理状态、耐受及配合程度。

【计划】

1.目标

(1)患者能理解膀胱冲洗的目的,有安全感,愿意接受膀胱冲洗。

(2)患者及家属可以配合膀胱冲洗。

(3)患者及家属通过膀胱冲洗,可以帮助护士准确记录尿量、颜色,了解膀胱冲洗的方法。

(4)患者感觉舒适,无不良反应。

2.用物准备

(1)无菌治疗盘内置治疗碗 1 个、镊子 1 把、75％酒精棉球数个、无菌膀胱冲洗装置一套(冲洗导管末端与 Y 形管的一个分管连接,Y 形管的另 2 个分管分别与引流管、导尿管连接)或三腔导尿管;另备开瓶器、一次性输液器、输液架、输液瓶套;便盆及便盆巾。

(2)常用冲洗溶液:无菌生理盐水、0.02％呋喃西林溶液、3％硼酸溶液、0.1％新霉素溶液等。冲洗溶液的温度为 38～40 ℃。如为前列腺肥大摘除术后患者则用冷无菌生理盐水(4 ℃)冲洗。

(3)环境准备:安静、整洁,酌情用屏风遮挡。

3.患者及环境的准备

(1)患者准备:了解膀胱冲洗的目的,情绪放松,卧以舒适卧位。

(2)环境准备:病室整洁、安静,必要时调节适当的室温。

(3)护士的自我准备:衣着整洁,洗手、戴口罩。

【实施】

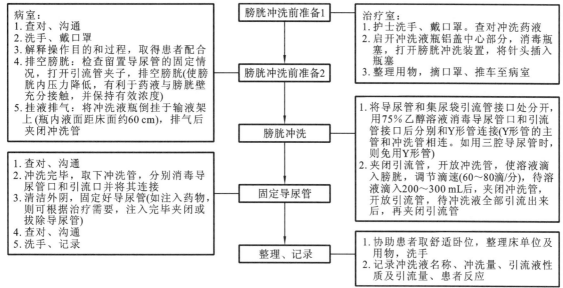

(四)注意事项

(1)严格执行无菌操作,防止医源性感染。

(2)冲洗时若患者感觉不适,应减缓冲洗速度及量,必要时停止冲洗,密切观察,若患者感到剧痛或引流液中有鲜血时,应停止冲洗,通知医生处理。

(3)冲洗时,冲洗液瓶内液面距床面约 60 cm,以便产生一定的压力,利于液体流入,冲洗速度根据流出液的颜色进行调节。一般为 60~80 滴/分;如果加入药液,须在膀胱内保留 15~30 min 后再引流出体外,或根据需要延长保留时间。

(4)寒冷气候,冲洗液应加温至 38~40 ℃,以防冷水刺激膀胱,引起膀胱痉挛。

(5)冲洗过程中注意观察引流管是否通畅。

(五)对应的病例分析

1.患者膀胱冲洗时怎么样保持无菌操作?

无菌技术是在医疗护理操作过程中,保持无菌物品及无菌区域不被污染、防止病原微生物侵入人体的一系列操作技术。

要求:操作方法正确,无菌观念强,操作中无污染。

2.患者膀胱冲洗时如何与患者进行有效沟通?

例1:"您好!请问您是 1 床,李某,对吗? 我是您的责任护士,现在按医嘱我要给您进行膀胱冲洗,请您配合好吗?"

例2:"李某,您好,您用的是 0.9% 的氯化钠注射液 1000 mL,膀胱冲洗,现在我给您调节的滴速为 50 滴/分,开始时速度给您调得稍慢些,5 min 后,如果您没有不适,我会适当将滴速调快些,请您不要自行调节滴速,您现在感觉怎么样?","那好,这是呼叫器,有事儿您随时叫我,我也会随时来看您的"。

例3:"1 床,李某,您今天的膀胱冲洗就结束了,我现在给您停止冲洗",关调节器,冲洗完毕,取下冲洗管,分别消毒导尿管口和引流口并将其连接。清洁外阴,固定导尿管(如系注入药物,则可根据治疗需要,注入完毕夹闭或拔除导尿管),"谢谢您的配合"。

3.如何对患者进行健康指导?

(1)操作中关心患者,护患沟通有效。

（2）告知患者所输药物及作用。

（3）告知患者膀胱冲洗中的注意事项。

（4）向患者及家属解释膀胱冲洗的目的和护理方法，并鼓励其主动配合。

（5）向患者说明摄取足够水分的重要性，每天饮水量应维持在 2000 mL 左右，以产生足够的尿量冲洗尿路，达到预防感染发生的目的。

（六）目标测试题

1. 王先生，58 岁，因外伤瘫痪导致尿失禁，医嘱留置导尿管，尿液引流通畅，但尿色黄，浑浊，医嘱行抗感染治疗，护士在为其护理时应注意（　　）。

A. 鼓励患者多饮水，并进行膀胱冲洗　　　　　　B. 观察尿量并记录

C. 及时更换导尿管　　　　　　　　　　　　　D. 消毒尿道口一次

E. 指导患者锻炼膀胱充盈和排空

2. 宫女士，60 岁，膀胱冲洗时出现脉速，出冷汗，心慌气短，引流管内有鲜血并感到剧痛不适等情况，下列正确的处理是（　　）。

A. 嘱患者张口呼吸　　　　　　　　　　　　　B. 压冲洗管

C. 应立即停止冲洗，报告医生　　　　　　　　D. 继续膀胱冲洗

E. 加快冲洗速度

3. 膀胱冲洗时，冲洗速度一般为（　　）滴/分。

A. 20～40　　　B. 40～60　　　C. 60～80　　　D. 80～100　　　E. 100～120

4. 膀胱冲洗液温度的应保持在（　　）。

A. 41 ℃　　　B. 38～40 ℃　　　C. 32～34 ℃　　　D. 28～30 ℃　　　E. 24～27 ℃

5. 膀胱冲洗时，冲洗液液面距离床面约（　　）cm。

A. 50　　　B. 60　　　C. 70　　　D. 80　　　E. 90

答案　1. A　2. C　3. C　4. B　5. B

（李小力）

实训二十一　灌　肠　术

一、大量不保留及小量不保留灌肠法

（一）学习目标

（1）掌握大量不保留灌肠法、小量不保留灌肠法的操作步骤及注意事项。

（2）熟悉所需用物，内容，肛管排气的方法和灌肠时的护患沟通。

（3）了解常用灌肠液的作用。

（4）学会关心、体贴患者，维护患者自尊。

（二）情景病例

病例 1：16 床，黄某，男，39 岁，工人。主诉：间断黑便一年。查体：腹软，脐周有压痛，无反跳痛及肌紧张。诊断：结肠息肉。医嘱：肠镜检查，遵医嘱给予肥皂水灌肠。

请问：1. 肝昏迷患者为什么禁用肥皂水灌肠？

2. 灌肠时如何与患者进行有效沟通？

3. 如何对患者进行健康指导？

（三）方法

★ 大量不保留灌肠法

【评估】

1.目的

(1)软化粪便,解除便秘;排除肠道内的气体,减轻腹胀、肠胀气。

(2)清洁肠道,为肠道手术、检查或分娩做准备。

(3)稀释并清除肠道内的有害物质,减轻中毒症状。

(4)灌入低温液体,为高热患者降温。

2.患者的情况

(1)患者的年龄、病情、临床诊断、意识状态、排便情况、全身及肢体活动能力。

(2)患者对灌肠的认识、心理状态、耐受及配合程度。

(3)患者肛门部位的皮肤状况。

【计划】

1.目标

(1)患者能理解灌肠的目的,有安全感,愿意接受灌肠。

(2)患者通过灌肠获得需要的治疗、检查和诊断。

(3)患者无不良反应,肛门局部无肿胀、破损。

2.用物准备

大量不保留灌肠法:一次性无菌灌肠袋或灌肠桶一套(橡胶管和玻璃接管全长120 cm),桶内盛灌肠溶液。肛管、弯盘、止血钳、石蜡油、无菌棉签、纸巾、一次性尿布、一次性手套、便盆和便盆布、输液架、屏风、水温计。

大量不保留灌肠液:常用0.1%～0.2%的肥皂液,生理盐水。成人每次用量500～1000 mL,小儿200～500 mL。溶液温度一般为39～41 ℃,降温时用28～32 ℃,缓解中暑症状用4 ℃的生理盐水。

3.患者及环境的准备

(1)患者准备:了解灌肠的目的,排空小便,取舒适卧位。

(2)环境准备:病室整洁、安静,必要时调节适当的室温。

(3)护士的自我准备:衣着整洁,洗手、戴口罩。

【实施】

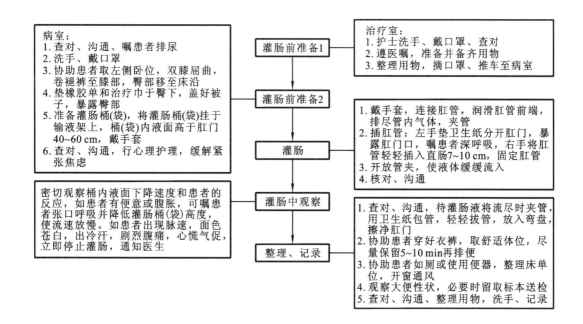

★ 小量不保留灌肠法

【评估】

1.目的

(1)排除肠道积物,减轻腹胀、肠胀气。

(2)为腹部或盆腔手术后患者及年幼患者解除腹胀和便秘。

2.患者的情况

(1)患者的年龄、病情、临床诊断、意识状态、排便情况、全身及肢体活动能力。

(2)患者对灌肠的认识、心理状态、耐受及配合程度。

(3)患者肛门部位的皮肤状况。

【计划】

1.目标

(1)患者能理解灌肠的目的,有安全感,愿意接受灌肠。

(2)患者通过灌肠获得需要的治疗、检查和诊断。

(3)患者无不良反应,肛门局部无肿胀、破损。

2.用物准备

小量不保留灌肠法:注洗器,量杯或小容量灌肠桶或袋,肛管,温开水 5～10 mL,灌肠液,止血钳,润滑剂,无菌棉签,卫生纸,橡胶单,治疗巾,弯盘,水温计,一次性手套,便盆和便盆布,屏风,输液架。

小量不保留灌肠液:常用"1、2、3"溶液(50%硫酸镁 30 mL,甘油 60 mL,温开水 90 mL),甘油或石蜡油 50 mL 加等量温开水,各种植物油 120～180 mL。溶液温度为 38 ℃。

3.患者及环境的准备

(1)患者准备:了解灌肠的目的,排空小便,取舒适卧位。

(2)环境准备:病室整洁、安静,必要时调节适当的室温。

(3)护士的自我准备:衣着整洁,洗手、戴口罩。

【实施】

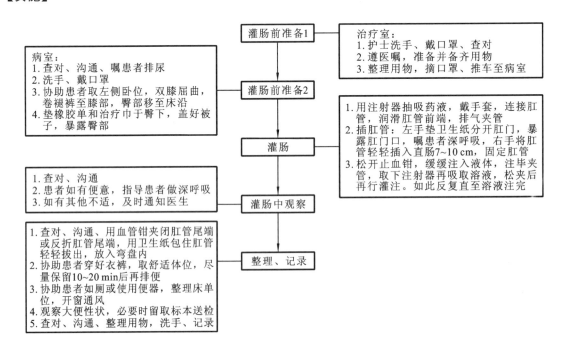

(四)注意事项

★ 大量不保留灌肠法

(1)急腹症,消化道出血,严重心血管疾病等患者禁忌灌肠。

(2)伤寒患者灌肠,溶液不得超过 500 mL,压力要低(液面不得超过肛门 30 cm)。

（3）昏迷患者禁用肥皂水灌肠，以减少氨的产生和吸收；充血性心力衰竭和水钠潴留的患者用0.9%氯化钠溶液灌肠。

（4）溶液的温度、浓度、流速、压力和溶液的量要合适。

（5）灌肠时患者如有腹胀或便意时，应嘱患者做深呼吸，以减轻不适。

（6）灌肠过程中随时注意观察患者病情变化，如发现脉速、面色苍白、出冷汗、剧烈腹痛、心慌气短，应立即停止灌肠，并通知医生，采取急救措施。

★ 小量不保留灌肠法

（1）每次抽吸灌肠液时，应反折肛管，以防空气进入肠道，造成腹胀。

（2）灌肠时插管深度为7~10 cm，压力宜低，灌肠液注入的速度不得过快。如为小容量灌肠桶，桶内液面距肛门的距离应短于30 cm。

（五）对应的病例分析

1.肝昏迷患者为什么禁用肥皂水灌肠？

因为肥皂水是碱性液体，而且含有氨，氨如果太多吸收入血可能会诱发肝昏迷，也就是说会加重病情（"氨中毒学说"）。肝昏迷患者一般都用酸性液体灌肠，主要是为了抑制肠道内的细胞分解食物残渣产氨。

2.灌肠时如何与患者进行有效沟通？

例1："黄师傅，您好，我是您的责任护士小敏，今天下午您要做肠镜检查，检查前需要为您进行灌肠，清洁灌肠，请问您同意灌肠吗？请您不用害怕，我保证操作很轻，请您放心，希望您配合好吗？"

例2："黄师傅，您现在需要排尿吗？请您左侧卧位，双腿屈曲（协助患者取舒适体位）；很好，您配合得很好，很顺利，管子已经插进去了，您有什么不舒服吗？现在开始灌液体了，可能您会感到腹部有些胀，如果有便意，请您张口呼吸，放松腹部肌肉，尽量将液体灌完，做肠镜时会检查得更清楚些儿，请您再坚持一下，很快就结束了（同时观察患者的病情变化）"。

例3："黄师傅，液体已经全部灌完了，您现在可以取平卧位了，保留液体5~10 min再排便；便盆、卫生纸在这里，如果有便意，请使用，呼叫器就在您的枕边，如果有需要，请按呼叫器，我会及时来看您的，谢谢您的配合！"

3.如何对患者进行健康指导？

（1）告知患者灌肠所用的药物及作用。

（2）告知患者灌肠中的注意事项。

二、保留灌肠法

（一）学习目标

（1）掌握保留灌肠法的操作步骤及注意事项。

（2）熟悉所需用物，内容，肛管排气的方法和灌肠时的护患沟通。

（3）学会关心、体贴患者，维护患者自尊。

（二）情景病例

病例1：钟某，女，54岁，工人。主诉：腹痛，腹泻伴里急后重1个月。查体：腹部有轻度压痛，无反跳痛及肌紧张，肠鸣音亢进。诊断：慢性细菌性痢疾。医嘱：0.5%新霉素保留灌肠。

请问：1.保留灌肠的目的是什么？

2.如何与患者进行有效沟通？

3.如何对患者进行健康指导？

（三）方法

【评估】

1.目的

（1）镇静、催眠。

（2）治疗肠道感染。

2.患者的情况

(1)患者的年龄、病情、临床诊断、意识状态、排便情况、全身及肢体活动能力。

(2)患者对灌肠的认识、心理状态、耐受及配合程度。

(3)患者肛门部位的皮肤状况。

【计划】

1.目标

(1)患者能理解灌肠的目的,有安全感,愿意接受灌肠。

(2)患者通过灌肠获得需要的治疗、检查和诊断。

(3)患者无不良反应,肛门局部无肿胀、破损。

2.用物准备

治疗盘内备:小容量灌肠桶(袋)或注射器,量杯,肛管,温开水 5～10 mL,灌肠液,止血钳,润滑剂,无菌棉签,弯盘,卫生纸,小垫枕,橡胶单,治疗巾,一次性手套,便盆和便盆布。常用灌肠溶液:药物及剂量遵医嘱准备,灌肠溶液量不超过 200 mL;溶液温度为 38 ℃。镇静用 10％水合氯醛溶液;肠道抗感染用 0.5％～1％新霉素溶液或其他抗生素溶液。

3.患者及环境的准备

(1)患者准备:了解灌肠的目的,排空小便,取舒适卧位。

(2)环境准备:病室整洁、安静,必要时调节适当的室温。

(3)护士的自我准备:衣着整洁,洗手、戴口罩。

【实施】

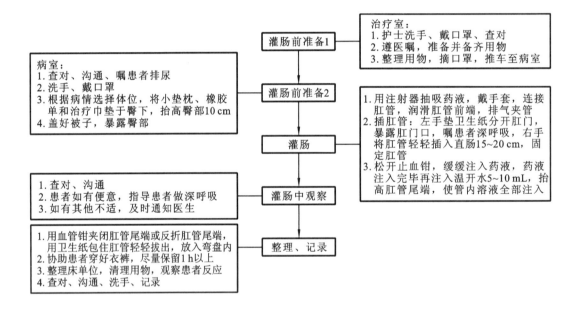

(四)注意事项

(1)保留灌肠前嘱患者排便,肠道排空有利于药液吸收。灌肠前了解灌肠目的及病变部位,以便确定患者的卧位和肛管插入的深度。

(2)为提高疗效,保留灌肠液在晚间睡眠前灌入为宜。灌肠前先嘱患者排便、排尿,并选择较细的肛管,插入要深,液量要少,压力要低,灌入速度宜慢,以减少刺激,使灌入的药液保留较长时间,使肠黏膜充分吸收。

(3)对肛门、直肠、结肠等手术的患者及大便失禁的患者,均不宜作保留灌肠。

(4)慢性细菌性痢疾,病变部位多在直肠或乙状结肠,取左侧卧位;阿米巴痢疾病变多在回盲部,取右侧卧位,以提高疗效。

（五）对应的病例分析

1.保留灌肠的目的是什么？

（1）镇静，催眠。

（2）治疗肠道感染。

2.如何与患者进行有效沟通？

例1："钟大妈，您好，我是您的责任护士小敏，因为您肠道有炎症，现在要用抗生素溶液为您灌肠，好吗？您不用害怕，我保证操作很轻，请您放心，希望您配合好吗？"

例2："钟大妈，您现在需要排便、排尿，以便于药液能够更好地保留，达到治疗的目的。请您取左侧卧位，双腿屈曲（协助患者取舒适体位）；很好，您配合得很好，很顺利，管子已经插进去了，您有什么不舒服吗？现在开始灌液体了，您可能会感到腹部有些胀，如果有便意，请您张口呼吸，放松腹部肌肉，尽量将液体灌完，请您再坚持一下，很快就结束了（同时观察患者的病情变化）"。

例3："钟大妈，液体已经全部灌完了，您现在可以取平卧位了，保留液体1 h以上；便盆、卫生纸在这里，如果有便意，请使用，呼叫器就在您的枕边，如果有需要，请按呼叫器，我会及时来看您的，谢谢您的配合！"

3.如何对患者进行健康指导？

（1）告知患者灌肠所用的药物及作用。

（2）告知患者灌肠中的注意事项。

（六）目标测试题

1.患者，李某，主诉失眠，医嘱给予10％水合氯醛溶液20 mL，9pm保留灌肠，下列操作哪项不妥？（　　）

A.操作前嘱患者先排便　　　　B.嘱患者取左侧卧位　　　　C.将臀部抬高10 cm

D.液面距离肛门40～60 cm　　　E.肛管插入直肠10～15 cm

2.刘先生，44岁。因直肠癌入院，根据医嘱做肠道手术前的肠道清洁准备，护士正确的做法是（　　）。

A.行大量不保留灌肠一次，排除粪便和气体

B.行小量不保留灌肠一次，排除粪便和气体

C.行保留灌肠一次，刺激肠蠕动，加强排便

D.反复多次行大量不保留灌肠，至排出液澄清为止

E.采用开塞露通便法，排出粪便和气体

（3～7题共用题干）

刘女士，主诉腹胀、腹痛，三天未排便，触诊腹部较硬实且紧张，可触及包块，肛诊可触及粪块。

3.该患者最重要的护理措施是（　　）。

A.调整排便姿势　　　　B.腹部环线按摩　　　　C.清洁灌肠

D.大量不保留灌肠　　　E.保留灌肠

4.灌肠桶内液面距离肛门（　　）。

A.10～20 cm　　B.20～30 cm　　C.30～40 cm　　D.40～60 cm　　E.60～80 cm

5.肛管插入直肠的深度是（　　）。

A.3～6 cm　　B.7～10 cm　　C.11～13 cm　　D.14～16 cm　　E.18～20 cm

6.当液体灌入100 mL时患者感觉腹胀并有便意，正确的护理措施是（　　）。

A.移动肛管或捏紧肛管　　　B.嘱患者张口深呼吸　　　C.停止灌肠

D.提高灌肠桶的高度　　　　E.协助患者平卧

7.灌肠过程中如果患者出现脉速、面色苍白、出冷汗、剧烈腹痛、心慌气短，正确的处理是（　　）。

A.移动肛管　　　　B.嘱患者张口呼吸　　　　C.停止灌肠

D.提高灌肠桶的高度　　　E.挤捏肛管

8.当患者胆道完全阻塞时,因胆汁不能进入肠道,粪便呈(　　)。

A.鲜红色　　　　B.暗红色　　　　C.柏油样　　　　D.陶土色　　　　E.果酱样

9.大量不保留灌肠时,其灌肠液的温度常为(　　)。

A.30～40 ℃　　　B.35～40 ℃　　　C.38～43 ℃　　　D.39～41 ℃　　　E.40～45 ℃

答案　1.D　2.D　3.D　4.D　5.B　6.B　7.C　8.D　9.D

（李小力）

第七章 给药技术

实训二十二　口服给药法

（一）学习目标

（1）掌握口服给药的操作步骤。

（2）掌握服药中的注意事项,能正确指导患者。

（3）熟悉口服给药时的护患沟通。

（4）了解按滴计算药液的量取方法。

（二）情景病例

病例1:患者,304-1 床,王某,女,52 岁,因大叶性肺炎住院治疗后今日出院,但患者仍诉咳嗽、咳痰。医生开具出院带药医嘱:304-1 床,王某,氧氟沙星胶囊,0.2 g/次,口服,每天 2 次;急支糖浆 10 mL/次,一天 3 次。

请问:1.发放口服药时如何与患者进行有效沟通?

2.该患者服用氧氟沙星胶囊时需要注意什么?

3.该患者服用急支糖浆时需要注意什么?

（三）方法

【评估】

1.目的　按医嘱正确为患者实施口服给药,以诊断、治疗、预防疾病,并维持正常生理功能。

2.患者的情况

（1）患者的沟通、理解及合作能力。

（2）患者的身体状况、饮食情况、药物过敏史及当前药物使用情况。

（3）患者口咽部是否有溃疡、糜烂等情况,有无吞咽困难及呕吐。

【计划】

1.目标

（1）患者能理解用药的目的,能遵照医嘱正确服药。

（2）患者了解药物的作用、副作用,配合观察疗效。

2.用物准备

（1）药匙、滴管、研钵、湿纱布。

（2）药盘、服药本、服药卡、药杯、水杯、水壶、治疗巾。

3.患者及环境的准备

（1）患者准备:了解口服药的作用及副作用,掌握其注意事项。

（2）环境准备:病室整洁、安静。

（3）护士的自我准备:衣着整洁、洗手、戴口罩。

【实施】

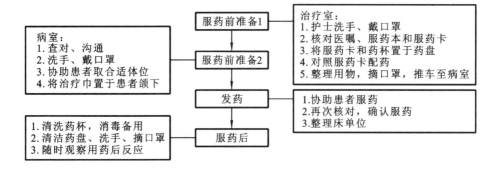

（四）注意事项

（1）严格执行查对制度。

（2）发药前应了解患者有关资料，如患者因不在或禁食，不能当时服药，应将药物带回保管，适时再发或进行交班。

（3）发药时，如患者提出疑问，应重新核对，确认无误后执行。如停药或更换药物，应及时告知患者。

（4）严格掌握药物的作用、不良反应及特殊要求，指导患者合理用药。对牙齿有腐蚀作用或使牙齿染色的药物，服用时应避免和牙齿接触，如酸剂、铁剂；止咳糖浆对呼吸道有保护作用，服后不宜立即饮水，以免降低药效；服用强心苷类药物前应先测脉率及心率，当脉率低于 60 次/分或者节律异常时，应报告医生并停服；磺胺类药物服后应多饮水，以免因尿少析出结晶而引起肾小管堵塞；服用退热药后应多饮水，以增强药效；刺激食欲的药物应在饭前服用，对胃黏膜有刺激和助消化的药物应在饭后服用。

（5）服药后应注意观察药物的不良反应。

（五）对应的病例分析

1.发放口服药时如何与患者进行有效沟通？

例 1："您好！请问您是 304-1 床，王某，对吗？我是您的责任护士，您今天要出院了，为了进一步巩固治疗，您出院时要带两种口服药：由于您住院期间使用了氧氟沙星注射液，所以医生为您开具了氧氟沙星胶囊，作用为消炎、抗菌，口服，每次 0.2 g，即一片，每天两次，早晚各一次，饭后服用；急支糖浆，作用为化痰、镇咳，每次 10 mL，可用药品配置的药杯量取，一天三次，服后 30 min 后再喝水。这是服药卡，请您回家后对照此卡服用。如果出现不适，请及时到医院就诊。请问您还有不清楚的地方吗？"

例 2："王某，您好，您的结算手续已经办理完，您出院之后应劳逸结合，适量运动，多吃水果蔬菜，补充维生素 C，增强抗病的能力；感冒高发季节应避免到人多的公共场合。再次感谢您对我们医院的信任！"

2.该患者服用氧氟沙星胶囊时需要注意什么？

该药的副作用有：胃肠道反应，患者表现为腹部不适或疼痛、腹泻、恶心或呕吐，所以建议该药在餐后服用；中枢神经系统反应，可有头昏、头痛、嗜睡或失眠；过敏反应，表现为皮疹、皮肤瘙痒，偶可发生渗出性多形性红斑；极少数患者可能发生光敏反应，应用该药时应避免过度暴露于阳光，如发生立即停药。

3.该患者服用急支糖浆时需要注意什么？

服药期间忌烟、酒及辛辣、生冷、油腻食物。服药期间，若患者气促气急或咳嗽加重、痰量明显增多应去医院就诊。由于急支糖浆对呼吸道黏膜起安抚作用，服后不宜立即饮水，以免冲淡药液，使药效降低。

（六）目标测试题

1.以下用药指导错误的是（　　）。

A.助消化的药应在饭后服用　　　　　　　　　　B.对胃肠道有刺激的药物应在饭后服用

C.健胃及增进食欲的药物应在饭后服用　　　　　D.胃黏膜保护剂应该在饭前服用

E.磺胺类药物服用后要多喝水

2.在发药过程中，以下不正确的是（　　）。

A.发药前评估患者的相关情况　　　　　　　　　B.严格执行查对制度

C.按药物的性质、疗效正确指导患者服药　　　　　D.要进行特殊检查的患者提前发药

E.随时观察服药效果及不良反应

3.宜饭后服用的药物是(　　)。

A.吗叮啉　　　B.胃蛋白酶合剂　　C.氢氧化铝凝胶　　D.硫酸亚铁　　E.地高辛

4.宜饭前服用的药物是(　　)。

A.维生素C　　B.颠茄合剂　　C.止咳合剂　　D.多酶片　　E.胃蛋白酶合剂

5.服磺胺类药物时多饮水的目的是(　　)。

A.避免损害造血系统　　　B.减轻服药引起的恶心　　　C.避免尿中结晶析出

D.避免影响血液酸碱度　　E.增加药物疗效

6.服用洋地黄类药物时护士应重点观察(　　)。

A.胃肠道反应　　B.是否成瘾　　C.心率、心律　　D.体温　　E.有无皮疹

7.以下哪种患者服药时应将药片研碎、溶解后给予?(　　)

A.呕吐患者　　B.鼻饲患者　　C.腹泻患者　　D.发热患者　　E.鼻出血患者

8.口服对牙齿有腐蚀和使其染色的药物应(　　)。

A.饭前服用　　　　　　　　　　　　　　　　B.口服后少饮水

C.用饮水管吸入,避免与牙齿接触　　　　　　D.取药时杯内必须加入少量冷开水

E.服药后漱口

9.患者,张某,患扁桃体炎,医嘱为口服复方新诺明 1.0 g,bid,正确的执行时间为(　　)。

A.每早一次　　　　　　　　B.上午、下午各一次　　　　　　C.每晚一次

D.睡前一次　　　　　　　　E.每日早、中、晚各一次

10.口服药中,"饭后"给药的英文缩写为(　　)。

A.hs　　　　B.ac　　　　C.dc　　　　D.st　　　　E.pc

答案　1.C　2.D　3.A　4.E　5.C　6.C　7.B　8.C　9.B　10.E

(邓春霞)

实训二十三　超声雾化吸入

(一)学习目标

(1)掌握超声雾化吸入的操作步骤及注意事项。

(2)熟悉超声雾化吸入的目的。

(3)了解超声雾化器的结构、原理及一般故障的排除。

(二)情景病例

病例1:患者,204-1 床,张某,男,78 岁,因发热、咳嗽、咳痰 3 天入院。医生医嘱:204-1 床,张某,0.9％的氯化钠注射液 20 mL,盐酸氨溴索 15 mg,超声雾化吸入,每天 2 次。

请问:1.行超声雾化吸入时如何与患者进行有效沟通?

2.患者痰液不易咳出时,应如何为其叩背排痰?

(三)方法

【评估】

1.目的　预防、治疗患者的呼吸道感染;祛痰、消炎、镇咳;解除支气管痉挛,改善通气功能。

2.患者的情况

(1)患者的沟通、理解及合作能力。

(2)患者的身体状况(咳嗽、咳痰、呼吸困难等)。

【计划】

1.目标　患者理解雾化吸入的目的,能配合护士完成超声雾化吸入操作。

2.用物准备

(1)基础治疗盘、20 mL 一次性注射器。

(2)纱布一块、雾化器、蒸馏水、雾化药液、雾化管道、面罩或口含嘴、弯盘。

(3)治疗卡。

3.患者及环境的准备

(1)患者准备:了解超声雾化吸入的目的和注意事项,取合适体位。

(2)环境准备:清洁、光线充足。

(3)护士的自我准备:衣着整洁,洗手、戴口罩。

【实施】

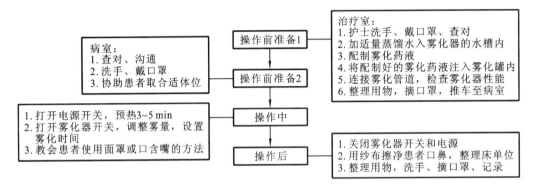

(四)注意事项

(1)严格执行查对制度。

(2)水槽内无足够的冷水及雾化罐内无液体的情况下不能开机。

(3)水槽和雾化罐内切忌加温水和热水。水槽内水温超过 60 ℃时,应停机更换冷蒸馏水。

(4)连续使用时,中间应隔 30 min。

(5)雾化罐底部的透声膜和水槽底部的晶体换能器易损坏,操作中动作应轻柔。

(6)雾化吸入过程中应加强病情的观察。

(五)对应的病例分析

1.行超声雾化吸入时如何与患者进行有效沟通?

例1:"您好!请问您是 204-1 床,张某,对吗?我是您的责任护士,由于您目前痰液较黏稠,不易咳出,现在按医嘱我要给您做超声雾化吸入,超声雾化的原理是通过雾化器发生的超声波,使药液成为细微的雾粒,通过吸气而进入您的呼吸道。您使用的药物为盐酸氨溴索,其主要作用为化痰。雾化时,需深吸气才能使药液到达肺部深处,现在我为您示范深呼吸动作。使用面罩雾化时,用鼻子深吸气到不能再吸,用嘴缓缓呼出;如使用口含嘴雾化,应用嘴吸气,用鼻子呼气。您掌握方法了吗?"

例2:"张某,您好,我现在要为您进行雾化吸入,请允许我将您的床头摇高,这样会更有利于呼吸。""请问雾量大小合适吗?您现在感觉怎么样?如果雾化中有任何不适,请您告诉我,谢谢您的配合!"

例3:"在您的配合下,雾化已经顺利完成了,为了将您肺部深处的痰排出来,请您在咳嗽时采取如下方法:深呼吸、屏气,然后用力进行两次短而有力的咳嗽,同时用手压在腹部,将痰从肺的深部咳出。咳嗽时间不要太长。""那好,这是呼叫器,有事儿您随时叫我,我也会随时来看您的,谢谢您的配合!"

2.患者痰液不易咳出时,应如何为其叩背排痰?

叩背时,患者采取坐位或侧卧位,叩击时五指并拢,掌呈杯形。每次叩击有一定的空响声,叩击者腕关节用力,自胸廓边缘向中央(由外向内)由下向上有节奏地依次叩击患者的背部,同时嘱患者深呼吸,目的是使黏附在气管壁的痰松动便于排出。每一侧叩击 1~3 min,叩击力量要适中,以患者不会感到疼痛为宜。叩击时用单层内衣保护胸廓部位,避免直接叩击引起皮肤发红。排痰过程中要注意观察患者面色、呼吸情况,以免发生窒息等。

(六)目标测试题

1.下列不属于超声雾化吸入法目的的是( )。

A.减轻呼吸道的炎症　　　　　B.减轻呼吸道痉挛　　　　　C.胸部手术后止痛

D.镇咳、祛痰　　　　　E.湿化呼吸道

2.在超声雾化器的工作原理中,将电能转换为超声波声能的装置是( )。

A.超声波发生器　　　　　B.电子管　　　　　C.雾化罐透声膜

D.晶体换能器　　　　　E.雾化罐过滤器

3.下列不属于超声雾化器的工作特点的是( )。

A.雾滴小而均匀,直径在 5 μm 以下　　　　　B.雾化药液温暖、舒适

C.药液随呼吸可被吸到终末支气管及肺泡　　　　　D.雾量的大小可以调节

E.用氧量小,节约资源

4.超声雾化器在使用过程中,水槽内的水温不宜超过( )。

A.30 ℃　　　　　B.40 ℃　　　　　C.50 ℃　　　　　D.60 ℃　　　　　E.70 ℃

5.超声雾化吸入后,不需消毒的物品是( )。

A.雾化罐　　　　　B.螺纹管　　　　　C.口含嘴　　　　　D.水槽　　　　　E.面罩

6.连续两次雾化应间隔( )。

A.30 min　　　　　B.20 min　　　　　C.45 min　　　　　D.15 min　　　　　E.5 min

7.超声雾化时,下列哪项不正确?( )

A.严格执行查对制度

B.水槽内可加入温水

C.水槽内无足够的冷水及雾化罐内无液体的情况下不能开机

D.雾化罐底部的透声膜和水槽底部的晶体换能器易损坏,操作中动作应轻柔

E.雾化吸入过程中应加强观察

8.超声雾化器雾滴的直径小于多少时液体变成细微的雾滴随深吸气而进入肺泡?( )

A.5 μm　　　　　B.5 mm　　　　　C.10 μm　　　　　D.8 μm　　　　　E.10 mm

9.雾化吸入前应评估的内容不包括( )。

A.皮肤　　　　　B.病情　　　　　C.意识状态　　　　　D.配合能力　　　　　E.咳嗽及排痰能力

10.下列哪个不属于超声雾化器的结构?( )

A.超声波发生器　　　　　B.蒸汽吸入器　　　　　C.水槽　　　　　D.雾化罐　　　　　E.螺纹管和口含嘴

答案　1.C　2.D　3.E　4.D　5.D　6.A　7.B　8.A　9.A　10.B

(邓春霞)

实训二十四　药物的抽吸法

(一)学习目标

(1)掌握药液抽吸的操作步骤及注意事项。

(2)熟悉自小安瓿、大安瓿、密封药瓶抽吸药液方法。

(3)了解油剂、混悬剂、粉剂的抽吸方法。

(二)情景病例

病例1:患者,男,52岁,因肠痉挛2 h入院。医生开具医嘱:104-2 床,王某,盐酸消旋山莨菪碱10 mg,肌内注射,立即执行。

请问:1.护士应如何抽吸药液?

2.应用盐酸消旋山莨菪碱时需要注意什么?

（三）方法

【评估】

(1)目的:应用无菌技术,从安瓿或密封瓶内准确抽吸药液,为注射药物做准备。

(2)药物的性能及给药方法。

(3)治疗室物品准备是否齐全、操作环境是否符合要求。

【计划】

1.目标

(1)护士能遵循操作规范抽吸药液。

(2)护士了解药物的名称、浓度、剂量、方法、作用、副作用,了解疗效观察的方法。

2.用物准备

(1)无菌棉签、砂轮、无菌纱布、75%乙醇溶液、弯盘、启瓶器、注射器、药液、无菌巾、治疗盘。

(2)治疗卡。

3.护士及环境准备

(1)环境准备:清洁、光线充足,符合无菌操作的基本要求。

(2)护士的自我准备:衣着整洁,洗手、戴口罩。

【实施】

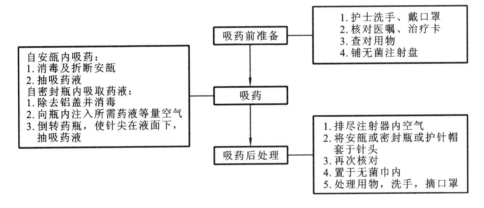

（四）注意事项

(1)严格执行查对制度和无菌操作原则。

(2)粉剂要彻底溶解,排气时不能浪费药液,以免影响药量的准确性。

(3)根据药液的性质抽取:油剂可稍加温或双手对搓药瓶后,用较粗的针头抽取;混悬剂摇匀后立即抽取。

（五）对应的病例分析

1.护士应如何抽吸药液?

将安瓿顶端药液弹至体部;消毒安瓿颈部后划一锯痕,再次消毒后折断;将注射器针头斜面向下置入液面以下,抽动活塞,吸取药液;排尽空气,针头垂直向上(示指固定针栓),轻拉活塞,使针头内的药液流入注射器内,并使气泡聚集在乳头口,稍推活塞,驱出气体(勿浪费药液)。

2.应用盐酸消旋山莨菪碱时需要注意什么?

盐酸消旋山莨菪碱可用于解痉、止痛,禁用于颅内压增高、脑出血急性期、青光眼、肠梗阻等疾病。常见的副作用有口干、面色潮红、视物模糊等,偶有心跳加快、排尿困难等。上述症状多在1~3 h内消失。用药过程中,应指导患者卧床休息,用药前宜排空膀胱。

（六）目标测试题

1.有关自安瓿内抽吸药液的方法,下列错误的是(   )。

A.手持活塞柄,进行吸药　　　　B.将安瓿尖端药液弹至体部
C.用酒精棉签消毒安瓿颈部　　　D.将注射器针尖斜面向上放于安瓿内液面中
E.用砂轮在安瓿颈部划一锯痕,重新消毒再折断安瓿
2.关于自密封瓶内抽吸药液的方法,下列错误的是(　　)。
A.自密封瓶内抽药,针头与瓶塞应垂直
B.药瓶内应先注入与所需药液等量的空气后再抽吸药液
C.排气时必须以示指扶住针栓
D.开启瓶盖后,用酒精棉签消毒再抽
E.吸药时针头斜面应向下,空筒容量刻度朝上
3.抽吸药液时,以下不需要保持无菌的是(　　)。
A.活塞　　　　B.针尖　　　　C.针梗　　　　D.针栓　　　　E.乳头
4.患儿,1岁,10 kg。因手术前需用鲁米那 0.04 mg(1 mL 含 0.1 mg 鲁米那),应抽药液是(　　)。
A.0.2 mL　　　B.0.4 mL　　　C.0.8 mL　　　D.1 mL　　　E.1.2 mL
答案　1.D　2.E　3.D　4.B

(邓春霞)

实训二十五　皮下注射

(一)学习目标
(1)掌握皮下注射的操作步骤及注意事项。
(2)掌握皮下的注射部位。
(3)熟悉皮下注射时与患者沟通的技巧。

(二)情景病例
病例1:患者,女,50岁,诊断为糖尿病。医生医嘱:210-12床,刘某,胰岛素 8 U,饭前 30 min,皮下注射,每天 3 次。
请问:1.皮下注射常用注射部位有哪些?
　　　2.皮下注射时如何与患者进行有效沟通?
　　　3.如何对患者进行健康指导?
　　　4.注射胰岛素时需要注意什么?
　　　5.胰岛素如何储存?

(三)方法
【评估】
1.目的
(1)通过皮下注射药物,达到治疗作用。
(2)多用于预防接种、糖尿病治疗和局部麻醉。
2.患者的情况
(1)患者的身体状况、意识状态,对用药计划的了解和配合程度。
(2)患者的过敏史、用药史,药物使用注意事项。
(3)患者注射部位的皮肤及皮下组织状况。
【计划】
1.目标
(1)患者能理解治疗的目的,接受及有效配合治疗。

(2)患者无不良反应,注射部位无硬结、红肿。

(3)患者经治疗后达到预期效果。

2.用物准备

(1)治疗盘:无菌治疗巾、无菌持物钳、无菌纱布、0.5%碘伏、75%乙醇、砂轮、无菌棉签、弯盘。

(2)注射盘:75%乙醇、无菌持物钳、无菌棉签、弯盘。

(3)药液:按医嘱准备。

(4)1 mL或2 mL一次性注射器、注射单。

3.患者及环境准备

(1)患者准备:了解注射目的、取合适体位。

(2)环境准备:病室整洁、安静,注意保护患者隐私。

(3)护士准备:着装整洁,洗手、戴口罩。

【实施】

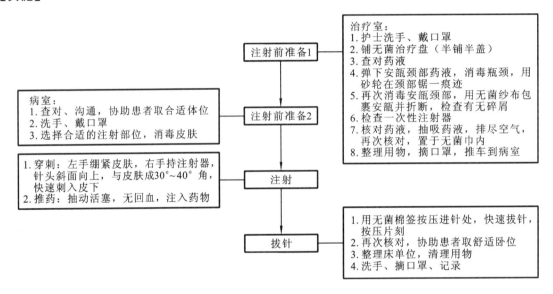

(四)注意事项

(1)严格执行查对制度,遵守无菌技术操作原则。

(2)避免注射刺激性较强的药物。

(3)应避开炎症、硬结、疤痕等部位进行注射。

(4)对长期注射的患者,可交替使用注射部位。

(5)穿刺角度不能超过45°角,以免刺入肌层。过度消瘦的患者,可捏起局部组织,减小穿刺角度。

(6)注射少于1 mL的药液,必须用1 mL的注射器或专用注射器抽吸,保证剂量的准确。

(五)对应的病例分析

1.皮下注射常用注射部位有哪些?

皮下注射最常用的注射部位为上臂三角肌下缘,也可选用后背、两侧腹壁、大腿前侧和外侧。

2.皮下注射时如何与患者进行有效沟通?

例1:"您好!请问您叫什么名字?""12床,刘某,我是您的责任护士,现在遵医嘱我要给您进行皮下注射,请您配合好吗?"

例2:"刘某,您好,您用的药是胰岛素8 U,注射胰岛素降低您的血糖,注射30 min后要进食,请您提前准备好食物""我要给您消毒皮肤,可能有点凉,请您不要紧张。注射时我会动作轻柔,您不会感觉很疼的。"

例3:"12床,刘某,已经给您注射完了,您感觉怎么样?""注射胰岛素后30 min请您一定要及时进食,勿做剧烈运动、按摩、日光浴等,以防发生低血糖。另外,糖尿病需要终生用胰岛素治疗,您要学会自己监测血糖及注射胰岛素的方法,我们会教会您的,请放心。""您平时要随身携带糖果之类的食物,如出现心慌、出冷汗伴饥饿感等低血糖反应时,要立即进食。""那好,这是呼叫器,有事儿您随时叫我,我也会随时来看您的。""谢谢您的配合!"

3.如何对患者进行健康指导?

(1)告知患者药物及作用。

(2)对因长期多次注射出现局部硬结的患者,教给其局部热敷的方法。

(3)饮食指导。

4.注射胰岛素时需要注意什么?

(1)注射剂量一定要准确。

(2)注射胰岛素之前让患者准备好食物。

(3)选择合适的注射部位。

①不同注射部位吸收速度不同:腹部吸收速度最快,手臂第二,臀部第三,大腿吸收速度最慢。

②注射点与注射点之间的距离约 3 cm,尽量避免在一个月内重复使用同一个注射点。

(4)禁忌在毛发根部注射。

(5)注射之前摇匀胰岛素。

(6)消毒液选用 75％乙醇,消毒待干后进行注射,禁用含碘的消毒剂。

5.胰岛素如何储存?

(1)未开启的胰岛素:放置在 2～8 ℃的冰箱内保存。

(2)已开启的胰岛素:常温下保存 28 天。

(3)避免日光直接照射胰岛素。

(六)目标测试题

1.下列不是皮下注射部位的是( )。

A.上臂三角肌下缘　　　　　　B.臀大肌　　　　　　　　　　C.大腿外侧

D.下腹部组织　　　　　　　　E.后背

2.皮下注射时,针头与皮肤成多少度角进针?( )

A.10°～20°　　　B.20°～30°　　　C.30°～40°　　　D.40°～50°　　　E.50°～60°

3.皮下注射时,针头刺入角度不宜超过( )。

A.25°　　　　　B.35°　　　　　C.45°　　　　　D.55°　　　　　E.65°

4.下列关于皮下注射操作程序的描述不正确的是( )。

A.核对患者,检查药液,协助患者取舒适卧位　　　B.按无菌操作原则取药液

C.选择并暴露合适的注射部位　　　　　　　　　　D.消毒皮肤、待干

E.核对患者和药液,不必排气,进行注射

5.胰岛素注射后吸收最快的部位是( )。

A.上臂　　　　　B.腹部　　　　　C.臀部　　　　　D.大腿内侧　　　E.大腿外侧

答案　1.B　2.C　3.C　4.E　5.B

（刘红菊）

实训二十六　肌内注射

(一)学习目标

(1)掌握肌内注射的操作步骤及注意事项。

(2)掌握肌内注射部位的定位方法。

(3)熟悉肌内注射时与患者沟通的技巧。

(4)了解肌内注射的概念。

(二)情景病例

病例1:患者,女,33岁,左侧口角歪斜2天,诊断为面神经麻痹。医生医嘱:205-3床,李某,维生素 B_{12} 50 μg 肌内注射,每天1次。

请问:1.给患者注射时如何定位?

2.肌内注射时如何与患者进行有效沟通?

3.如何对患者进行健康指导?

(三)方法

【评估】

1.目的   通过肌内注射给予患者药物治疗。

2.患者的情况

(1)患者病情及治疗情况,意识状态,肢体活动能力。

(2)患者过敏史、用药史,药物使用注意事项。

(3)注射部位的皮肤及肌肉组织状况。

【计划】

1.目标

(1)患者能理解治疗的目的,接受及有效配合治疗。

(2)患者无不良反应,注射部位无硬结、红肿。

(3)患者经治疗后达到预期效果。

2.用物准备

(1)治疗盘:无菌治疗巾、无菌持物钳、无菌纱布、0.5%碘伏、75%乙醇、砂轮、无菌棉签、弯盘。

(2)药液:按医嘱准备。

(3)2 mL 或 5 mL 一次性注射器、注射单。

3.患者及环境准备

(1)患者准备:了解注射目的、取合适体位。

(2)环境准备:病室整洁、安静,注意保护患者隐私。

(3)护士准备:洗手、戴口罩,着装整洁大方。

【实施】

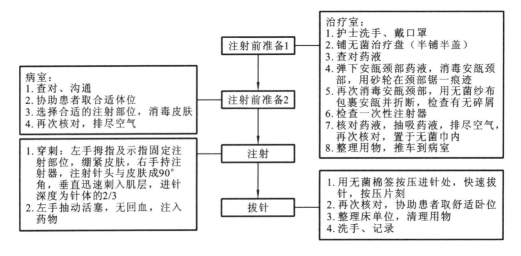

(四)注意事项

(1)严格执行查对制度,遵守无菌技术操作原则。

(2)需要同时注射两种药物时,注意配伍禁忌。

(3)选择合适的注射部位,应避开炎症、硬结、疤痕等。

(4)对长期注射的患者,应当更换注射部位。

(5)2 岁以下的患儿不宜选用臀大肌进行注射,最好选择臀中肌或臀小肌注射。

(五)对应的病例分析

1.给患者注射时如何定位?

肌内注射最常用的注射部位为臀大肌,其次为臀中肌、臀小肌、股外侧肌及上臂三角肌。

(1)臀大肌定位

①十字法:从臀裂顶点向左或右画一水平线,从髂嵴最高点向下画一垂直线,将臀部分为四个象限,其中外上象限避开内角为注射区。

②连线法:从髂前上棘到尾骨连线的外上 1/3 处为注射部位。

(2)臀中肌、臀小肌定位

①三角形法:以示指尖和中指尖分别置于髂前上棘和髂嵴下缘处,在髂嵴、示指、中指之间构成一个三角形区域。注射部位在示指和中指构成的角内。

②三横指法:髂前上棘外侧三横指处。患儿应以其手指的宽度为标准。

(3)股外侧肌定位 位置为大腿中段外侧。一般成人可取髋关节下 10 cm 至膝关节上 10 cm 范围。

(4)上臂三角肌定位 上臂外侧,肩峰下 2～3 横指处。患儿应以其手指的宽度为标准。

2.肌内注射时如何与患者进行有效沟通?

例 1:"您好!请问您叫什么名字?""3 床,李某,我是您的责任护士,现在按医嘱我要给您进行肌内注射,请您配合好吗?"

例 2:"李某,您好,您用的药是维生素 B_{12} 50 μg,属于营养神经药物,现在请您侧卧位,上腿伸直,下腿弯曲,这样您舒服吗?""我要给您消毒皮肤,可能有点凉,请您不要紧张。注射时我会动作轻柔,您不会感觉很疼的。"

例 3:"3 床,李某,已经给您注射完了,您感觉怎么样?""那好,这是呼叫器,有事儿您随时叫我,我也会随时来看您的。""谢谢您的配合!"

3. 如何对患者进行健康指导?

(1)告知患者在注射时,采取何种卧位,局部肌肉放松,疼痛减轻。嘱患者侧卧位时上腿伸直,下腿弯曲;俯卧位时足尖相对,足跟分开。

(2)对因长期多次注射出现局部硬结的患者,教给其局部热敷的方法。

(六)目标测试题

1.肌内注射时,为使臀部肌肉放松,应采取的姿势为(   )。

A.站立时,两脚并拢   B.俯卧位,足尖分开,足跟相对

C.仰卧位,足尖分开,足跟相对   D.坐位,身体前倾

E.侧卧位,上腿伸直,下腿弯曲

2.以连线法取臀大肌注射的定位法是(   )。

A.髂前上棘到髂嵴下缘连线的外 1/4 处   B.髂嵴下缘到脊柱连线的外 1/4 处

C.髂嵴到尾骨连线的外 1/3 处   D.髂前上棘到尾骨连线的外上 1/3 处

E.髂前上棘到尾骨连线的外 1/3 处

3.患儿,女,1岁,因支气管肺炎入院,体温 39.7 ℃,脉搏 122 次/分,呼吸 25 次/分。医嘱:青霉素 40 万 U,肌内注射,一天三次。皮试阴性后,注射部位应选择(   )。

A.臀大肌   B.股外侧肌   C.前臂外侧肌   D.臀中肌、臀小肌 E.上臂三角肌

4.肌内注射时,针头刺入的角度是(   )。

A.5°   B.30°～40°   C.90°   D.20°   E.10°～35°

5.患儿,女,3岁,因佝偻病到医院就诊,医嘱给予维生素 D 30 mg 肌内注射,下列哪种做法不对?(   )

A.针头宜稍粗   B.进针要深   C.推药液要快

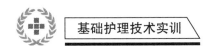

D.分散患儿注意力,减轻疼痛　　　E.注射时观察患儿情况
答案　1.E　2.D　3.D　4.C　5.C

（刘红菊）

实训二十七　静 脉 注 射

（一）学习目标

(1)掌握静脉注射的操作步骤及注意事项。

(2)掌握静脉注射的目的及注射部位。

(3)熟悉静脉注射的评估,掌握选择静脉的方法。

（二）情景病例

病例1:患者,男,65岁,充血性心力衰竭,双下肢水肿。医生医嘱:401-4床,李某,呋塞米 20 mg,静脉注射,即刻。

请问:1.静脉注射时可选择哪些部位?

　　　2.静脉注射时如何与患者进行有效沟通?

　　　3.如何对患者进行健康指导?

　　　4.静脉注射失败的常见原因有哪些?

（三）方法

【评估】

1.目的

(1)用于不宜口服、皮下或肌内注射的药物,通过注射迅速产生药效。

(2)诊断性检查,由静脉注入药物,如为肝、肾、胆囊等 X 线摄片。

(3)输液或输血。

(4)静脉营养治疗。

2.患者的情况

(1)患者的身体状况,药物过敏史。

(2)患者对注射药物的认识、心理状态、耐受及配合程度。

(3)注射部位皮肤、血管状况。

【计划】

1.目标

(1)患者及家属对给予的解释及注射表示理解并接受。

(2)患者通过注射获得需要的药液。

(3)患者穿刺局部皮肤无肿胀,注射过程中无并发症发生。

2.用物准备

(1)治疗盘:无菌治疗巾、无菌持物钳、0.5％碘伏、砂轮、无菌棉签、弯盘、止血带、注射单。

(2)药物:按医嘱准备。

(3)一次性注射器及头皮针。

3.患者及环境的准备

(1)患者准备:了解静脉注射的目的,取舒适卧位。

(2)环境准备:病室整洁、安静,必要时调节适当的室温。

(3)护士准备:衣着整洁,洗手、戴口罩。

【实施】

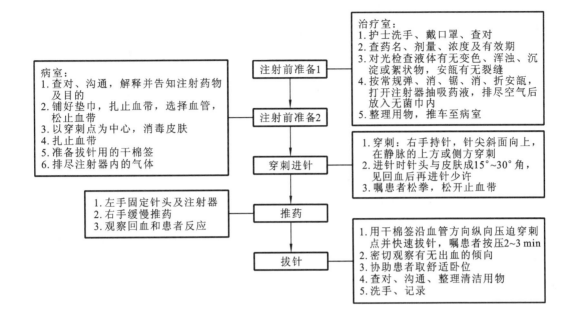

（四）注意事项

（1）对需要长期静脉给药的患者,应当注意保护和合理使用静脉。

（2）静脉注射时宜选择粗直、弹性好、易于固定的静脉,避开静脉瓣和静脉窦。

（3）注射过程中随时观察患者的反应。

（4）注射有强烈刺激性的药物时,应该防止因药物外渗而发生组织坏死。

（五）对应的病例分析

1.静脉注射时可选择哪些部位?

（1）四肢浅静脉:常用肘部浅静脉以及腕部、手背、足背部浅静脉。

（2）小儿头皮静脉:额静脉、颞浅静脉、耳后静脉、枕静脉等。

（3）股静脉:位于股三角区,在股神经和股动脉内侧。

2.静脉注射时如何与患者进行有效沟通?

例1:"您好! 我是您的责任护士,能告诉我您的名字吗?""现在按医嘱我要给您进行静脉注射,请您配合好吗?"

例2:"李某,您好,根据您的病情及现在的症状,按照医嘱需要给您静脉注射呋塞米,它的作用是利尿及减轻水肿,缓解您现在的症状。"

例3:"4床,李某,已经注射完毕了,请问您有什么不舒服的吗?""那您先休息一会儿,有什么事可以随时呼叫我,我也会经常来看您的,谢谢您的配合。"

3.如何对患者进行健康指导?

（1）告知患者所注射的药物及作用。

（2）告知患者静脉注射的注意事项。

4.静脉注射失败的常见原因有哪些?

（1）针头刺入过浅,针头未进入血管,致使注入的药液外溢,局部肿胀、疼痛。

（2）针头斜面未完全进入血管内,针尖斜面部分在血管外,可抽吸到回血,但推注时药液溢至皮下,局部隆起并有痛感。

（3）针头刺入较深,斜面一半穿破对侧管壁,抽吸有回血,推注少量药液,局部可无隆起,但因部分药液溢出至深层组织,患者有痛感。

（4）刺入过深,针头穿透对侧血管壁,抽吸不见回血。

（六）目标测试题

1.患者,男,60 岁,冠心病,遵医嘱给予静脉推注 10％葡萄糖 5 mL＋西地兰 0.2 mg,注射前护士对患者进行评估,下列错误的是（　　　）。

A.评估患者病情　　　　　　　　　　　　　　B.评估患者用药情况

C.评估患者意识状态

D.注射前数脉搏,若小于 70 次/分,不能静脉注射　　　E.评估患者心理状态

2.静脉注射的目的是（　　　）。

A.不宜口服及肌内注射的药物,通过静脉注射迅速产生药效

B.通过静脉注入用于诊断检查的药物　　　　　C.用于静脉营养治疗

D.作为实验的一种手段,达到预期要求　　　　E.以上都是

3.实施静脉注射操作时,评估患者的内容不包括（　　　）。

A.问患者的身体状况,向患者解释,取得患者的配合

B.评估患者局部皮肤、血管情况　　　　　　　C.评估注射器和针头是否符合注射需要

D.评估患者的心理反应　　　　　　　　　　　E.评估患者接受治疗的态度

4.静脉注射时针头和皮肤成（　　　）角进针刺入静脉。

A.10°　　　　　　B.20°　　　　　　C.40°　　　　　　D.50°　　　　　　E.60°

5.下列说法不正确的是（　　　）。

A.静脉注射时,宜选择粗直的静脉

B.静脉注射时,宜选择不易滑动和易于固定的静脉

C.需要长期静脉给药的患者,应当保护血管,由近心端至远心端选择血管穿刺

D.需要长期静脉给药的患者,应当保护血管,由远心端至近心端选择血管穿刺

E.选择弹性好的静脉

6.静脉注射的操作要点,错误的是（　　　）。

A.无菌原则抽取药液

B.选择患者合适的血管,在穿刺点上方 3 cm 处扎止血带

C.按照无菌原则治疗穿刺成功后,松止血带,缓慢注入药液

D.注射过程中,观察患者局部和全身反应

E.注射前排尽注射器内的空气

7.患者,女,35 岁,身高 150 cm,体重 75 kg,对该患者进行静脉注射时,应注意其静脉的特点,下列哪项是错误的?（　　　）

A.静脉容易滑动　　　　　　　B.位置较深　　　　　　　　　C.见于中青年妇女

D.进针的角度为 15°～30°　　　E.皮肤表面难以辨认静脉

答案　1.D　2.E　3.C　4.B　5.C　6.B　7.A

（刘红菊）

实训二十八　青霉素过敏试验

（一）学习目标

(1)掌握青霉素皮内试验液的配制及试验方法。

(2)掌握青霉素皮内试验结果的判断。

(3)掌握青霉素过敏反应的临床表现。

(4)掌握过敏性休克的急救措施。

(二)情景病例

病例1:患者,女,24岁,因扁桃体炎在医院门诊肌内注射青霉素80万U。青霉素皮试(一)。5 min后患者在回家的路上,突感胸闷,呼吸困难,恶心,寒战,口吐白沫,并随即跌倒在地。被路人发现急送入院。体检:T 35.8 ℃,P 100次/分,心律齐,R 32次/分,BP 120/75 mmHg,神志恍惚,烦躁不安,面色苍白,口唇发绀,口吐粉红色泡沫样痰,两肺广泛湿性啰音,大小便失禁。

请问:1.青霉素皮内试验时如何与患者进行有效沟通?

2.青霉素皮内试验液的配制及试验方法是什么?

3.青霉素过敏反应的临床表现有哪些?

4.过敏性休克的急救措施有哪些?

(三)方法

【评估】

(1)目的:将青霉素皮试药液(0.1 mL)注入表皮与真皮之间,通过试验结果判断,确定患者对青霉素是否过敏,作为临床应用青霉素治疗的依据。

(2)患者的病情、意识状况、用药史、药物过敏史、家族病史、局部皮肤情况。

(3)患者的心理状态、合作程度。

(4)解释目的、注意事项。

【计划】

1.目标

(1)患者接受并配合治疗。

(2)正确配制皮试液并进行皮内注射。

(3)患者未发生过敏反应。

2.用物准备

(1)治疗盘:无菌治疗巾、无菌持物钳、无菌纱布、0.5%碘伏、75%乙醇、砂轮、无菌棉签、弯盘。

(2)5 mL一次性注射器,1 mL一次性注射器。

(3)药物:急救盒(盐酸肾上腺素1支、地塞米松1支、5 mL注射器1支),注射用青霉素钠,0.9%氯化钠溶液。

3.患者及环境的准备

(1)患者准备:了解皮内注射的目的,做好准备,取舒适卧位。

(2)环境准备:病室整洁、安静,必要时调节适当的室温。

(3)护士准备:衣着整洁,洗手、戴口罩。

【实施】

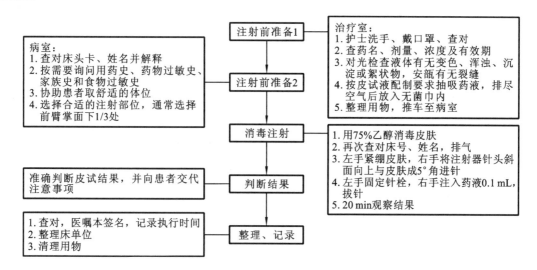

(四)注意事项

(1)青霉素皮内试验前必须详细询问患者的用药史、过敏史,有青霉素过敏史的患者不能做过敏试验。

(2)操作过程中严格执行无菌操作原则,认真检查药液。

(3)青霉素皮试液必须现配现用。

(4)观察局部情况及全身反应,认真询问,正确操作,发现过敏反应及时处理。

(5)可疑阳性者,需用生理盐水做对照试验。

(6)不宜空腹进行皮内试验或药物注射。

(7)准备急救药物和设备。

(五)对应的病例分析

1.青霉素皮内试验时如何与患者进行有效沟通?

例1:"您好!我是您的责任护士,能告诉我您的名字吗?现在按医嘱我要给您进行青霉素皮内试验,请您配合好吗?请问您以前用过青霉素吗?您和您的家人有青霉素过敏的情况吗?"

例2:"您好!青霉素皮内试验已经给您注射完毕了,现在是 11:00,我们要在 20 min 后判断结果,在此期间,请您不要离开病房,不要按摩注射部位,以免影响结果。如果您在这期间有皮肤瘙痒,或有呼吸困难、胸闷等,及时按呼叫器,我们也会经常来看您的。"

2.青霉素皮内试验液的配制及试验方法是什么?

1)试验液的配制

(1)用 4 mL 无菌生理盐水,溶解 80 万 U 的青霉素,稀释后每毫升含青霉素 20 万 U。

(2)用 1 mL 注射器吸取上液 0.1 mL,加生理盐水至 1 mL,则 1 mL 内含青霉素 2 万 U。弃去 0.9 mL,余 0.1 mL,加生理盐水至 1 mL,则 1 mL 内含青霉素 2000 U。再弃去 0.9 mL,余 0.1 mL,加生理盐水至 1 mL,则 1 mL 内含青霉素 200 U,即配成皮试液。

2)试验方法

(1)剂量:皮内注射青霉素皮试液 0.1 mL,内含青霉素 20 U。

(2)注射部位:前臂掌侧下 1/3 处。

(3)时间:20 min 后观察反应。

(4)结果判断:

阴性——皮丘无改变,周围不红肿,无红晕,无自觉症状。

阳性——局部皮丘隆起,出现红晕硬块,直径大于 1 cm,出现伪足、有痒感。严重者可出现过敏性休克。

(5)处理:结果阴性,可注射青霉素。结果阳性:①不可使用青霉素;②在病历卡、医嘱单、床头卡和注射卡上加以注明;③将结果告知患者及其家属、值班护士、医生。

3.青霉素过敏反应的临床表现有哪些?

(1)过敏性休克:多呈闪电样发作,50% 出现于给药后 5 min 内,10% 出现于 30 min 内。

①呼吸系统症状:由于喉头水肿、支气管痉挛、肺水肿所引起的胸闷、气促、哮喘与呼吸困难。②循环系统症状:由于周围血管扩张导致有效循环量不足,表现为面色苍白、冷汗、发绀、脉搏细弱、血压下降。③中枢神经系统症状:因脑组织缺氧,可表现为意识丧失、抽搐或大小便失禁等。

(2)血清病型反应:于用药后 7~14 天出现,临床表现与血清病相似,有发热、关节肿痛、皮肤发痒、荨麻疹、全身淋巴结肿大和腹痛等症状。

(3)器官或组织的过敏反应:

①皮肤过敏反应:瘙痒、荨麻疹、剥脱性皮炎。

②呼吸道过敏反应:哮喘。

③消化系统过敏反应:过敏性紫癜。

4.过敏性休克的急救措施有哪些?

（1）立即停药，患者就地平卧，进行抢救。

（2）立即皮下注射0.1%盐酸肾上腺素0.5～1 mL，患儿酌减，如症状不缓解，可每隔半小时皮下或静脉注射0.5 mL，直至脱离危险期。

（3）纠正缺氧、改善呼吸：给予氧气吸入，当呼吸受抑制时，应立即进行口对口呼吸，并肌内注射尼可刹米或洛贝林等呼吸兴奋剂。喉头水肿影响呼吸时，应立即准备气管插管或配合施行气管切开术。

（4）抗过敏、抗休克：根据医嘱立即给予地塞米松5～10 mg静脉注射或用氢化可的松200 mg加5%或10%葡萄糖溶液500 mL静脉滴注，根据病情给予升压药物，如多巴胺、间羟胺等。患者心搏骤停，立即行胸外心脏按压。

（5）纠正酸中毒和按医嘱应用抗组织胺类药物。

（6）补充血容量。

（7）密切观察患者体温、脉搏、呼吸、血压、尿量及其他临床变化。对病情动态做好护理记录。患者未脱离危险期，不宜搬动。

（六）目标测试题

1. 进行皮内注射时，针头的斜面与注射部位皮肤的角度是（　　）。

A. 5° 　　　　B. 10° 　　　　C. 15° 　　　　D. 20° 　　　　E. 25°

2. 行青霉素皮试时，常选用的注射部位是（　　）。

A. 前臂掌侧下1/3 　　　　　B. 上臂掌侧下1/3 　　　　　C. 前臂掌侧上1/3

D. 上臂掌侧上1/3 　　　　　E. 前臂掌侧外1/3

3. 给患者进行青霉素皮试时，要准备急救盒，里面必备的药物是（　　）。

A. 异丙肾上腺素 　　　　　B. 盐酸肾上腺素 　　　　　C. 去甲肾上腺素

D. 多巴胺 　　　　　E. 异丙嗪

4. 进行皮内试验前，常用下列哪种消毒剂进行皮肤消毒？（　　）

A. 0.5%碘伏 　　B. 络合碘 　　C. 75%乙醇 　　D. 安尔碘 　　E. 生理盐水

（5～8题共用题干）

患者，女，40岁，因呼吸道感染伴咳嗽，体温39℃，到医院就诊。医嘱：青霉素800万U＋0.9%氯化钠500 mL，静脉滴注，80滴/分。

5. 护士为患者进行皮试时，下列操作错误的是（　　）。

A. 皮试前询问用药史和过敏史 　　　　　　　　B. 备好皮试急救盒

C. 皮试液现配现用 　　　　　　　　　　　　　D. 用注射用水稀释皮试液

E. 选用部位是前臂掌侧

6. 青霉素皮试液1 mL含青霉素（　　）。

A. 200 U 　　　B. 100 U 　　　C. 600 U 　　　D. 1000 U 　　　E. 2000 U

7. 皮试后2 min，患者出现胸闷、呼吸困难、面色苍白，患者可能发生（　　）。

A. 血清病型反应 　　　　　B. 皮肤过敏反应 　　　　　C. 青霉素过敏性休克

D. 呼吸道过敏反应 　　　　　E. 青霉素毒性反应

8. 根据患者症状，首选药物是（　　）。

A. 异丙肾上腺素 　B. 去甲肾上腺素 　C. 盐酸肾上腺素 　D. 多巴胺 　　　E. 地塞米松

（9～10题共用题干）

患儿，男，3岁，因支气管肺炎入院，体温39.5℃，脉搏128次/分，呼吸26次/分。医嘱：青霉素40万U，肌内注射，每天两次。

9. 护士为患者配制青霉素过敏试验液时，现用现配的目的是（　　）。

A. 防止挥发失效 　　　　　　　　　　　　　　B. 保持药液无菌

C. 减少青霉噻唑蛋白的产生 　　　　　　　　　D. 防止药物过敏

E.减少青霉烯酸的产生

10.护士发现患儿试验 2 min 后,出现注射部位皮肤发红、面色苍白,护士分析患儿可能出现一些反应,但应排除(　　)。

A.皮肤过敏　　　　　　　　B.消化道过敏反应　　　　　　　C.晕针

D.血清病型反应　　　　　　E.呼吸道反应

答案　1.A　2.A　3.B　4.C　5.D　6.A　7.C　8.C　9.C　10.D

(刘红菊)

实训二十九　周围静脉输液

(一)学习目标

(1)掌握密闭式周围静脉输液的操作步骤及注意事项。

(2)掌握周围静脉输液常见故障的原因判断及其处理方法,学会更换输液药液的方法。

(3)熟悉周围静脉输液时的护患沟通,学会选择静脉的方法。

(4)了解静脉输液的常用药物与输液的基本原则。

(二)情景病例

病例1:患者,女,60岁,脑外伤术后。医嘱:509-1床,王某,20%甘露醇 250 mL,静脉点滴,每天一次。

请问:1.患者输液时根据什么调节滴速?

2.输液时如何与患者进行有效沟通?

3.如何对患者进行健康指导?

4.应用20%甘露醇时需要注意什么?

(三)方法

【评估】

1.目的

(1)补充水和电解质,纠正水和电解质失调,维持酸碱平衡。

(2)补充营养,供给热量,促进组织修复。

(3)输入药物,控制感染,治疗疾病。

(4)增加循环血量,维持血压。

2.患者的情况

(1)患者的年龄、病情、意识状态、全身及肢体活动能力等。

(2)患者对输液的认识、心理状态、耐受及配合程度。

(3)患者穿刺部位的皮肤、血管状况。

【计划】

1.目标

(1)患者能理解输液的目的,有安全感,愿意接受输液。

(2)患者通过输液达到诊断、预防与治疗疾病的目的。

(3)患者无输液反应,穿刺局部无肿胀。

2.用物准备

(1)输液器一套(密闭式)。

(2)注射盘一套:配备75%乙醇、2%碘酊、无菌镊子、无菌棉签、注射器和针头、无菌纱布、止血带、胶贴、治疗巾、瓶套、启瓶器、砂轮,必要时备夹板、绷带。

(3)液体及药物:按医嘱准备。

(4)输液卡、输液巡视记录单、输液架,必要时备输液泵。

3.患者及环境的准备

(1)患者准备:了解输液的目的,排空大、小便,选择舒适卧位。

(2)环境准备:病室整洁、安静,必要时调节适当的室温。

(3)护士的自我准备:衣着整洁,洗手、戴口罩。

【实施】

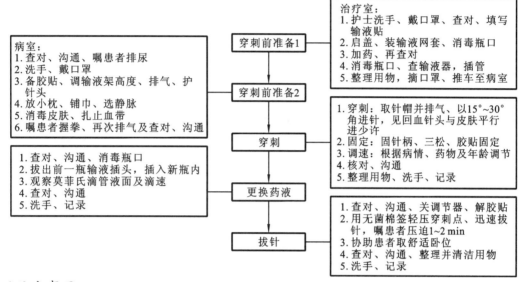

(四)注意事项

(1)对长期输液的患者,应当注意保护和合理使用静脉。一般从远端小静脉开始,交替使用。选择相对较粗、直、有弹性、无静脉瓣、避开关节的血管。

(2)穿刺成功后注意三松:松拳、松止血带、松调节器。

(3)根据患者年龄、病情、药物性质调节滴速。一般成人的输液速度为 40～60 滴/分,对年老、体弱、有心肺疾病的患者及婴幼儿输入速度宜慢,输液速度为 20～40 滴/分。对严重脱水、心肺功能良好的患者输液速度可适当加快。甘露醇溶液输入速度应快,而高渗盐水、含钾药物、升压药物等输入速度宜慢。

(4)患者发生输液反应时停止输液,报告医生,协助及时处理。

(5)遵循输液原则:先盐后糖、先晶体、后胶体;先快后慢,见尿补钾。补钾的浓度不超过 0.3%。

(五)对应的病例分析

1.患者输液时根据什么调节滴速?

输液速度应根据患者的年龄、病情、药物性质进行调节;对年老、体弱、有心肺疾病的患者及婴幼儿输入速度宜慢;对严重脱水、心肺功能良好的患者输液速度可适当加快。甘露醇溶液输入速度应快;而高渗盐水、含钾药物、升压药物等输入速度宜慢。

2.输液时如何与患者进行有效沟通?

例1:"您好!请问您是 509 床,王某,对吗? 我是您的责任护士,现在按医嘱我要给您进行静脉输入 20% 甘露醇溶液,请您配合好吗?"

例2:"王某,您好,您刚做完脑部手术,为了防止您出现脑水肿,医嘱要求给您应用 20% 甘露醇溶液,它能降低您的颅内压,现在我给您调节的滴速为 100 滴/分,您不必自行调节,您现在感觉怎么样?""那好,这是呼叫器,有事儿您随时叫我,我也会随时来看您的。"

例3:"509 床,王某,您今天的输液就结束了,我现在给您停止输液""谢谢您的配合!"

3.如何对患者进行健康指导?

(1)告知患者所输药物及作用。

（2）告知患者输液中的注意事项。

（3）患者能处理简单的输液故障。

4.应用20％甘露醇时需要注意什么？

（1）甘露醇形成结晶的处理：应用前可置热水中或用力振荡待结晶完全溶解后再使用。

（2）下列情况慎用：明显心肺功能损害者、高钾血症或低钠血症、低血容量、严重肾功能衰竭。

（3）患者血管与输液针头的选择：应用20％甘露醇溶液时，应选择粗直且弹性好的血管，防止患者的血管损伤；为了加快输液速度，应该选择比较粗的针头进行穿刺。

（六）目标测试题

1.董女士，32岁。急性阑尾炎术后，需输液2000 mL，其输液速度为50滴/分，滴注系数为每毫升15滴，其滴注所需要的时间为（　　）。

A.6 h　　　　　B.7 h　　　　　C.8 h　　　　　D.9 h　　　　　E.10 h

2.张某，女，44岁。因患肠伤寒入院，根据医嘱进行输液治疗。在输液过程中患者突然主诉胸部异常不适，伴有呼吸困难，心前区可闻及一个响亮持续的"水泡声"。护士应考虑发生的情况是（　　）。

A.右心衰竭　　　B.左心衰竭　　　C.过敏反应　　　D.肺水肿　　　E.空气栓塞

3.输液引起急性肺水肿的典型症状是（　　）。

A.发绀、胸闷　　　　　　　B.心悸、烦躁不安　　　　　　　C.咳嗽、呼吸困难

D.咳粉红色泡沫样痰　　　　E.面色苍白、血压下降

4.静脉输血时液体输入是利用（　　）。

A.正压原理　　　B.负压原理　　　C.虹吸原理　　　D.空吸原理　　　E.液体静压原理

5.患者，女，70岁。因哮喘发作去医院就诊。医嘱：氨茶碱0.25 g加入25％葡萄糖20 mL静脉推注，下列操作中错误的是（　　）。

A.穿刺部位的肢体下垫小枕　　　　　　B.在穿刺部位上方约6 cm处扎止血带

C.消毒皮肤范围直径在5 cm以上　　　　D.针尖斜面向上

E.快速推注

6.属于胶体溶液的是（　　）。

A.5％葡萄糖盐溶液　　　　B.20％甘露醇　　　　C.706代血浆

D.0.9％氯化钠　　　　　　E.山梨醇

7.中分子右旋糖酐的主要作用是（　　）。

A.补充水分　　　　　　　　　　B.补充脂肪

C.提高血浆胶体渗透压，扩充血容量　　　D.补充蛋白质

E.降低血液黏度，改善微循环

8.胶体溶液的性质不包括（　　）。

A.相对分子质量大　　　　　　　B.在血管内停留时间较长

C.常用于纠正酸碱平衡紊乱　　　D.有维持循环血量和升压的作用

E.具有较高的渗透压

9.静脉输液时输入5％碳酸氢钠的目的是（　　）。

A.扩充血容量　　　　　B.供给电解质　　　　　C.调节酸碱平衡

D.提高胶体渗透压　　　E.提升血压

10.张先生，44岁。因患急性肠炎入院，根据医嘱进行输液治疗。在输液过程中患者突然主诉胸部异常不适，伴有呼吸困难，心前区可闻及一个响亮持续的"水泡声"。护士应考虑给患者采取什么卧位？（　　）

A.半坐卧位　　　　　　B.左侧卧位　　　　　　C.右侧卧位

D.头低足高位　　　　　E.左侧卧位，头低足高位

11. 孔先生,40 岁。因脑挫裂伤入院。入院后为防止颅内压增高,根据医嘱给予甘露醇 250 mL 静脉滴注,要求 30 min 滴完。滴注系数为每毫升 15 滴,护士应调节滴速为( )。

A. 125 滴/分 B. 130 滴/分 C. 135 滴/分 D. 140 滴/分 E. 150 滴/分

答案 1.E 2.E 3.C 4.A 5.E 6.C 7.C 8.C 9.E 10.E 11.E

（林 静）

实训三十 静脉留置针输液

（一）学习目标

(1)掌握静脉留置针输液术的实施方法。

(2)掌握静脉留置针输液术封管的正确方法和常用封管液。

(3)熟悉静脉留置针输液术的护患沟通技巧。

（二）情景病例

病例 1:患者,女,34 岁,因车祸头部受伤送入院,诊断为颅脑外伤。全麻下行开颅术,术后医嘱:20% 甘露醇 200 mL 静脉输液,每 8 h 1 次。

请问:1. 成人静脉留置针输液应如何选取静脉?

2. 输液时如何与患者进行有效沟通?

3. 如何对患者进行健康指导?

（三）方法

【评估】

1. 目的 可保护静脉,减少因反复穿刺造成的痛苦和血管损伤,保持静脉通道畅通,有利于抢救和治疗。适用于需要长期静脉输液、静脉穿刺较困难的患者。

2. 患者的情况

(1)患者的年龄、病情、意识状态及营养状况、用药史及目前用药情况、穿刺部位皮肤状况、血管状况及肢体活动度。

(2)患者对静脉留置针输液术的认识、心理状态、耐受及配合程度。

(3)患者穿刺部位的皮肤、血管状况。

【计划】

1. 目标

(1)患者能理解静脉留置针输液术的目的,能够接受并有效配合治疗。

(2)患者无不良反应,输液部位无硬结、红肿。

(3)患者经治疗后达到预期效果。

2. 用物准备

(1)同密闭式输液法,另加静脉留置针一套、封管液、无菌敷贴、无菌手套。

(2)药液:按医嘱准备。

3. 患者及环境的准备

(1)患者准备:了解静脉留置针输液术的目的、方法、注意事项及配合要点。

(2)环境准备:病室整洁、安静,通风良好,光线充足。

(3)护士准备:衣帽整洁,洗手,戴口罩。

【实施】

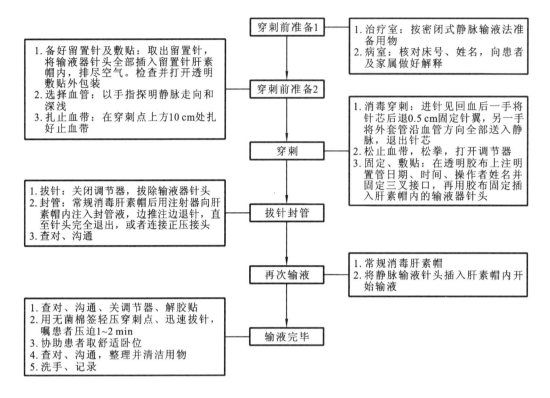

(四)注意事项

(1)选择相对较粗、直、有弹性、无静脉瓣等利于固定的静脉,避开关节和静脉瓣。对于长期输液患者,应当注意保护和合理使用静脉,一般从远端小静脉开始,交替使用。

(2)留置针一般可保留 3~5 天,最好不超过 7 天。注意保护有留置针的肢体,在不进行输液时也应避免肢体呈下垂姿势。

(3)每次输液前后应当检查患者穿刺部位及静脉走向有无红、肿,询问患者有关情况,发现异常时及时拔除导管,给予处理。

(4)注意保持穿刺部位清洁、干燥,每日用碘伏棉签消毒并更换透明贴膜。更换透明贴膜后,也要记录当时的穿刺日期。

(5)连续输液 24 h 以上者,需要每日更换输液器。

(6)常用的封管液体:

①无菌生理盐水封法:每次用 5~10 mL 生理盐水,间隔 6~8 h 重复封管一次。适用于有出血倾向、凝血功能障碍等不宜应用肝素钠的患者。

②稀释肝素液法:选用每毫升生理盐水含肝素 10~100 U,每次 2~5 mL。

(五)对应的病例分析

1.成人静脉留置针输液应如何选取静脉?

成人宜选用上肢静脉,以头静脉、正中静脉、贵要静脉为佳。应避免反复多次在同一部位用留置针进行静脉穿刺,以免血管壁损伤,血栓形成,造成堵管和留置失败。在关节、患肢、下肢远端部位选择血管穿刺不易留置成功,对于长期卧床患者应尽量避免在下肢远端使用静脉留置针,以免形成血栓栓塞。

2.输液时如何与患者进行有效沟通?

例 1:"您好!我是护士小王,请问您叫什么名字?""由于您需要长期输液,现在给您进行留置针输液可以吗?"

例 2:"请问给您的哪只手输液方便呢?您这样舒服吗?现在我要为您穿刺了,别紧张,稍微疼一下就好了,谢谢您的配合。"

例 3:"您好,您的药液要输完了,我要给您进行封管,之后要有不舒服的地方请告诉我,我也会随时过来看您的。"

3. 如何对患者进行健康指导?

(1)向患者解释使用静脉留置针的目的和作用。

(2)告知患者注意保护使用留置针的肢体,不输液时,也尽量避免肢体下垂姿势,以免由于重力作用造成回血堵塞导管。

(六)目标测试题

1. 静脉留置针穿刺置管时,扎止血带应距穿刺点上方( )处。

A. 6 cm   B. 7 cm   C. 8 cm   D. 9 cm   E. 10 cm

2. 患者,男,40 岁,行静脉留置针输液完毕后进行封管处理,封管液正确的是( )。

A. 稀释的肝素液 2~5 mL   B. 稀释的肝素液 10~15 mL

C. 无菌注射用水 2~5 mL   D. 无菌生理盐水 10~15 mL

E. 5%葡萄糖溶液 5~10 mL

3. 采用静脉留置针输液术输液时,一般静脉留置针保留时间为( )天。

A. 1~3   B. 2~4   C. 3~5   D. 4~6   E. 5~7

答案 1.E 2.A 3.C

(袁 静)

实训三十一 静脉输血法

(一)学习目标

(1)掌握静脉输血前准备工作的内容。

(2)掌握静脉输血法的操作步骤及注意事项。

(3)掌握常见的输血反应及防治方法。

(4)熟悉输血过程中常见故障的原因判断及处理方法。

(二)情景病例

病例 1:患者,男,54 岁,因车祸急诊入院,初步诊断为脾破裂、出血性休克。查体:血压 80/50 mmHg,面色苍白,脉搏细弱,医嘱立即配血,输血 400 mL。

请问:1. 交叉配血试验的意义和方法是什么?

2. 输血时如何与患者进行有效沟通?

3. 如何对患者进行健康指导?

(三)方法

【评估】

1. 目的

(1)补充血容量:增加有效循环血量,改善心肌功能和全身血液灌流,提高血压,促进循环,用于失血、失液引起的血容量减少或休克患者。

(2)增加血红蛋白:促进携氧功能,用于纠正贫血。

(3)供给血小板和各种凝血因子:有助于止血,用于凝血功能障碍患者。

(4)输入抗体、补体:增强机体免疫能力,用于严重感染患者。

(5)增加白蛋白:维持胶体渗透压,减轻组织渗出和水肿,用于低蛋白血症患者。

2. 患者的情况

(1)患者的年龄、病情、意识状态、全身及肢体活动能力。

(2)患者对输血的认识、心理状态、耐受及配合程度。

(3)患者穿刺部位的皮肤、血管状况。

【计划】

1.目标

(1)患者能理解输血的目的,有安全感,愿意接受。

(2)患者通过输血补充血容量。

(3)患者无输血反应,穿刺局部无肿胀。

2.输血前准备

(1)备血:根据医嘱抽取患者血标本 2 mL,与填写完整的输血申请单和配血单一并送血库,做血型鉴定和交叉配血试验。采血时禁止同时采集两个患者的血标本,以免发生混淆。静脉输入全血、红细胞、白细胞与血小板制品等均需做血型鉴定和交叉配血试验,输入血浆、白蛋白只做血型鉴定。

(2)取血:护士凭提血单到血库取血,和血库人员共同做好"三查、八对"。"三查"即检查血液的有效期、血液的质量、输血装置是否完好;"八对"即核对姓名、床号、住院号、血袋(瓶)号、血型、交叉配血试验结果、血液种类、输血量。确定无误后在配血单上签名方可提取。正常库血分为两层,上层为血浆,呈淡黄色,半透明;下层为血细胞,呈均匀暗红色,两者界限清楚,且无凝血块。如血浆变红或浑浊,血细胞呈暗紫色,两者界限不清,或有明显凝血块等说明血液可能变质,不能输入。

(3)血液取出后,勿剧烈振荡,以免红细胞大量破坏造成溶血。如为库血,可在室温下放置 15～20 min 再输入。切勿加温,以免血浆蛋白凝固变性而引起反应。

3.用物准备

(1)同密闭式输液法,仅将一次性输液器换为一次性输血器(滴管内有滤网,可去除大的细胞碎屑和纤维蛋白等微粒,而细胞、血浆等均能通过滤网,静脉穿刺针头为 9 号针头),一次性手套。

(2)生理盐水、血液制品(根据医嘱准备)。

4.患者及环境的准备

(1)患者准备:了解输血的目的、方法、注意事项及配合要点,签写知情同意书。

(2)环境准备:病室整洁、安静,通风良好,光线充足。

(3)护士准备:衣帽整洁,洗手,戴口罩。

【实施】

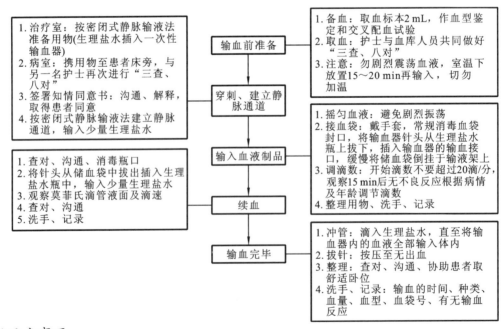

(四)注意事项

(1)严格执行无菌操作和查对制度,输血前两名护士认真核对,检查血袋有无破损、渗漏,发现血液变质,一律不得使用。

(2)血液制品内不得随意加入其他药品,如钙剂、酸性或碱性药物,高渗或低渗溶液,以防血液变质。

(3)输血前后及输入两袋以上血液时,应输入少量生理盐水,以免出现不良反应。

(4)合理安排输注顺序,如全血与成分血同时输注,应先输入成分血,其次是新鲜血,最后是库存血,以保证成分血的效能。一次输入多个献血者的成分血时,按医嘱给予抗过敏药物,以防发生过敏反应。

(5)输血过程中,加强巡视,认真听取患者主诉,严密观察有无输血不良反应,如出现异常情况应及时处理。

(6)输完的血袋送回输血科保留 24 h,以备患者在输血后发生输血反应时检查分析原因。

(五)对应的病例分析

1.交叉配血试验的意义和方法是什么?

(1)直接交叉配血实验:用受血者血清和供血者红细胞进行配合试验,检查受血者血清中有无破坏供血者红细胞的抗体。检验结果要求绝对不可以有凝集或溶血现象。

(2)间接交叉配血试验:用供血者血清和受血者红细胞进行配合试验,检查供血者血清中有无破坏受血者红细胞的抗体。

如果直接交叉和间接交叉配血试验结果中都没有凝集反应,即交叉配血试验阴性,为配血相合,方可进行输血。

2.输血时如何与患者进行有效沟通?

例1:"您好!我是护士小张,请问您叫什么名字?""由于您刚刚出了一些血,根据病情的需要遵医嘱为您输血 400 mL 来补充您的血容量,促进身体恢复,现在给您进行输血可以吗?"

例2:"请问给您的哪只手输血方便呢?您这样舒服吗?现在我要为您穿刺了,别紧张,稍微疼一下就好了,谢谢您的配合。"

例3:"您好,现在将生理盐水换为血袋,要为您输血了,请您不要紧张,在输血过程中有什么不适一定及时告诉我,我将呼叫器放在您枕边了,我也会随时过来看您的"。

3.如何对患者进行健康指导?

(1)向患者说明输血时滴数调节的依据,嘱患者不要擅自调节滴数。

(2)向患者介绍常见输血反应的症状和防治方法,一旦出现不适症状,及时使用呼叫器。

(六)目标测试题

1.输血时发生溶血反应的主要原因是( )。

A.血液加热　　　　B.细菌污染　　　　C.剧烈振荡　　　　D.血液储存过久　　E.输入异型血

2.输血引起溶血反应,最早的表现为( )。

A.头部胀痛、面部潮红、恶心、呕吐、腰背部剧痛　　　　B.寒战、高热

C.呼吸困难、血压下降　　　　D.瘙痒、皮疹

E.少尿

3.在溶血反应中,凝集的红细胞溶解,大量血红蛋白进入血浆,出现的典型症状是( )。

A.胸闷、气促　　　　B.寒战、高热

C.腰背部剧痛、四肢麻木　　　　D.黄疸、血红蛋白尿

E.少尿、无尿

4.输血引起过敏反应的症状是( )。

A.气促、咳嗽、咳粉红色泡沫样痰　　　　B.手足抽搐,心率减慢,血压下降

C.皮肤瘙痒,荨麻疹,眼睑水肿　　　　D.寒战、高热、头部胀痛

E.腰背部痛、少尿

5.输血前准备工作,错误的是( )。

A.做血型鉴定和交叉配血试验　　　　B.需两人核对

C.输血前先输入少量 0.9%氯化钠　　　　D.取血后禁止剧烈振荡

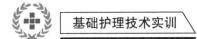

E.冬季库存血应先加温

6.输血传染的疾病不包括(　　)。

　　A.疟疾　　　　　　B.病毒性肝炎　　　C.流行性出血热　　D.艾滋病　　　　　E.梅毒

7.患者,李某,女性,23岁,在大量输血后出现手足抽搐、出血倾向,血压下降,应使用的药物是(　　)。

　　A.5%碳酸氢钠　　　　　　　　B.10%葡萄糖酸钙　　　　　　C.0.9%氯化钠

　　D.10%氯化钾　　　　　　　　E.肾上腺素

8.患者,张某,输血后出现皮肤瘙痒,眼睑、口唇水肿,判断可能出现的问题是(　　)。

　　A.过敏反应　　B.急性肺水肿　　C.溶血反应　　D.出血倾向　　E.发热反应

9.患者,李某,40岁,因脾破裂出现失血性休克,遵医嘱进行输血,操作过程中下列哪种做法不妥?(　　)

　　A.每次只能为一名患者采血标本进行交叉配血

　　B.取血时发现血浆变为红紫色,不可将血拿回

　　C.输血时必须经两个人核对无误方可输入

　　D.为防止大量输血反应,血内可加10 mL葡萄糖酸钙

　　E.两瓶血之间需输少量生理盐水

(第10～11题共用题干)

患者,张某,男性,47岁,输血15 min后出现头痛、胸闷、腰背部剧痛,随后出现酱油色尿。

10.根据临床表现,该患者可能出现了(　　)。

　　A.过敏反应　　B.急性肺水肿　　C.溶血反应　　D.空气栓塞　　E.发热反应

11.发生此反应时,护士首先应(　　)。

　　A.通知医生　　　　　　　　　B.停止输血　　　　　　　　C.吸氧

　　D.静脉注射碳酸氢钠　　　　　E.双侧腰部封闭

答案　1.E　2.A　3.D　4.C　5.E　6.C　7.B　8.A　9.D　10.C　11.B

　　　　　　　　　　　　　　　　　　　　　　　　　　　　　　　　　　　　　(袁　静)

实训三十二　输液泵的应用

(一)学习目标

(1)掌握应用输液泵的步骤及注意事项。

(2)掌握使用输液泵时与患者沟通的技巧。

(二)情景病例

病例1:患者,男,60岁,因反复胸闷、心悸加重半个月入院,初步诊断为冠心病、高血压。医嘱为10%葡萄糖500 mL＋硝酸甘油20 mg,10滴/分静脉滴注。

请问:1.输液泵有几种类型?

　　　2.使用输液泵时如何与患者进行有效沟通?

　　　3.如何对患者进行健康指导?

(三)方法

【评估】

(1)目的:微量输液泵是电子输液控制装置,能将药液精确、微量、均匀、持续地输入体内,达到控制输液速度的目的。多用于危重患者,心血管疾病患者及患儿的治疗和抢救。

(2)患者的年龄、病情、意识状态及营养状况、用药史及目前用药情况、穿刺部位皮肤状况、血管状况及肢体活动度。

【计划】

1.目标

(1)患者能理解使用输液泵的目的,能够接受并有效配合治疗。

(2)患者经治疗后达到预期效果。

2.用物准备

(1)静脉输液用物一套。

(2)药液:按医嘱准备。

(3)输液泵一套。

3.患者及环境准备

(1)患者准备:获得患者的配合,对输液泵能够接受。

(2)环境准备:准备专用操作间,环境整洁、安静,光线明亮,符合无菌操作要求。

(3)护士准备:衣帽整洁,洗手,戴口罩,熟悉操作程序及要点。

【实施】

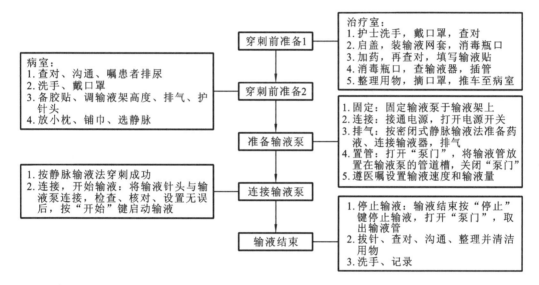

(四)注意事项

(1)护士应了解输液泵的工作原理,熟悉、掌握其使用方法。

(2)在使用输液泵控制输液的过程中,护士应加强巡视。如输液泵出现报警,应查找可能的原因,如有气泡、输液管堵塞或输液结束等,要给予及时的处理。

(五)对应的病例分析

1.输液泵有几种类型?

一种是定容型输液泵,只测定实际输入的液体量,不受溶液的浓度、黏度、导管内径的影响,输注剂量较准确,但使用时需用与其相配套的输液器。

另一种是活塞型注射泵,体积小,充电系统好,携带方便,便于急救中使用。

2.使用输液泵时如何与患者进行有效沟通?

例1:"您好!我是护士小王,请问您叫什么名字?""您好,我是您的责任护士,由于您的病情需要,现在遵医嘱我要给您进行静脉输液,您想扎那只手臂呢?"

例2:"穿刺已经成功了,请您放松些,松拳头,我现在给您松止血带,固定导管,连接静脉输液了。"

例3:"您这个药需要滴得非常慢,我现在已经为您连接上输液泵了,这个设备能非常准确地按每分钟10滴的速度滴,您不要调节这个设备,我现在把呼叫器放在您枕边,您要是有什么需要就按铃,我也会随时过来看您的。"

3.如何对患者进行健康指导?

(1)告知患者,在护士不在场的情况下,一旦输液泵出现报警,应及时打开信号灯求助护士,以便及时处理出现的问题。

(2)患者、家属不要随意搬动输液泵,防止输液管道被牵拉脱出。

(3)患者输液侧肢体不要剧烈活动,防止输液管道被牵拉脱出。

(4)告知患者,输液泵内有蓄电池,患者如需如厕,可以打开信号灯请护士帮忙暂时拔掉电源线,返回后再重新插好。

(六)目标测试题

1.输液泵是一种机械或电子的控制装置,它是通过作用于( )达到控制输液的目的。

A.输液导管　　　B.排气管　　　　C.静脉　　　　D.动脉　　　　E.莫菲氏滴管

2.输液泵常用于需要严格控制( )的情况,如在应用升压药、婴幼儿静脉输液或静脉麻醉时。

A.输液量　　　　B.药量　　　　　C.输液量和药量　D.血量　　　　E.浓度

3.使用输液泵时,输液参数的输入仅能在输液( )状态下进行。

A.开始　　　　　B.停止　　　　　C.关机　　　　D.闪烁　　　　E.蜂鸣

答案　1.A　2.C　3.B

(袁　静)

实训三十三　经外周插管的中心静脉导管置入(PICC)术

(一)学习目标

(1)掌握 PICC 术的步骤及注意事项。

(2)掌握 PICC 术的注射部位。

(3)熟悉 PICC 术时与患者沟通的技巧。

(二)情景病例

病例1:患者,女,50岁,因乳腺癌手术后需要行静脉化疗6个疗程,现在给患者行 PICC 术。

请问:1.如何确定 PICC 术穿刺点?

　　　2.行 PICC 术时如何与患者进行有效沟通?

　　　3.如何对患者进行健康指导?

(三)方法

【评估】

(1)目的:除"静脉输液的目的"外,包括测量中心静脉压。适用于长期静脉输液的患者,化疗、长期输入高渗液体及刺激外周静脉的药物的患者,缺乏外周通路、家庭病床、早产儿等需要中、长期输液治疗的患者。

(2)患者的年龄、病情、意识状态及营养状况、用药史及目前用药情况、穿刺部位皮肤状况、血管状况及肢体活动度。

(3)患者对 PICC 术的认识、心理状态、耐受及配合程度。

【计划】

1.目标

(1)患者能理解 PICC 术的目的,能够接受并有效配合治疗。

(2)患者无不良反应,输液部位无硬结、红肿。

(3)患者经治疗后达到预期效果。

2.用物准备

(1)静脉输液用物一套。

(2)一次性无菌 PICC 导管包[内含可撕裂套管针、导管(含导丝)、洞巾、治疗巾、10 mL 注射器、皮肤消毒剂、直尺、透明敷料、纱布、镊子、剪刀、密闭无针正压接头等]、止血带、胶布、开瓶器、无菌手套、一次性手术衣 2 件。

（3）药液：按医嘱准备。

3.患者及环境准备

（1）患者准备：

①心理护理：取得患者的配合，防止其紧张使血管收缩，给置管带来障碍。

②签署置管协议：既尊重患者的知情权、选择权，也增强了护士的自我保护意识。

③穿刺部位的准备：清洗穿刺部位的皮肤，必要时剔除体毛。

④配合检查：及时进行必要的血液指标的检查。

（2）环境准备：准备专用操作间，环境整洁、安静，光线明亮，符合无菌操作要求。

（3）护士准备：衣帽整洁，洗手，戴口罩，熟悉操作程序及要点。

【实施】

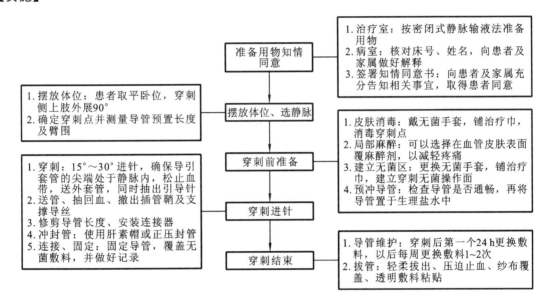

（四）注意事项

（1）置管后注意观察穿刺点是否出血，若出血量较多，应加压包扎止血，出血停止后换药，贴上透明敷贴。

（2）置管后常规 24 h 内换药 1 次，然后隔日换药 1 次。每周更换肝素帽 1 次。保持局部干燥，若穿刺点敷料潮湿立即换药。

（3）嘱患者注意勿使穿刺侧过度弯曲。穿衣服时，应先穿置管侧上肢衣服，脱衣服时，先脱没有置管侧上肢衣服。锻炼身体时，置管侧上肢切勿剧烈运动，勿过度弯曲、伸展，以免导管滑脱。

（4）置管后，采用透视、X 线摄片、CT 等方法，使导管放射显影，再根据定位结果，调整导管。

（五）对应的病例分析

1.如何确定 PICC 术穿刺点？

自穿刺点到右胸锁关节，向下至第 3 肋间隙的长度即为预置达上腔静脉的长度，如将此长度减去 2 cm 即为达锁骨下静脉的长度。在肘窝上 9 cm 处测双臂臂围并记录。

2.行 PICC 术时如何与患者进行有效沟通？

例 1："您好！我是护士小张，请问您叫什么名字？""我是您的责任护士张丽，由于您的病情需要现在遵医嘱我要给您进行 PICC 术进行治疗，PICC 是外周静脉置入中心静脉导管，可以避免多次静脉穿刺造成的痛苦和不舒服，您看可以吗？"

例 2："请您右侧肢体尽量外展，我给您扎止血带，请您轻轻握拳，谢谢！现在我给您的皮肤消毒，别紧张啊。""现在我要给您穿刺置管了，可能有些痛，我会尽量轻一点的，请您放松些，穿刺成功了，请您松拳头,我现在给您松止血带,固定导管,连接静脉输液了。"

例3:"现在已经为您置管结束开始输液了,没有什么不舒服吧? 我现在把呼叫器放在您枕边,您要是有什么需要就按铃,我也会随时过来看您的。"

3.如何对患者进行健康指导?

(1)向患者及家属解释PICC术操作的目的、方法、注意事项及配合要点,不要对置管恐惧。

(2)向患者介绍穿刺点上的敷料需每日更换,如果潮湿,需要立即更换,并按正确的方法进行消毒。

(3)注意局部皮肤变化,如有红、肿、热、痛等炎症表现,应做相应的处理。

(六)目标测试题

1.PICC术的最佳穿刺血管是(　　　)。

A.贵要静脉　　　　B.头静脉　　　　　C.桡静脉　　　　D.尺静脉　　　　E.正中静脉

2.PICC术穿刺点的消毒范围是(　　　)。

A.穿刺点上、下5 cm两侧到臂缘　　　　　　　　B.穿刺点上、下10 cm两侧到臂缘

C.穿刺点上、下5 cm　　　　　　　　　　　　　D.穿刺点上、下10 cm

E.以上都不是

3.PICC术穿刺的进针角度是(　　　)。

A.5°~10°　　　B.15°~30°　　　C.35°~40°　　　D.45°~50°　　　E.55°~60°

4.PICC术每次输液后,用什么型号的注射器抽吸生理盐水冲管? (　　　)

A.10 mL以下　　　B.10 mL以上　　　C.2 mL以下　　　D.5 mL以下　　　E.以上都可以

5.肠外营养可通过以下哪种途径输注? (　　　)

A.动脉　　　　　B.鼻饲管　　　　C.静脉　　　　D.肠管　　　　E.胃造瘘管

答案　1.A　2.B　3.B　4.B　5.C

(袁　静)

实训三十四　温水与乙醇擦浴

(一)学习目标

(1)掌握温水和乙醇擦浴的操作方法及注意事项。

(2)掌握温水和乙醇擦浴的护理及记录方法。

(3)掌握冰袋和热水袋的使用方法及注意事项。

(4)熟悉冷疗的目的、适应证和禁忌证。

(5)了解各种冷疗法的种类、用冷的时间和影响因素。

(二)情景病例

病例1:患者,男,24岁,急性上呼吸道感染。查体:T 39.9 ℃,P 96次/分,R 24次/分,Bp 130/85 mmHg。医生医嘱:502-2床,张力,乙醇擦浴。

请问:1.温水和乙醇擦浴降温的原理是什么?

2.乙醇擦浴是对该患者最有效的物理降温方式吗? 为什么?

3.乙醇擦浴的禁忌证和禁忌部位有哪些? 为什么?

4.温水和乙醇擦浴时冰袋和热水袋的放置部位和目的是什么? 热水袋和冰袋何时取下?

5.温水和乙醇擦浴后应该如何对患者和家属宣教?

(三)方法

【评估】

(1)目的:为高热患者降温。

(2)患者的年龄、病情、意识状态、体温、治疗情况及有无乙醇过敏、血液病及风湿热等病史。

(3)患者全身皮肤情况,如颜色、温度、淤血、损伤、感染或感觉障碍。

(4)患者对温水和乙醇擦浴的认识、心理状态、耐受及配合程度,有无冷疗禁忌。

(5)环境的温度。

【计划】

1.目标

(1)患者及家属能理解温水和乙醇擦浴的目的,愿意接受。

(2)患者体温降低,达到了冷疗的目的。

(3)患者及家属获得温水和乙醇擦浴的相关知识及技能。

(4)患者温水和乙醇擦浴过程中,无不适发生。

2.用物准备

(1)治疗盘内备:大浴巾、小毛巾、热水袋及布套、冰袋及布套。

(2)治疗盘外备:脸盆内盛放 32～34 ℃温水,2/3 满或 30 ℃的 25％～35％乙醇 200～300 mL。必要时备清洁衣裤、屏风、便器。

3.患者及环境的准备

(1)患者准备:了解温水和乙醇擦浴的目的,选择舒适卧位,主动配合。

(2)环境准备:病室整洁、安静,酌情关闭门窗,调节适当的室温,用屏风遮挡。

4.护士的自我准备　衣着整洁,修剪指甲、洗手、戴口罩。

【实施】

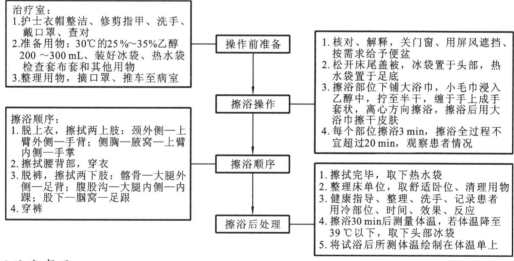

(四)注意事项

(1)温水和乙醇擦浴过程中,注意观察局部皮肤情况及患者的反应,如果出现寒战、皮肤苍白、脉搏与呼吸异常应该立即停止擦浴,通知医生。

(2)胸前区、腹部、后项、足底禁忌乙醇擦浴。新生儿及血液病的高热患者禁忌乙醇擦浴。

(3)擦浴时,以拍拭方式,避免摩擦,以免摩擦产热。

(4)擦浴时,擦至腋窝、肘窝、腹股沟、腘窝等血管丰富处,稍用力并延长停留时间,以促进散热。

(5)擦浴过程一般不超过 20 min,以防产生继发效应。

(6)擦浴过程中,注意保暖,及时更换、清洁衣裤,防止患者着凉。

(7)擦浴 30 min 后测量体温,若体温降至 39 ℃以下,取下头部冰袋。

(五)对应的病例分析

1.温水和乙醇擦浴降温的原理是什么?

其原理是:因乙醇是一种挥发性的液体,当乙醇作用于皮肤上时能迅速蒸发带走体表大量的热,从而达到降温的目的。而且乙醇又具有刺激皮肤血管扩张的作用,在擦浴中拍拭也能促进皮肤血管扩张因而散热能力较强。

2.乙醇擦浴是对该患者最有效的物理降温方式吗？为什么？

物理降温有局部用冷和全身用冷。局部用冷包括冰袋、冰囊和冷湿敷；全身用冷包括温水和乙醇擦浴。全身用冷的降温效果强于局部用冷。所以一般情况下体温高于39 ℃可以局部用冷，体温高于39.5 ℃选择全身用冷。而且乙醇蒸发和刺激血管作用强于水，乙醇擦浴是对该患者最有效的物理降温方式。

3.乙醇擦浴的禁忌证和禁忌部位有哪些？为什么？

禁忌证：新生儿、血液病高热患者以及对冷敏感的患者禁忌用乙醇擦浴。因血液病患者凝血机制差，乙醇擦浴可使皮肤出现散在的出血点；新生儿皮肤薄，毛细血管丰富，而大脑皮层发育不完善，易致乙醇中毒而加重高热惊厥；对冷敏感患者用冷容易出现过敏症状，如红斑、荨麻疹、关节疼痛、肌肉痉挛等。

禁忌用冷的部位：

(1)枕后、耳廓、阴囊处，用冷易引起冻伤。

(2)心前区，用冷可反射性引起心率减慢、心律不齐。

(3)腹部，用冷易引起腹泻。

(4)足底，用冷可反射性引起末梢血管收缩，影响散热，还可引起一过性的冠状动脉收缩。

4.温水和乙醇擦浴时冰袋和热水袋的放置部位和目的是什么？热水袋和冰袋何时取下？

(1)头部置冰袋以助降温，并防止头部充血而致头痛；热水袋置足底，以促进足底血管扩张而减轻头部充血，并使患者感到舒适。

(2)擦浴结束，取下足底的热水袋；擦浴后30 min测量体温，如果体温降至39 ℃以下，取下头部的冰袋。

5.温水和乙醇擦浴时应该如何对患者和家属宣教？

(1)解释温水和乙醇擦浴的目的、方法及注意事项。

(2)解释温水和乙醇擦浴的禁忌证和禁忌部位。

(3)告知患者乙醇擦浴后注意保暖，防止着凉，30 min后测量体温。

（六）目标测试题

(1~2题共用题干)

患者，女，51岁，农民，室外高温作业2 h后突然昏迷数分钟后诉头痛、头昏眼花。查体：体温39.9 ℃，嗜睡、面色潮红、皮肤干热、无汗、血压130/95 mmHg、呼吸28次/分、心率86次/分、律齐，无杂音，医生医嘱物理降温。

1.上述患者选择物理降温时，最有效的降温方法为( )。

A.冰袋 　　　　B.冰帽 　　　　C.冷湿敷 　　　　D.乙醇擦浴 　　　　E.温水擦浴

2.如果为上述患者乙醇擦浴，乙醇浓度为( )。

A.10％~20％ 　　B.25％~35％ 　　C.30％~50％ 　　D.60％~70％ 　　E.75％~80％

(3~4题共用题干)

患者，男，29岁，急性上呼吸道感染，体温40.1 ℃，脉搏95次/分，28次/分，血压120/80 mmHg。医生医嘱：物理降温。

3.上述患者乙醇擦浴时，头部放置冰袋的目的是( )。

A.控制炎症扩散 　　　　　　B.减少脑细胞耗氧量 　　　　　　C.防止头部充血

D.减轻局部疼痛 　　　　　　E.控制毒素吸收

4.上述患者实施乙醇擦浴时，禁忌擦拭足底是为了防止( )。

A.一过性冠状动脉收缩 　　　　B.末梢循环障碍 　　　　　　C.局部组织坏死

D.体温骤降 　　　　　　　　　E.心律异常

5.为血液病伴高热的患者降温时，不宜采用的方法是( )。

A.多饮水 　　B.保暖 　　C.温水擦浴 　　D.乙醇擦浴 　　E.头部置冰袋

6.患儿，男，12岁，高热3天，实施温水或乙醇擦浴时，禁忌擦浴的部位是( )。

A.面部、腹部、足底 　　　　　　B.面部、背部、腋窝 　　　　　　C.腘窝、腋窝、腹股沟

D.肘窝、手心、腹股沟   E.心前区、腹部、足底

7.高热患者乙醇擦浴取下头部冰袋时的体温是（   ）。

A.37.5 ℃以下   B.38 ℃以下   C.38.5 ℃以下   D.39 ℃以下   E.39.5 ℃以下

8.胸腹部禁用冷的原因是（   ）。

A.体温骤停   B.心率过速   C.呼吸节律异常

D.反射性心率减慢及腹泻   E.微循环障碍

9.患者,女,全身微循环障碍,临床上禁忌使用冷疗的理由是（   ）。

A.可引起过敏   B.可引起腹泻

C.可导致组织缺血缺氧而变性坏死   D.可发生冻伤

E.可降低血液循环,影响创面愈合

10.患者,男,腋温 39.7 ℃,使用冰袋为其降温时,冰袋应该放置在患者的（   ）。

A.颈前颌下   B.前额、头顶   C.背部、腋下   D.足底、腹股沟   E.枕后、耳廓

答案   1.D 2.B 3.C 4.A 5.D 6.E 7.D 8.D 9.C 10.B

（张录凤）

实训三十五 冷 热 湿 敷

（一）学习目标

（1）掌握冷热湿敷的操作方法及注意事项。

（2）熟悉冷热湿敷的目的、适应证和禁忌证。

（3）熟悉冷热湿敷的操作程序。

（4）熟悉冷热湿敷过程中的护患沟通,爱护患者。

（5）了解各种冷热疗法的种类,用冷和用热时间及影响因素。

（二）情景病例

病例1:患者,女,42 岁,右脚踝扭伤第 4 天。医嘱:401-1 床,王某,右脚踝热湿敷,3～5 min 更换敷布一次,持续 15～20 min。

请问:1.肢体扭伤时用冷与用热的标准与原理是什么？

2.热疗的禁忌证与禁忌部位有哪些？ 为什么？

3.冷热湿敷在时间上有何要求？ 用冷或者用热时间过长会出现什么问题？ 为什么？

4.如果冷热湿敷部位有伤口,应该注意什么问题？

（三）方法

【评估】

（1）目的

①冷湿敷:降温、止血、消炎、止痛。

②热湿敷:解痉、消炎、消肿、止痛。

（2）患者的年龄、病情、意识状态及治疗情况。

（3）患者局部皮肤情况,如颜色、温度、淤血、损伤、感染等病变情况。

（4）患者对使用冷热湿敷的认识、心理状态、耐受及配合程度,有无冷热疗禁忌。

（5）环境的温度。

【计划】

1.目标

（1）患者及家属能理解冷热湿敷的意义,有安全感,愿意接受。

(2)患者不适感减轻,达到了冷热湿敷的目的。

(3)患者及家属获得冷热湿敷的相关知识及技能。

(4)患者局部循环良好,冷热疗时无冻烫伤等不良反应发生。

2.用物准备

(1)治疗盘内备:长钳2把、敷布(大于患处面积)2块、橡胶单、治疗巾、纱布、凡士林、无菌棉签。热湿敷另备棉垫、塑料纸、水温计。

(2)治疗盘外备:冷湿敷备小盆(内盛冰水);热湿敷备小盆(内盛50～60 ℃热水),热水瓶。

(3)必要时备屏风,热湿敷备大毛巾、热水袋。

3.患者及环境的准备

(1)患者准备:了解用冷、热的目的,卧以舒适卧位,主动配合。

(2)环境准备:病室整洁,安静,酌情关闭门窗,调节适当的室温,必要时用屏风遮挡。

4.护士的自我准备 衣帽整洁,修剪指甲、洗手、戴口罩。

【实施】

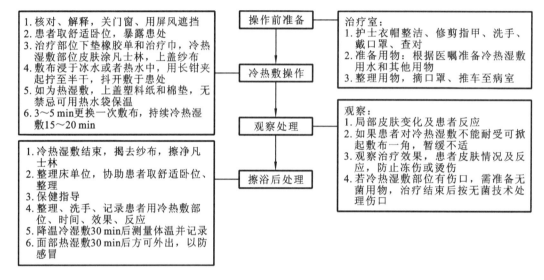

(四)注意事项

(1)注意观察局部皮肤情况及患者的反应。

(2)敷布湿度适当,以不滴水为度。

(3)若冷热湿敷部位为开放性伤口,必须严格遵守无菌技术操作原则,防止感染。

(4)冷热湿敷3～5 min更换一次敷布,治疗时间为15～20 min,防止时间过长而引起继发效应。

(5)若为物理降温,冷湿敷30 min后测量体温,并绘制于体温单上。

(6)热湿敷水温一般为50～60 ℃,如患者感觉过热,可掀起敷布一角散热。

(7)若热敷部位不禁忌压力,可以用热水袋(装1/3满),并盖以大毛巾维持温度。

(8)面部热敷30 min后方可外出,以防感冒。

(五)对应的病例分析

1.肢体扭伤时用冷与用热的标准与原理是什么?

(1)冷可使毛细血管收缩,血流量减少,血流速减慢,血液黏稠度增加,有助于血液凝固,从而减轻局部组织的充血、出血;冷可抑制细胞活动,降低神经末梢的敏感性而减轻疼痛。冷也可使血管收缩,血管壁的通透性降低,减轻由于组织充血、肿胀而压迫神经末梢所导致的疼痛。适用于局部软组织扭伤早期的患者。

(2)热疗能降低痛觉神经的兴奋性,改善血液循环,减轻炎性水肿,加速致痛物质的排出及渗出物的吸收,从而解除局部神经末梢的压力,减轻疼痛。适用于局部软组织扭伤后期的患者。

(3)肢体扭伤早期(48 h内)冷疗,可以减轻局部组织的出血、充血和疼痛;肢体扭伤后期(72 h后)热疗,可以减轻炎性水肿,加速致痛物质的排出及渗出物的吸收,减轻疼痛。

2.热疗的禁忌证与禁忌部位有哪些?为什么?

(1)急腹症尚未明确诊断前:热疗能够减轻疼痛,但也可以掩盖病情真相而贻误诊断和治疗。

(2)面部危险三角区感染化脓时:因面部危险三角区血管丰富又无静脉瓣,且与颅内海绵窦相通,热疗能使该处血管扩张,血流量增多,导致细菌和毒素进入血液循环,使炎症扩散,造成颅内感染和败血症。

(3)各种脏器内出血时:因热疗可使局部血管扩张,增加脏器的血流量和血管的通透性,而加重出血倾向。

(4)软组织损伤早期(48 h):软组织损伤,如挫伤、扭伤或砸伤等早期,忌用热疗,因热疗可促进局部血液循环,从而加重皮下出血、肿胀及疼痛。

(5)急性炎症反应,如牙龈炎、结膜炎、中耳炎、面部肿胀等,用热使局部温度升高,有利于细菌繁殖及分泌物增多,加重病情。

(6)金属移植物部位:金属是热的良好导体,用热易造成烫伤。

(7)重要脏器功能不全者、孕妇、皮肤湿疹及恶性病变部位禁忌用热。

3.冷热湿敷在时间上有何要求?用冷或者用热时间过长会出现什么问题?为什么?

冷热湿敷治疗时间一般以15~20 min为宜,用冷或者用热时间过长,会产生与生理效应相反的作用,称之为继发效应。如冷疗可使血管收缩,但持续30~60 min后,则血管扩张;同样持续用热30~45 min后,则血管收缩,这是机体避免长时间用冷或用热对组织的损伤而引起的防御反应。因此,冷热湿敷以15~20 min为宜,如果需要反复使用,中间必须休息1 h,使组织有个复原的过程,防止产生继发效应而抵消应有的生理效应。

4.如果冷热湿敷部位有伤口,应该注意什么问题?

如果冷热湿敷部位有伤口,护士应该准备无菌用物,冷热湿敷结束后,伤口无菌换药。

(六)目标测试题

1.软组织损伤48 h内应采用的处理方法为( )。

A.热疗法   B.冷疗法   C.冷、热疗法交替使用

D.先用冷疗法再用热疗法   E.先用热疗法再用冷疗法

2.组织大面积损伤破裂的患者禁忌冷疗的理由是( )。

A.防止冻伤   B.防止引起反射性心率减慢

C.防止引起腹泻   D.防止引起一过性冠状动脉收缩

E.冷疗可减少血液循环,影响愈合

3.患者,男,35岁,不慎左侧踝关节扭伤,为防止皮下出血与肿胀,早期应该( )。

A.热湿敷   B.冷湿敷   C.局部按摩   D.松节油涂擦   E.冷热交替敷

4.炎症后期用热的目的主要是( )。

A.解除疼痛   B.血管扩张   C.消除水肿   D.促进愈合   E.使炎症局限

5.患者,女,左下肢有伤口。医嘱:湿热敷。对有伤口的湿热敷,护士最需要注意的问题是( )。

A.防止弄湿床单   B.敷布3~5 min更换1次   C.水温为50~60 ℃

D.严格执行无菌操作   E.热敷时间为15~20 min

6.可以热敷的患者是( )。

A.胃出血   B.脑出血   C.术后尿潴留

D.踝关节扭伤早期   E.牙疼

7.患者,男,24岁,鼻周围三角区化脓感染,护士嘱咐其感染部位禁用热敷,其原因是( )。

A.加重疼痛   B.加重局部出血   C.掩盖病情难以确诊

D.导致颅内感染   E.导致面部皮肤烫伤

8. 不宜用热疗法的是（　　　）。

A. 出血性疾病患者

B. 肠胀气腹痛患者

C. 关节扭伤 3 天后患者

D. 压疮患者

E. 早产儿

答案　1. B　2. E　3. B　4. E　5. D　6. C　7. D　8. A

（张录凤）

第八章

标本采集技术

实训三十六　血液标本采集术

（一）学习目标

(1)掌握血液标本采集的操作步骤及注意事项。

(2)掌握临床常见不合格血液标本原因及避免其发生的方法。

(3)熟悉血液标本采集时的护患沟通,学会选择血管的方法。

(4)了解血液标本采集的常用容器。

（二）情景病例

病例1:患者,男,68岁,结肠癌根治术后10天,体温39 ℃,呼吸30次/分,血氧饱和度为85%。医生开具医嘱:304-5床,张某,氧气吸入,检验血气、血常规、血电解质、血培养。

请问:1.血培养标本应在何时采集?

2.采血时如何与患者进行有效沟通?

3.采集血标本后,注入试管的顺序是什么?

4.使用真空采血管采血时需要注意什么?

（三）方法

★ 动脉血标本采集术

【评估】

1.目的　采集动脉血,进行血气分析,判断患者氧合情况,为治疗提供依据。

2.患者的情况

(1)患者身体状况、正在进行的治疗(氧疗、用药)。

(2)患者沟通、理解及合作能力。

(3)患者穿刺部位皮肤及动脉搏动情况。

【计划】

1.目标

(1)患者能理解采血的目的和注意事项,能配合护士的操作。

(2)患者穿刺局部无渗血及血肿。

2.用物准备

(1)注射盘一套。

(2)一次性注射器(5 mL或10 mL)、稀释肝素液适量、无菌软木塞或橡胶塞、无菌手套、体温表、治疗巾等。

(3)化验单。

3.患者及环境的准备

(1)患者准备:了解采血的目的和注意事项,能配合护士的操作。

(2)环境准备:病室整洁、安静,必要时调节适当的室温。

(3)护士的自我准备:衣着整洁,洗手、戴口罩。

【实施】

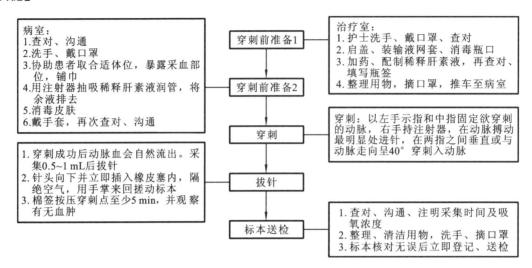

病室：
1. 查对、沟通
2. 洗手、戴口罩
3. 协助患者取合适体位，暴露采血部位，铺巾
4. 用注射器抽吸稀释肝素液润管，将余液排去
5. 消毒皮肤
6. 戴手套，再次查对、沟通

穿刺前准备1

治疗室：
1. 护士洗手、戴口罩、查对
2. 启盖、装输液网套、消毒瓶口
3. 加药、配制稀释肝素液，再查对、填写瓶签
4. 整理用物，摘口罩，推车至病室

穿刺前准备2

穿刺：以左手示指和中指固定欲穿刺的动脉，右手持注射器，在动脉搏动最明显处进针，在两指之间垂直或与动脉走向呈40°穿刺入动脉

穿刺

1. 穿刺成功后动脉血会自然流出。采集0.5~1 mL后拔针
2. 针头向下并立即插入橡皮塞内，隔绝空气，用手掌来回搓动标本
3. 棉签按压穿刺点至少5 min，并观察有无血肿

拔针

标本送检

1. 查对、沟通、注明采集时间及吸氧浓度
2. 整理、清洁用物，洗手、摘口罩
3. 标本核对无误后立即登记、送检

★ 静脉血标本采集术

【评估】

(1)目的：为患者采集、留取静脉血标本，协助医师诊断、了解病情、观察疗效。

(2)患者是否按要求进行采血前准备。

(3)患者沟通、理解及合作能力。

(4)患者肢体活动情况和穿刺部位的皮肤及血管情况。

【计划】

1. 目标

(1)患者能理解采血的目的和注意事项，能配合护士的操作。

(2)患者穿刺局部无渗血及血肿。

2. 用物准备

(1)注射盘一套。

(2)一次性手套、一次性采血针、真空采血管、试管架，采集血培养时备培养瓶、75％乙醇，按需要备一次性注射器(5 mL 或 10 mL)、治疗巾等。

(3)化验单。

3. 患者及环境的准备

(1)患者准备：了解采血的目的和注意事项，能按要求进行采血前准备。

(2)环境准备：病室整洁、安静，必要时调节适当的室温。

(3)护士的自我准备：衣着整洁，洗手、戴口罩。

【实施】

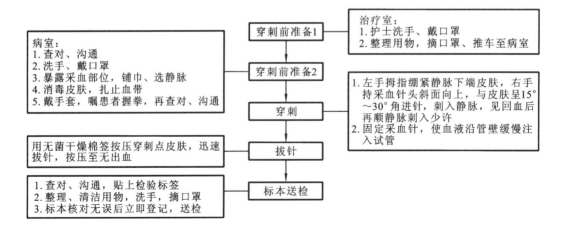

病室：
1. 查对、沟通
2. 洗手、戴口罩
3. 暴露采血部位，铺巾、选静脉
4. 消毒皮肤，扎止血带
5. 戴手套，嘱患者握拳，再查对、沟通

穿刺前准备1

治疗室：
1. 护士洗手、戴口罩
2. 整理用物，摘口罩、推车至病室

穿刺前准备2

1. 左手拇指绷紧静脉下端皮肤，右手持采血针头斜面向上，与皮肤呈15°～30°角进针，刺入静脉，见回血后再顺静脉刺入少许
2. 固定采血针，使血液沿管壁缓慢注入试管

穿刺

用无菌干燥棉签按压穿刺点皮肤，迅速拔针，按压至无出血

拔针

1. 查对、沟通，贴上检验标签
2. 整理、清洁用物，洗手，摘口罩
3. 标本核对无误后立即登记、送检

标本送检

（四）注意事项

★ 动脉血标本采集术

(1)稀释肝素液的配制方法及浓度：用 1 mL 注射器吸取肝素原液 0.2 mL 加入 100 mL 的 0.9% 氯化钠溶液中摇匀。肝素浓度为 12.5～125 U/mL。

(2)如患者饮热水、洗澡、运动，需休息 30 min 后再取血，以免影响检查结果。

(3)一次穿刺失败，切勿在同一区域反复穿刺，以免形成血肿。

(4)血气标本宜立即送检。一般从采集标本到完成测定，期间不超过 30 min。

(5)有出血倾向的患者慎用。

★ 静脉血标本采集术

(1)医护人员应明确告知患者：采血前应禁食 12 h，避免进食高脂肪食物，输入脂肪乳的患者应在输注结束 8 h 后采血。

(2)在采血过程中，应尽量避免产生溶血和凝血的因素。

(3)应尽可能避免在输液过程中采血，尤其不能在输液的肢体采血。

(4)如同时抽取不同种类的血标本，应先注入血培养瓶，再注入抗凝管，最后注入干燥试管。

(5)一般血培养标本的采血量为 5 mL，对亚急性细菌性心内膜炎的患者，为提高细菌培养阳性率，采血量可增至 10～15 mL。血培养标本一般应在患者发热初期或发热高峰时或用抗生素之前采集。

(6)注意选择合适的培养瓶：培养瓶有需氧菌培养瓶、厌氧菌培养瓶、综合抗生素培养瓶等，因此，护士应根据患者的病情选择不同类型的培养瓶。

(7)血培养标本采集后应立即送检，一般不得超过 2 h，如不能及时送检，应在室温放置，切勿放入冰箱内冷藏或冷冻，以免影响培养结果。

（五）对应的病例分析

1.血培养标本应在何时采集？

血培养标本一般应在患者发热初期或发热高峰时或用抗生素之前采集。所以护士接到医嘱后，可立即为患者采集血培养标本。

2.采血时如何与患者进行有效沟通？

例1："您好！请问您是 304-5 床，张某，对吗？我是您的责任护士，为了进一步了解您的病情，现在按医嘱我要给您采集血标本进行检验，检验项目有：血气分析，是为了了解您的血氧分压等情况；血培养，是为了进一步明确您发热的原因；血常规和血电解质，有助于医生了解您目前的生理状况。为了完成以上检查，需要同时采集动脉血和静脉血的标本，这会给您带来不适，请您配合好吗？"

例2："张某，您好，在您的配合下，我已经顺利采集完检验标本，您现在感觉怎么样？""那好，这是呼叫器，有事儿您随时叫我，我也会随时来看您的。"

3.采集血标本后，注入试管的顺序是什么？

如同时抽取不同种类的血标本，应先注入血培养瓶，再注入抗凝管（血常规），最后注入干燥试管（血电解质）。

4.使用真空采血管采血时需要注意什么？

使用真空采血管进行采血，要注意采血量的问题。真空采血管负压可出现过高或不够的情况，可使血标本过多或过少；对拔针后针管内血液流入试管的量估计不足，导致血液量过多或过少；标本采集量不足时，管内剩余真空的存在造成血球破裂。

（六）目标测试题

1.下列检查项目的血标本中，不需空腹时采集的是（　　　　）。

A. ALT，AST　　　　B. APTT 测定　　　　C. 甘油三酯　　　　D. 乙肝两对半　　　　E. 血清尿素氮

2.下列需用抗凝管采血的是（　　　　）。

A. ESR　　　　　　B. Ca^{2+}，K^+　　　　C. C_3，C_4　　　　D. T_3，T_4　　　　E. AFP，CEA

3.患者，张某，因阑尾炎入院，需要查血常规，下列有关采集血标本的操作不正确的一项是（　　　　）。

A.不可从输液的针头处采集血标本　　　　　　　B.采集后注入干燥试管内送检

C.取下针头,将血液沿管壁注入　　　　　　　　D.送检过程中,避免振荡

E.不要求在清晨空腹时采集

4.患者,林某,阻塞性肺气肿入院。医嘱:血气分析。下列有关标本采集过程中的叙述不正确的是( )。

A.常规碘酒及乙醇消毒皮肤　　　　　　　　　B.注射器内加入一定量枸橼酸钠抗凝

C.垂直或与动脉走向呈 40°角进针　　　　　　　D.穿刺后,无菌纱布加压止血 5～10 min

E.标本采集后注意隔绝空气送检

5.患者,杨某,疑为感染性心内膜炎,需要做血培养,以帮助诊断和确定治疗方案,下列操作不正确的是( )。

A.采血量为 10～15 mL　　　　　　　　　　　B.采集时,严格无菌操作

C.血培养标本应在患者发热前采集　　　　　　　D.采集后,更换针头注入培养管内

E.采集前检查,确保培养基足量,无浑浊变质

6.李某,因心肌梗死急诊入院,医嘱要求查 CPK,适宜的取血时间是( )。

A.饭前　　　　B.即刻　　　　C.饭后半小时　　　　D.服药后两小时　　　　E.明日晨起空腹时

7.下列检查标本,需要注明采集时间的是( )。

A.谷丙转氨酶　　　　B.血钾　　　　C.血钠　　　　D.总胆固醇　　　　E.血气分析

8.血清标本除下列哪项外都可测定?( )

A.血清酶　　　　B.脂类　　　　C.电解质　　　　D.血培养　　　　E.肝功能

9.血气分析时,标本的采集处理中,以下做法错误的是( )。

A.采集动脉血　　　　　　　　B.以肝素抗凝　　　　　　　　C.立即送检

D.不需与空气隔绝　　　　　　E.抽血后将针头刺入胶塞摇匀血液

10.静脉血标本不包括( )。

A.血型　　　　B.血钾　　　　C.血糖　　　　D.血培养　　　　E.血气分析

答案　1.B　2.A　3.B　4.B　5.C　6.B　7.E　8.D　9.D　10.E

(邓春霞)

实训三十七　尿标本采集术

(一)学习目标

(1)掌握各种尿标本采集的操作步骤及注意事项。

(2)熟悉各种尿标本采集时的护患沟通。

(3)了解尿液标本采集的常用容器、防腐剂的作用原理及使用剂量。

(二)情景病例

病例1:患者,女,60 岁,宫颈癌术后 5 天,留置有导尿管,今发现尿液浑浊,医生开具医嘱,拟行尿培养检查。

请问:1.应采取何种方法采集尿标本?

2.采集标本时如何与患者进行有效沟通?

3.如何对患者进行健康指导?

(三)方法

★ 中段尿标本采集术

【评估】

1.目的　为患者采集、留取尿标本,协助医师诊断、了解病情、观察疗效。

2.患者的情况

(1)患者病情、心理状态。

(2)患者沟通、理解及合作能力。

(3)女性患者是否月经来潮。

【计划】

1.目标 患者能理解采集尿标本的目的和注意事项,能配合护士的操作。

2.用物准备

(1)根据采集标本项目决定容器,尿培养标本采集时,加备有盖培养试管、长柄试管夹、无菌手套、酒精灯、火柴、无菌棉球、治疗碗、镊子、消毒液、便器、无菌导尿包(必要时)。

(2)化验单。

3.患者及环境的准备

(1)患者准备:了解采集尿标本的目的和注意事项,膀胱充盈。

(2)环境准备:清洁、光线充足,用床帘或屏风遮挡。

【实施】

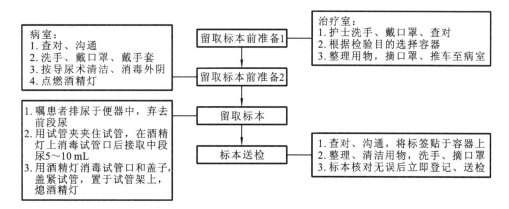

(四)注意事项

(1)女性患者留取标本时应避免将经血及阴道分泌物混入标本中,男性患者应避免将精液混入标本中。

(2)采集中段尿时,必须在膀胱充盈的情况下进行。

(五)对应的病例分析

1.应采取何种方法采集尿标本?

首先夹闭导尿管,让患者膀胱充盈;消毒导尿管与尿袋接口并分离,其余方法同一般中段尿留取法。

2.采集标本时如何与患者进行有效沟通?

例1:"您好!请问您是305-1床,杨某,对吗?我是您的责任护士,为了进一步了解您的病情,现在按医嘱我要给您采集尿标本进行检验,为了取得合格的尿标本,在检查前需要夹闭您的导尿管,以保证膀胱充盈。所以当您觉得有明显尿意时请及时通知我,请您配合好吗?""那好,这是呼叫器,有事儿您随时叫我,我也会随时来看您的。"

例2:"杨某,您好,在您的配合下,我已经顺利采集完检验标本,您现在感觉怎么样?谢谢您的配合。"

3.如何对患者进行健康指导?

(1)告知患者多喝水,尿液对尿路的冲洗可预防发生感染。

(2)告知患者保持尿袋高度低于耻骨联合水平,防止逆行感染。

(3)指导患者定时夹闭导尿管,并进行膀胱功能的训练,以锻炼其控制排尿的能力。

(六)目标测试题

1.患者,李某,女,52岁,泌尿系统感染,遵医嘱行一次性导尿术留取无菌尿标本,导尿管插入长度是( )。

    A.2～3 cm   B.4～6 cm   C.10～15 cm   D.18～20 cm   E.20～22 cm

2.患者,方某,男,50岁,遵医嘱行一次性导尿术留取无菌尿标本,下列符合无菌操作原则的是(　　)。

A.打开导尿包后,用手将小药杯置于边角　　　　　B.先戴好无菌手套,再铺孔巾

C.导尿管误入阴道,应拔出后立即重插　　　　　　D.用物污染后应立即用酒精棉球擦拭

E.留取前段尿液 5 mL 做细菌培养

3.不属于尿常规检查目的的是(　　)。

A.尿的颜色、透明度　　　　　　B.相对密度　　　　　　C.细胞和管型

D.尿糖定量　　　　　　　　　　E.尿蛋白和尿糖定性

4.留取 24 h 尿标本作内分泌系统检查,应选用的防腐剂是(　　)。

A.甲苯　　　　　　B.浓盐酸　　　　　C.麝香草酚　　　　D.10％福尔马林　　　E.甲醛

5.留取中段尿主要检查(　　)。

A.蛋白　　　　　　B.红细胞　　　　　C.糖　　　　　　　D.肌酐、肌酸　　　　E.细菌

6.测定 17-酮类固醇的尿标本中应加入防腐剂(　　)。

A.浓盐酸　　　　　B.甲醛　　　　　　C.甲苯　　　　　　D.乙醇　　　　　　E.稀盐酸

7.做爱迪计数时尿标本中加甲醛的作用是(　　)。

A.固定尿中的有形成分　　　　　　　　　　　B.避免尿液被污染

C.保持尿液化学成分不变　　　　　　　　　　D.防止尿中激素被氧化

E.防止尿液改变颜色

8.尿常规检查留取标本最合适的时间段是(　　)。

A.饭前半小时　　　　B.傍晚　　　　　　C.早晨第一次　　　　D.随时　　　　　E.饭后半小时

9.下列哪项不是留取 24 h 尿标本的目的?(　　)

A.检查尿中的钾、钠、氯　　　　　　B.做尿糖定量或尿浓缩试验　　　　　C.做细菌学检查

D.做尿 17-羟类固醇、17-酮类固醇检查　　　　　　　　　　　　　　E.检查结核杆菌

10.下列哪项不是麝香草酚的作用?(　　)

A.抑制细菌生长　　　　　　B.保存尿有形成分　　　　　　C.用于尿显微镜检查

D.防止尿中激素被氧化　　　E.保存化学成分

答案　1.B　2.B　3.D　4.B　5.E　6.A　7.A　8.C　9.C　10.D

(邓春霞)

实训三十八　粪便标本采集术

(一)学习目标

(1)掌握各种粪便标本采集的操作步骤及注意事项。

(2)熟悉各种粪便标本采集时的护患沟通。

(3)了解粪便标本采集的常用容器以及常见粪便标本不合格的原因。

(二)情景病例

病例 1:患者,女,40 岁,腹泻一天入院。医嘱:304-1 床,王某,检验大便常规。

请问:1.如何才能采集到合格的粪便标本?

　　　2.采集粪便标本时如何与患者进行有效沟通?

　　　3.如何对患者进行健康指导?

(三)方法

【评估】

(1)目的:通过检验粪便判断消化道有无炎症、出血、寄生虫感染,并根据粪便性状和组成了解消化道功能。

(2)患者病情:患者沟通、理解及合作能力。

(3)患者排便习惯。

【计划】

1.目标 患者能理解采集粪便标本的目的和注意事项,能配合护士的操作。

2.用物准备

(1)清洁便盆、标本容器、无菌棉签、一次性手套。

(2)化验单。

3.患者及环境的准备

(1)患者准备:了解采集粪便标本的目的和注意事项,排空膀胱。

(2)环境准备:清洁、光线充足,用床帘或屏风遮挡。

(3)护士的自我准备:衣着整洁,洗手、戴口罩。

【实施】

★ 粪便常规标本采集术

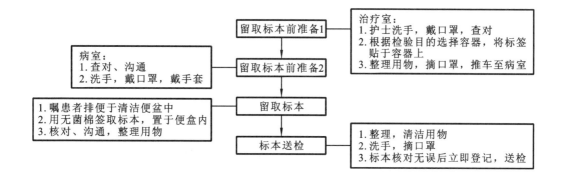

(四)注意事项

(1)排便时避免尿液混入。

(2)患者服用驱虫药或做血吸虫孵化检验应留取全部粪便。

(3)收集阿米巴原虫标本前几天,患者避免服用钡剂、油剂或含金属的泄剂,以免影响阿米巴虫卵或包囊的显露。护士在留取阿米巴痢疾患者的标本时,应使用加温便盆,连便盆一起送检。

(4)隐血试验检查前三天应禁食肉类、肝、血、含大量叶绿素的食物和含铁剂药物,防止出现假阳性。

(五)对应的病例分析

1.如何才能采集到合格的粪便标本?

指导患者排便时避免尿液混入;应挑含有黏液或脓血部分(异常粪便)进行检验,外观无异常的粪便应从多个部位各取一点后混合,留取标本总量约5 g(蚕豆大小);如患者粪便为水样便,约取1匙放于便盒中。

2.采集粪便标本时如何与患者进行有效沟通?

例1:"您好! 请问您是304-1床,王某,对吗? 我是您的责任护士,为了进一步了解您的病情,现在按医嘱我要给您采集粪便标本进行检验,当您觉得有明显便意时请及时通知我,请您配合好吗?""那好,这是呼叫器,有事儿您随时叫我,我也会随时来看您的。"

例2:"王某,您好,请您如厕时先将膀胱排空,再将粪便解于便盆中,排便时要避免尿液混入,以免影响检验结果,谢谢您的配合。"

例3:"在您的配合下,我已经顺利采集完检验标本,您现在感觉怎么样?让我协助您整理衣物。谢谢您的配合!"

3.如何对患者进行健康指导?

(1)急性水泻期需暂时禁食,使肠道完全休息,必要时进行静脉输液,以防失水过多而脱水。

(2)不需禁食者,发病初宜给予清淡、流质饮食,如果汁、米汤、薄面汤等,以咸为主。早期禁牛奶、蔗糖等易产气的流质饮食。

(3)随着病情控制,可调整饮食,症状缓解后改为低脂饮食。饮食禁忌:禁酒,忌肥肉、坚硬及含粗纤维多的蔬菜、生冷瓜果,油脂多的点心及冷饮等。

(六)目标测试题

1.患者在留便隐血标本前 3 日可摄入的食物或药物是( )。

A.豆制品　　　　　　　　　　B.菠菜　　　　　　　　　　C.维生素片剂

D.鸡肉　　　　　　　　　　　E.铁剂

2.采集粪便标本查寄生虫虫卵时应( )。

A.取不同部位的异常粪便 10 g 左右　　　　　B.用竹签取少量异常粪便

C.置于加温便盆内送检　　　　　　　　　　　D.取中段粪便

E.取全部粪便

3.林女士,急性肠炎入院,留取便培养标本查致病菌,下列叙述不正确的是( )。

A.取黏液部分粪便送检　　　　　　　B.置于带盖容器内送检

C.置于加温容器中送检　　　　　　　D.如无便意,可用无菌棉签由肛门插入 6~7 cm 处取标本

E.用无菌棉签取标本

4.查阿米巴原虫,留取粪便标本的正确方法是( )。

A.清晨留取少许　　　　　　　　　　　B.留取新鲜粪便,注意保暖,立即送检

C.取粪便异常部位　　　　　　　　　　D.取粪便的不同部位

E.取粪便表面的部分

5.留取大便标本查阿米巴原虫,容器应选择( )。

A.清洁便器　　　　　　　　　B.无菌培养管　　　　　　　　C.蜡纸盒

D.广口容器　　　　　　　　　E.先用热水加温的清洁便器

答案　1.A　2.A　3.C　4.B　5.E

(邓春霞)

实训三十九　痰标本采集术和咽拭子培养标本采集术

(一)学习目标

(1)掌握各种痰标本采集术和咽拭子培养标本采集术的操作步骤及注意事项。

(2)熟悉各种痰标本采集术和咽拭子培养标本采集术时的护患沟通。

(二)情景病例

病例 1:患者,女,60 岁,宫颈癌术后 9 天,精神差,伴有不明原因低热,医生开具医嘱,拟行痰标本、咽拭子标本检验。

请问:1.采集标本时如何与患者进行有效沟通?

　　　2.如何指导患者掌握正确的咳痰方法?

(三)方法

★ 痰标本采集术

【评估】

(1)目的:为患者采集痰标本,进行临床检验,为诊断和治疗提供依据。

(2)患者病情:患者沟通、理解及合作能力,患者能否自行咳痰。

(3)患者口腔黏膜有无异常及咽部情况。

【计划】

1.目标　患者能理解采集痰标本的目的和注意事项,能配合护士的操作。

2.用物准备

(1)治疗盘、痰标本留取容器、盛有清水的水杯、一次性手套、弯盘、纱布、手电筒、一次性治疗巾、痰培养加备漱口液,必要时备痰液收集器。

(2)化验单。

3.患者及环境的准备

(1)患者准备:了解采集痰标本的目的和注意事项,能配合护士的操作,取合适的体位。

(2)环境准备:清洁、光线充足。

(3)护士的自我准备:衣着整洁,洗手、戴口罩。

【实施】

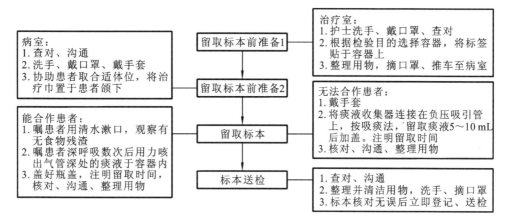

★ 咽拭子培养标本采集术

【评估】

(1)目的:从咽部或扁桃体采集分泌物做细菌培养或病毒分离,以协助临床诊断、治疗。

(2)患者病情:患者沟通、理解及合作能力;患者口腔黏膜和咽部感染情况。

(3)患者进餐时间。

【计划】

1.目标　患者了解采集咽拭子标本的目的和注意事项,能配合护士的操作。

2.用物准备

(1)治疗盘、无菌咽拭子培养管、酒精灯、火柴、压舌板、盛有清水的水杯、一次性手套、弯盘、纱布、手电筒。

(2)化验单。

3.患者及环境的准备

(1)患者准备:了解采集咽拭子培养标本的目的和注意事项,取合适的体位。

(2)环境准备:清洁、光线充足。

(3)护士的自我准备:衣着整洁,洗手、戴口罩。

【实施】

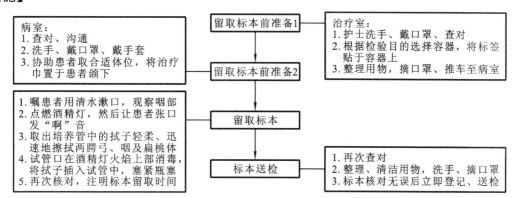

（四）注意事项

★ 痰标本采集术

（1）留取 24 h 痰标本时，容器上要注明起止时间，并做好交接班。

（2）留取 24 h 痰标本时，需备大的广口容器，必要时加少许石炭酸以防腐。

（3）对于痰少、不易咳嗽者，可采用雾化吸入诱导排痰。

（4）不可混入漱口液、唾液等。

★ 咽拭子培养标本采集术

（1）操作过程中，应注意瓶口消毒，保持容器无菌。

（2）最好在使用抗菌药物治疗前采集标本。

（3）做真菌培养时，需在口腔溃疡面上采集分泌物。

（4）为防止呕吐，采集咽拭子标本应避免在进食后 2 h 内进行，同时动作应轻、稳。

（5）不可混入漱口液、唾液等。

（五）对应的病例分析

1.采集标本时如何与患者进行有效沟通？

例 1："您好！请问您是 305-1 床，杨某，对吗？我是您的责任护士，为了进一步了解您目前低热的原因，现在按医嘱我要给您采集痰培养标本和咽拭子标本进行检验，请您配合好吗？请问您就餐距离现在有多长时间了？为了了解您的口咽部情况，我想为您做个检查，张口发'啊'音。谢谢您的配合！"

例 2："杨某，您好，我现在要为您采集痰标本，请您先用漱口水漱口，再用清水漱口，一会儿留取标本时不能将漱口水和唾液混入，以免影响检查结果。请您像我这样深呼吸几次，然后屏住呼吸，再用力咳出气管深处的痰液于容器内。谢谢您的配合！"

例 3："在您的配合下，我已经顺利采集完检验标本，您现在感觉怎么样？谢谢您的配合！"

2.如何指导患者掌握正确的咳痰方法？

患者取坐位，身体向前倾斜，胸前抱一小枕，采用缩唇式呼吸方法做几次呼吸，屏气，然后用力进行两次短而有力的咳嗽，同时用手压在腹部，将痰从肺的深部咳出。

（六）目标测试题

1.关于痰标本的采集不正确的是（　　）。

A.找癌细胞的痰标本应置于清洁容器内

B.24 h 痰标本是指留取晨起 7 点至次晨 7 点的全部痰液

C.痰常规标本应用清水漱口后取

D.留取 24 h 痰标本时应将唾液、漱口水等一起送检

E.找癌细胞的痰标本应立即送检

2.李某，男，70 岁，近半个月来咳嗽，咳痰，痰中带血丝，疑为肺癌，需留痰找癌细胞，一般需采集何种类型的痰标本？（　　）

A.咽拭子标本　　　　　　B.24 h 痰标本　　　　　　C.痰常规标本

D.痰培养标本　　　　　　E.用吸引器留取深部痰标本

3.王某，男，80 岁，疑为肺炎，需做痰培养。以下叙述不正确的是（　　）。

A.准备广口的无菌培养瓶　　　　　　B.用朵贝尔溶液漱口后直接留取

C.加盖，应立即送检　　　　　　D.清晨时收集培养标本

E.嘱患者做深呼吸后用力咳痰

4.患者，男，50 岁，胃癌，化疗过程中因口腔溃疡需做咽拭子真菌培养，采集标本的部位为（　　）。

A.咽部　　　B.扁桃体　　　C.双侧腭弓　　　D.溃疡面　　　E.舌面

5.留取 24 h 痰标本，可用于固定的试剂是（　　）。

A.70%乙醇　　　B.石炭酸　　　C.40%甲醛　　　D.10%甲苯　　　E.浓盐酸

6.做痰培养取标本前，指导患者漱口正确的方法是（　　）。

A.先用 0.1％新洁尔灭溶液漱口,再用等渗盐水漱口

B.先用 0.2％洗必泰溶液漱口,再用清水漱口

C.先用 0.02％呋喃西林溶液漱口,再用温开水漱口

D.先用朵贝尔溶液漱口,再用清水漱口

E.以上均不对

7.下列哪项不是咽拭子标本采集前评估的内容?（　　）

A.患者病情　　　　　　　　　　　　　　B.患者理解及合作能力

C.患者口腔黏膜和咽部感染情况　　　　　D.患者进餐时间

E.患者皮肤

8.取咽部培养标本时,以下叙述正确的是(　　)。

A.用力擦拭,取足量的分泌物　　　　　　B.可在餐后进行

C.用无菌干燥棉签蘸取　　　　　　　　　D.送检试管应密封

E.采集后应放入冰箱中保存

9.下列哪项不是收集痰标本的目的?（　　）

A.查找痰内细菌　　　　　B.查找痰内细胞　　　　　　　C.查找痰内寄生虫

D.查找痰内微生物　　　　E.确诊咽部疾病

10.下列哪项不是收集 24 h 痰标本的目的?（　　）

A.检查一日痰量　　　　　　　　　　　　B.观察痰的性状、颜色、量、气味及内容物

C.查痰虫卵计数　　　　　　　　　　　　D.查痰结核菌

E.查痰细菌

答案　1.D　2.C　3.B　4.D　5.B　6.D　7.E　8.E　9.E　10.E

（邓春霞）

第九章

危重患者的抢救技术

实训四十　基础生命支持

（一）学习目标

（1）掌握基础生命支持的步骤及方法。

（2）掌握人工呼吸的方法及注意事项。

（二）情景病例

病例1：患者，女，22 岁，昏迷 40 min。患者于 40 min 前与家人争吵，自服药物 1 瓶（药名不详），10 min后被家人发现，患者开始出现腹痛、恶心、呕吐，呕吐物有大蒜味，逐渐神志不清，急送来诊，病后大小便失禁，出汗多。查体：神志不清，呼之不应，脉搏、呼吸测不出，颈动脉搏动消失，皮肤湿冷，口腔流涎，腹平软，肝脾未触及，下肢不肿。

请问：1.患者可能服用了何种药物？针对此药物，护士应立即做出哪些紧急处理？

　　　2.心脏按压的有效指征是什么？

　　　3.医生会开什么药物来对症处理口腔流涎及出汗等症状？应用此药物时，护士应重点观察患者哪些病情变化？

（三）方法

【评估】

1.目的　利用人工的方法建立患者的循环和呼吸，恢复血氧供应，防止加重脑缺氧，促进脑功能恢复，保证重要脏器的血液供应。

2.生理状况　患者的病情、意识状态、呼吸、脉搏、瞳孔大小及有无活动义齿等情况。

3.心理状态　患者家属焦虑、恐惧等反应。

4.社会状态　患者或家属对抢救的认识及配合程度。

5.检查治疗　患者动脉搏动及呼吸状况。

【计划】

1.目标

（1）患者及其家属能理解基础生命支持的目的，有安全感。

（2）患者基础生命支持获得成功，无其他并发症的发生。

2.用物准备　血压计、听诊器，必要时备木板与脚踏板，准备除颤监护仪和简易呼吸机、面罩。

3.患者及环境的准备

（1）患者或家属准备：卧位正确，能了解生命支持的过程及注意事项。

（2）环境准备：安静、整洁、宽敞、光线充足。

（3）护士的自我准备：衣帽整洁，洗手，戴口罩。

【实施】

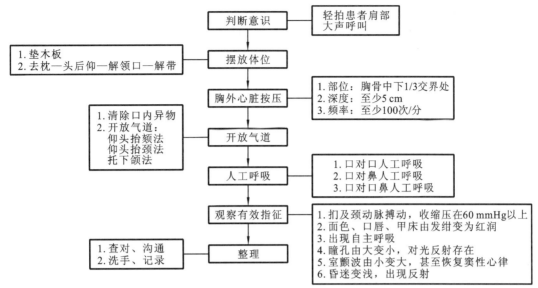

（四）注意事项

（1）胸外心脏按压术只能在患（伤）者心脏停止跳动下才能施行，发现心搏骤停，应争分夺秒就地抢救，尽可能在15～30 s内进行。

（2）按压的力度要适宜，过大过猛容易使胸骨骨折，引起气胸、血胸；按压的力度过轻，胸腔压力小，不足以推动血液循环。胸外心脏按压的位置必须准确，不准确容易损伤其他脏器。

（3）迅速清除口腔分泌物，注意呼吸复苏失败的原因是呼吸道阻塞和口对口接触不严密。并且口对口吹气量不宜过大，胸廓稍起伏即可。吹气过程要注意观察患（伤）者气道是否通畅，胸廓是否被吹起。

（4）人工呼吸和胸外心脏按压应严格按吹气和按压的比例操作，单人操作按压与呼吸比为30：2，双人操作按压与呼吸比为成人30：2，儿童与婴幼儿15：2，新生儿3：1，需更换操作者时，应在吹气和按压的间隙进行，动作尽量迅速，勿使按压停歇时间超过5 s。

（5）施行心肺复苏术时应将患（伤）者的衣扣及裤带松解，以免引起内脏损伤。

（五）对应的病例分析

1.患者可能服用了何种药物？针对此药物，护士应立即做出哪些紧急处理？

可能服了有机磷农药，配合医生进行基础生命支持。

2.心脏按压的有效指征是什么？

（1）扪及颈动脉搏动，收缩压在60 mmHg以上。

（2）面色、口唇、甲床由发绀变为红润。

（3）出现自主呼吸。

（4）瞳孔由大变小，对光反射存在。

（5）室颤波由小变大，甚至恢复窦性心律。

（6）昏迷变浅，出现反射。

3.医生会开什么药物来对症处理口腔流涎及出汗等症状？应用此药物时，护士应重点观察患者哪些病情变化？

对症处理口腔流涎及出汗的药物是阿托品，护士主要观察患者是否达到阿托品化。

阿托品化的指标为：瞳孔较前散大；口干，皮肤干燥；颜面潮红；肺部啰音减少或消失；心率加快等。

（六）目标测试题

1.单人对成人进行口对口吹气时，吹气的频率为（　　）。

A.10～16次/分　　　　　　　　B.20～22次/分　　　　　　　　C.8～10次/分

D.12～20次/分　　　　　　　　E.16～20次/分

2.胸外按压的频率为（　　）。

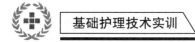

A. 至少 110 次/分　　　　　　　B. 至少 100 次/分　　　　　　C. 至少 90 次/分

D. 至少 80 次/分　　　　　　　E. 至少 70 次/分

3. 基础生命支持单人或双人复苏时胸外心脏按压与通气的比例为（　　　）。

A. 30∶2　　　B. 15∶2　　　C. 2∶30　　　D. 16∶1　　　E. 4∶1

4. 现场基础生命支持包括三个步骤，其中第一步是（　　　）。

A. 人工循环　　　　　　　　　B. 人工呼吸　　　　　　　　C. 开放气道

D. 口对口呼吸　　　　　　　　E. 头后仰，伸直呼吸道

5. 胸外心脏按压的部位为（　　　）。

A. 双乳头之间胸骨正中部　　　B. 心尖部　　　　　　　　　C. 胸骨中段

D. 胸骨左缘第五肋间　　　　　E. 胸骨中下 1/3 交界处

6. 现场基础生命支持的首要步骤是（　　　）。

A. 心前区叩击　　　　　　　　B. 心脏按压　　　　　　　　C. 口对口人工呼吸

D. 清除口腔异物，保持呼吸道通畅　　E. 心内注射

7. 心搏骤停时推荐的每次吹气时间为（　　　）。

A. 超过 1 s　　　B. 小于 1 s　　　C. 吹气速度要快　　　D. 大于 2 s　　　E. 小于 2 s

8. 成人基础生命支持时打开气道的最常用方式为（　　　）。

A. 仰头举颏法　　　　　　　　B. 双手推举下颌法　　　　　C. 托颏法

D. 环状软骨穿刺　　　　　　　E. 头低足高位

9. 现场进行徒手基础生命支持时，伤病员的正确体位是（　　　）。

A. 侧卧位　　　　　　　　　　B. 仰卧在软沙发床上　　　　C. 仰卧在木板床上

D. 俯卧位　　　　　　　　　　E. 以上均不正确

10. 成人基础生命支持时胸外按压的深度为（　　　）。

A. 至少 3 cm　　　B. 至少 4 cm　　　C. 至少 5 cm　　　D. 至少 6 cm　　　E. 至少 7 cm

11. 胸外心脏按压方法中不正确的做法是（　　　）。

A. 按压部位在胸骨中下 1/3 交界处　　　　　　B. 使胸骨下陷至少 5 cm

C. 每分钟按压至少 100 次　　　　　　　　　　D. 双人操作，每按压 4～5 次，吹气 4 次

E. 单人操作，每按压 30 次，吹气 2 次

12. 在意外事故现场，对受难者诊断是否心跳停止，最迅速有效的方法是（　　　）。

A. 听心音　　　B. 摸心尖搏动　　　C. 摸桡动脉　　　D. 摸肱动脉　　　E. 摸颈动脉搏动

13. 有关胸外心脏按压，正确的是（　　　）。

A. 平卧于铺有海绵垫的床上　　　　　　　　　B. 在心前区按压

C. 按压次数为每分钟 70～80 次　　　　　　　　D. 按压时双肘关节伸直

E. 按压时使胸骨下陷 3 cm

14. 患者，女，65 岁，因心跳、呼吸骤停，经基础生命支持抢救后，自主呼吸和心跳恢复，但意识仍不清，处理中最重要的是（　　　）。

A. 维持呼吸和循环功能　　　　B. 脱水和低温疗法　　　　　C. 应用 20% 甘露醇

D. 高压氧治疗　　　　　　　　E. 应用糖皮质激素

答案　1. C　2. B　3. A　4. A　5. E　6. B　7. E　8. A　9. C　10. C　11. D　12. E　13. D　14. A

（林　静）

实训四十一　鼻导管吸氧

（一）学习目标

(1)掌握氧气吸入疗法的操作步骤及注意事项。

(2)掌握鼻塞和鼻导管氧气吸入疗法。

(3)明确氧气吸入疗法的目的、适应证、禁忌证。

(二)情景病例

病例1:患者,男,70岁,慢性支气管炎,咳喘10年,下肢间断水肿1年,咳大量黄痰,伴嗜睡1天入院。患者轻度嗜睡,口唇发绀,两肺有干、湿性啰音。医嘱:持续吸氧,氧流量2 L/min。

请问:1.找出入院时2个最主要的护理诊断。

2.叙述氧疗时的护理措施及其依据。

(三)方法

【评估】

1.目的　提高患者血氧含量及动脉血氧饱和度,纠正缺氧。

2.生理状况

(1)患者的病情、生命体征,特别是呼吸状况、鼻腔有无分泌物堵塞,有无鼻炎、鼻息肉及鼻中隔偏曲等。

(2)双肺呼吸音及有无痰鸣音,口腔黏膜有无异常等。

3.心理状态　患者的焦虑、恐惧等反应。

4.社会状态　患者对吸氧的认识、耐受及配合程度。

5.检查治疗　患者血气分析的结果、血氧饱和度及动脉氧气分压等。

【计划】

1.目标

(1)患者及其家属能了解吸氧的方法及注意事项,有安全感。

(2)患者使用吸氧方法效果良好。

(3)患者无氧中毒等不良反应。

2.用物准备　治疗盘内置氧气表、氧气表配套输氧管数根、湿化瓶1个(内盛1/2~2/3满的蒸馏水或冷开水或生理盐水,对肺水肿患者可用20%~30%乙醇)、纱布2块、无菌棉签、换药碗(内盛清水)、扳手、弯盘、氧气记录卡、笔。另备氧气筒、氧气筒推车或中心吸氧装置。

3.患者或家属及环境的准备

(1)患者或家属准备:卧位正确,能了解吸氧的过程。

(2)环境准备:安静、整洁、宽敞及光线适宜。

(3)护士的自我准备:衣帽整洁,洗手、戴口罩。

【实施】

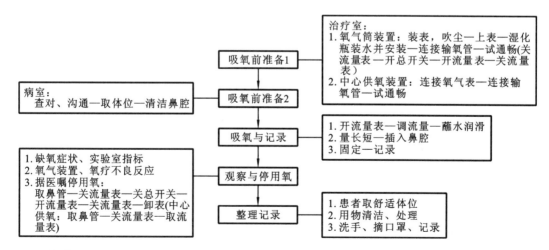

(四)注意事项

(1)注意用氧安全,牢记"四防",即防震、防火、防油、防热。

(2)明确"带气插管与带气拔管"的机理。吸氧时应先调流量后插管,停用氧气时应先拔管后关流量表,防止损伤肺组织。

(3)轮流使用鼻腔,定期换管。使用鼻塞法、鼻导管吸氧时,每日更换鼻塞或鼻导管2次以上,并交换鼻孔插入,以防不适和感染。

(4)观察氧气压力表,防止氧气用尽。筒内的氧气不可用尽,当压力表指示的压力为0.5 MPa时应更换氧气筒,以防灰尘进入氧气筒内。

(5)悬挂"满"或"空"的标志,以防急救时搬错氧气筒。

(五)对应的病例分析

1.找出入院时2个最主要的护理诊断。

(1)气体交换受损:发绀　与COPD、细菌感染有关。

(2)有窒息的危险(或清理呼吸道无效)　与大量脓痰伴意识障碍有关。

2.叙述氧疗时的护理措施及其依据。

(1)动态评估呼吸、意识、发绀及血气分析的变化,了解疗效、副作用。

(2)按医嘱进行氧疗,持续吸入低浓度湿化氧,一般使氧流量维持在1～2 L/min,24 h持续吸氧。经常观察氧流量表,告诉患者及家属勿任意变更氧流量。

依据:根据氧流量与吸氧浓度的换算公式,流量为1～2 L/min时吸入氧浓度为25%～33%,符合低浓度给氧,低浓度给氧可防止严重缺氧引起的组织损伤,又不会使CO_2潴留加重;氧气湿化后吸入可减少对气道的损伤。

(3)保持气道通畅:定期检查鼻导管、鼻塞是否通畅,防止管道扭曲、受压;进行必要的CPT,如深呼吸、咳嗽、胸部叩击等;按医嘱给予消炎、止喘药。

依据:气道通畅是提高肺泡氧分压、排除体内CO_2的必要条件。

(4)做好血气分析的采血工作,按医嘱及时采血,采血时要隔绝空气,采血样后及时送检(室温下不超过15 min)。

依据:血样合格,测试结果才有意义,血气分析结果是病情变化的最客观的指标。

(5)注意用氧安全,如防明火。

(六)目标测试题

1.患者,王某,女,76岁,因急性广泛前壁心肌梗死急诊入院。1 h前患者突感心悸、气短、不能平卧,咳粉红色泡沫样痰。查体:BP 90/60 mmHg,R 28次/分,神清,坐位口唇发绀,两肺满布湿性啰音及哮鸣音。护士应给予患者的吸氧方法是(　　　)。

A.持续低流量吸氧　　　　　　B.间断低流量吸氧　　　　　　C.高流量吸氧

D.低流量30%乙醇湿化吸氧　　E.高流量30%乙醇湿化吸氧

2.患者,汪某,男,68岁,风湿性心脏瓣膜炎,二尖瓣狭窄10余年。3天前受凉后出现咳嗽,咳黄色黏痰,伴发热,体温最高为38.3 ℃,伴胸闷、心悸气短,自服感冒药后未见改善,急诊以"风湿性心脏瓣膜炎、心衰、肺部感染"收入院。护士应给予该患者的吸氧方式是(　　　)。

A.持续低流量吸氧　　　　　　B.间断低流量吸氧　　　　　　C.间断高流量吸氧

D.低流量30%乙醇湿化吸氧　　E.间断高流量30%乙醇湿化吸氧

3.缺氧时,突出的临床表现是(　　　)。

A.皮肤湿冷,意识丧失　　　　B.面色潮红,脉搏微弱　　　　C.辗转反侧,呻吟不止

D.烦躁不安,口唇发绀　　　　E.头晕眼花,血压下降

4.下列关于氧气筒的描述错误的是(　　　)。

A.筒内可耐高压达15 MPa

B.可纳氧约6000 L

C.将总开关顺时针方向旋转即可放出氧气

D.将总开关逆时针方向旋转即可放出氧气

E.气门和氧气表相连

5.下列哪项不是给氧的适应证?(　　)

A.血胸　　　　　B.肺水肿　　　　　C.急性胃炎　　　　D.安眠药中毒　　E.心力衰竭

6.装氧气表前,先打开总开关是为了(　　)。

A.了解氧气筒内是否有氧气　　　　　　　　B.了解气体流出是否通畅

C.了解筒内氧气流量大小　　　　　　　　　D.了解筒内氧气压力大小

E.清洁气门,避免灰尘吹入氧气表内

7.开、关氧气表的正确顺序是(　　)。

A.开总开关—开流量表—关总开关—关流量表—放余氧

B.开流量表—开总开关—关流量表—关总开关

C.开总开关—开流量表—关流量表—关总开关—放余氧

D.开流量表—开总开关—关流量表—关总开关—放余氧

E.开总开关—开流量表—关流量表—关总开关

8.在吸氧过程中,调整氧流量的方法是(　　)。

A.直接调节流量表　　　　　　　　　　　　B.直接调节总开关

C.拔出鼻导管调节流量　　　　　　　　　　D.关总开关,再调节流量

E.以上均不正确

9.关于漏斗法给氧的描述,错误的是(　　)。

A.此法简便易行　　　　　B.不刺激黏膜　　　　　　C.适用于婴幼儿

D.耗氧量大　　　　　E.漏斗距口鼻6~10 cm

10.鼻导管给氧,氧流量为8 L/min时,氧浓度为(　　)。

A.53%　　　　　B.29%　　　　　C.33%　　　　D.25%　　　　E.36%

11.下列关于氧气筒的存放,错误的是(　　)。

A.做到防震、防火、防油、防热　　　　　　B.搬运时避免撞倒,以防爆炸

C.距火炉5 m,距暖气1 m　　　　　　　　D.螺旋口上定期上油,以免生锈

E.分别悬挂"空"或"满"的标志

12.某肺心病患者,伴呼吸衰竭、呼吸困难,并出现精神症状,给氧方法是(　　)。

A.低流量、低浓度持续给氧　　　　　　　　B.加压给氧

C.低流量、低浓度持续20%乙醇湿化给氧　　D.低流量间断给氧

E.高流量、高浓度持续给氧

答案　1.E　2.A　3.D　4.C　5.C　6.E　7.C　8.E　9.E　10.A　11.D　12.A

(林　静)

实训四十二　吸　痰　术

(一)学习目标

(1)掌握吸痰术的操作步骤及注意事项。

(2)会使用电动吸引器吸痰,了解电动吸引器的维修。

(3)熟悉电动吸引器的保养方法。

(二)情景病例

病例1:患者,女,50岁,神志清楚,呼吸困难,明显发绀,痰鸣音明显,咳痰不畅。医生医嘱(临时):
吸痰。

请问:1.该患者目前存在的主要问题是什么?
　　　2.如何保证该患者呼吸道通畅?
　　　3.吸痰的具体方法是什么?

(三)方法

【评估】

1.目的

(1)清除呼吸道分泌物,保持呼吸道通畅。

(2)促进呼吸功能,改善肺通气。

(3)预防并发症。

2.生理状况

(1)意识状态、生命体征,特别是呼吸状况、呼吸困难和发绀情况等。

(2)呼吸有无鼾声,双肺呼吸音,有无痰鸣音。口腔黏膜有无异常等。

3.心理状态　患者的焦虑、恐惧等反应。

4.社会状态　患者对吸痰方法的认识及配合程度。

5.检查治疗　患者是否进行吸氧。

【计划】

1.目标

(1)患者及家属能理解吸痰的目的及注意事项。

(2)患者呼吸困难症状得到改善。

2.用物准备　治疗盘内:无菌止血钳和纱布,无菌持物钳、一次性12～14号吸痰管数根、一次性手套,无菌生理盐水、剪刀、负压吸引装置1套,必要时备压舌板、开口器、舌钳。

3.患者及环境的准备

(1)患者或家属准备:卧位正确,了解吸痰方法及注意事项。

(2)环境准备:安静、整洁、宽敞及光线适宜。

(3)护士的自我准备:衣帽整洁,洗手、戴口罩。

【实施】

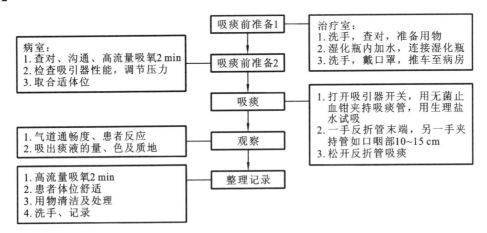

(四)注意事项

(1)使用前对负压吸引器进行预试。进行负压调节,成人40.0～53.3 kPa,儿童小于40.0 kPa。

(2)严格执行无菌操作。

①如需分别由鼻、口腔、气管插管或气管套管吸痰时,应每一部位各用1根吸痰管,防止上呼吸道感染播散到下呼吸道。

②每吸痰1次,更换1次吸痰管。

③口腔护理,防止口腔内感染。

④贮液瓶和连接胶管应每日清洁和消毒。

⑤用无菌止血钳夹持吸痰管,吸痰管的插入部分不可用手触碰。

(3)吸痰动作要轻柔,防止损伤黏膜。

(4)避免缺氧。

①吸痰前和两次抽吸之间,应给患者吸氧。

②吸痰时,每次吸引时间不超过 15 s。

③所用的吸痰管,其外径不得超过套管口径的 1/2,以免阻塞呼吸道,加重缺氧。

(5)稀释痰液。痰液黏稠时,可使用雾化吸入方法稀释痰液。

(6)电动吸引器吸痰,使用时间不宜过久,每次不可超过 2 h。

(7)贮液瓶内应先放入少许消毒液,瓶内吸入的液体应及时倾倒,不得超过 2/3 满,以免液体吸入马达内损坏机器。

(五)对应的病例分析

1.该患者目前存在的主要问题是什么?

清理呼吸道无效,气体交换受损。

2.如何保证该患者呼吸道通畅?

进行深呼吸、有效咳嗽、胸壁振荡与叩拍、体位引流、吸痰、雾化吸入。

3.吸痰的具体方法是什么?

(1)打开开关,用无菌止血钳夹持吸痰管试吸。

(2)神志清楚者请患者自行张口,昏迷者用压舌板助其张口。

(3)在无负压下折叠吸痰管,将吸痰管插入口腔,放开导管,吸净口腔痰液。

(4)更换吸痰管,将吸痰管送到气管预定部位,左手手指折叠导管末端,以免产生负压损伤黏膜,稍退 0.5～1 cm,以游离吸痰管的尖端,以免损伤气管黏膜,从深部左右轻轻旋转,边吸边向上提拉。

(5)吸净痰液,关负压开关。每次吸引时间不能超过 15 s。

(六)目标测试题

1.机械吸痰时间每次不超过多少?(　　　)

A. 15 min　　　B. 15 s　　　C. 30 s　　　D. 3 min　　　E. 2 min

2.电动吸引器吸痰是利用了(　　　)的原理。

A. 正压作用　　B. 负压作用　　C. 空吸作用　　D. 静压作用　　E. 虹吸作用

3.为小儿吸痰时,负压一般不宜超过(　　　)。

A. 13.3 kPa　　B. 24.3 kPa　　C. 40.0 kPa　　D. 53.3 kPa　　E. 70.0 kPa

4.吸痰前下列检查方法错误的是(　　　)。

A. 吸痰管号码是否合适

B. 电源电压 220 V 与吸引器的电压要求是与 110 V 相匹配

C. 吸引器各管道连接是否正确

D. 安全瓶内是否加入少量消毒剂

E. 吸引器的吸力是否正常

5.痰液黏稠时可采用下列哪些方法?(　　　)

A. 背部叩击　　B. 体位引流　　C. 胸壁振荡　　D. 雾化吸入　　E. 以上均不正确

6.用吸痰管进行吸痰的方法是(　　　)。

A. 上下移动导管进行吸痰　　　　B. 左右移动导管进行吸痰　　　　C. 左右旋转向上提吸

D. 自下而上吸　　　　E. 自上而下吸

7.电动吸痰法最主要的目的是(　　　)。

A. 促进呼吸道纤毛运动　　　　B. 促进 IgE 分泌　　　　C. 保持呼吸道无菌

D. 保持呼吸道湿润　　　　E. 保持呼吸道通畅

8.气管内吸痰一次吸引时间不宜超过 15 s,其主要原因是(　　)。

A.吸痰器工作时间过长易损坏

B.通过吸痰管的痰液过多易阻塞

C.引起患者刺激性呛咳造成不适

D.使患者缺氧和发绀

E.引起呼吸道细菌感染

9.下列吸痰法操作不正确的是(　　)。

A.使用前检查吸引器功能及电源电压

B.每根吸痰管只用 1 次

C.吸痰时宜反复上下提插以保证吸净

D.每次吸痰时间不宜超过 15 s

E.插管时要开放"Y"形侧孔或反折吸痰管

10.吸痰操作方法,下列哪项叙述不妥?(　　)

A.患者头转向操作者一侧

B.应用同一个鼻导管吸痰,先吸口腔痰液再自鼻腔吸引

C.昏迷患者用压舌板帮助张口

D.吸痰管插入口腔颊、咽部吸尽分泌物

E.吸痰时动作轻柔,防止损伤呼吸道黏膜

答案　1.B　2.B　3.C　4.B　5.E　6.C　7.E　8.D　9.C　10.B

(林　静)

实训四十三　洗　胃　术

(一)学习目标

(1)掌握各种洗胃术的操作方法、注意事项。

(2)掌握洗胃的禁忌证、适应证。

(3)熟悉常用洗胃溶液。

(二)情景病例

病例 1:患者,男,26 岁,农民,有机磷农药中毒。患者神志不清,呼气有大蒜味。颜面苍白,皮肤湿冷,大汗,双侧瞳孔明显缩小,对光反射消失,流泪。口唇轻度发绀,流涎。医嘱:洗胃,立即执行。

请问:1.洗胃的适应证与禁忌证有哪些?

　　　2.幽门梗阻洗胃注意什么?

　　　3.中毒较重的患者洗胃取何体位? 为什么?

　　　4.洗胃液的量、温度各有何要求?

(三)方法

【评估】

1.目的

(1)解毒。可清除胃内毒物或刺激物,减少毒物的吸收,用于急性服毒或食物中毒的患者。服毒后 4～6 h 内洗胃最有效。

(2)减轻胃黏膜水肿。幽门梗阻的患者,通过胃灌洗,将胃内潴留食物洗出,减少潴留物对胃黏膜的刺激,从而消除或减轻胃黏膜水肿与炎症。

(3)为某些手术或检查做准备,如胃肠道手术前。

2.生理状况　患者的病情、生命体征、意识状态及瞳孔的变化、口鼻腔黏膜情况、有无活动义齿、口中气味等。

3.心理状态　患者的焦虑、恐惧等反应。

4.社会状态　患者对洗胃方法的认识及配合程度。

5.检查治疗

(1)毒物的种类、性质、浓度、量、中毒时间及来院前的处理措施等。

(2)患者是否曾经呕吐过及有无洗胃禁忌等。

【计划】

1.目标

(1)患者及其家属了解洗胃的目的与注意事项,有安全感。

(2)患者洗胃效果好,无其他并发症的发生。

2.用物准备

★ 口服催吐法

治疗盘内置:量杯或水杯、压舌板、水温计、弯盘、小方纱布、橡胶单或橡胶围裙;洗胃液(1 万～2 万 mL),水温为 25～38 ℃;水桶 1 只、污桶 1 只。

★ 电动吸引器洗胃法

(1)治疗盘内置:弯盘、治疗碗、胃管、镊子、压舌板、注洗器、纱布块、石蜡油、胶布、无菌棉签、量杯、橡胶单、中单、污水桶、手电、洗胃液(温度 25～38 ℃,量 1 万～2 万 mL),必要时备无菌压舌板、张口器、牙垫、舌钳、检验标本容器或试管、毛巾、输液瓶、输液导管。

(2)电动吸引器(包括安全瓶及 5000 mL 容量的贮液瓶)、Y 形三通管、调节夹或止血钳、输液架。

★ 全自动洗胃机洗胃法

(1)同电动吸引器洗胃法。

(2)自动洗胃机一台。

3.患者及环境的准备

(1)患者或家属准备:卧位正确,能了解催吐洗胃方法的应用过程。

(2)环境准备:安静、整洁、宽敞及光线适宜。

(3)护士的自我准备:衣帽整洁,洗手、戴口罩。

【实施】

★ 口服催吐法

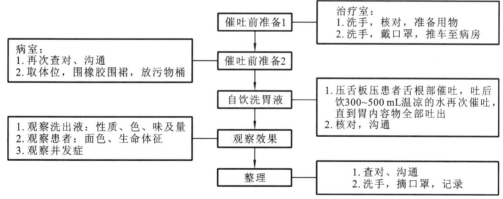

★ 电动吸引器洗胃法

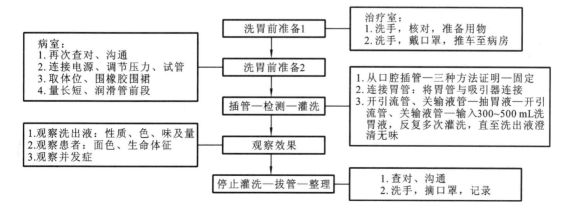

★ 全自动洗胃机洗胃法

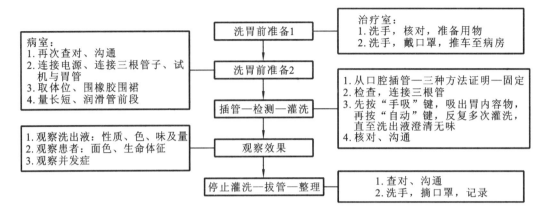

（四）注意事项

(1)急性中毒能配合者,应迅速采用"口服催吐法"。中毒物质不明时,应抽取胃内容物送检,洗胃溶液可暂时用温开水或等渗盐水,待毒物性质明确后再采用对抗剂洗胃。

(2)密切观察患者生命体征及有无异常情况,如患者出现腹痛、流出血性液体或有虚脱表现,应立即停止操作,并通知医生进行处理。

(3)认真做好记录,如灌注液名称、液量(每次灌入量不得超过 500 mL)、洗出液的数量、颜色、气味等。

(4)明确洗胃禁忌证。

①吞服强酸强碱类腐蚀性药物的患者禁忌洗胃。

②急性心肌梗死、重症心力衰竭、严重心律失常和极度衰竭者不宜洗胃。

③消化道溃疡、食管梗阻、食管静脉曲张、胃癌等患者一般不做洗胃。

④昏迷者应谨慎洗胃。

(5)自动洗胃机洗胃前应做预试,检查运转是否正常。

（五）对应的病例分析

1.洗胃的适应证与禁忌证有哪些?

1)适应证

(1)解毒:可清除胃内毒物或刺激物,减少毒物的吸收。

(2)减轻胃黏膜水肿。

(3)为某些手术或检查做准备如胃肠道手术前。

2)禁忌证 吞服强酸强碱类腐蚀性药物患者切忌洗胃;消化道溃疡、食管梗阻、食管静脉曲张、胃癌等患者一般不做洗胃;急性心肌梗死、重症心力衰竭、严重心律失常和极度衰竭者不宜洗胃。

2.幽门梗阻洗胃注意什么?

空腹或饭后 4～6 h 洗胃,记录准确的胃潴留量。

3.中毒较重的患者洗胃取何体位? 为什么?

取左侧卧位,幽门的位置高,可以防止胃内容物进入小肠,减少毒物的吸收。

4.洗胃液的量、温度各有何要求?

每次洗胃液的灌入量为 300～500 mL,温度为 25～38 ℃。

（六）目标测试题

1.下列药物中毒时禁忌服用蛋白质、脂肪等食物的是(   )。

A. 敌敌畏   B. 安眠药   C. 敌百虫   D. DDT   E. 磷化锌

2.幽门梗阻患者洗胃时间应选择在(   )。

A. 饭前 1 h   B. 饭前 2 h   C. 饭后 1～2 h

D. 饭前半小时   E. 饭后 4～6 h

3.电动吸引器洗胃法是利用(   )。

A. 虹吸原理　　　B. 正压原理　　　C. 负压原理　　　D. 空吸原理　　　E. 液体静压原理

4. 为中毒较重的患者洗胃时所采取的体位是(　　)。

A. 屈膝仰卧位　　B. 左侧卧位　　　C. 右侧卧位　　　D. 仰卧位　　　　E. 截石位

5. 口服催吐灌洗液的温度是(　　)。

A. 22~24 ℃　　B. 25~38 ℃　　C. 39~41 ℃　　D. 40~45 ℃　　E. 42~43 ℃

6. 下列哪种患者禁止洗胃?(　　)

A. 农药中毒　　　　　　　B. 昏迷　　　　　　　　　C. 十二指肠溃疡

D. 腹主动脉瘤　　　　　　E. 近期内有上消化道大出血

7. 服毒后,最佳洗胃时间是(　　)。

A. 6 h 内　　　B. 7 h 内　　　C. 8 h 内　　　D. 9 h 内　　　E. 10 h 内

8. 以下哪些患者不宜洗胃?(　　)

A. 胃癌　　　　B. 幽门梗阻　　C. 昏迷　　　　D. 误服强酸　　E. 消化道溃疡

9. 药物中毒忌用碳酸氢钠溶液洗胃的是(　　)。

A. 敌百虫　　　B. 敌敌畏　　　C. 乐果　　　　D. 地西泮　　　E. 氰化物

10. 某山区一名患者,误服农药,意识清楚,配合治疗,首选的洗胃方法为(　　)。

A. 全自动洗胃机洗胃法　　　　　B. 漏斗胃管洗胃法　　　　C. 注洗器洗胃法

D. 电动吸引器洗胃法　　　　　　E. 口服催吐法

答案　1. E　2. E　3. C　4. B　5. B　6. E　7. A　8. D　9. A　10. E

(林　静)

实训四十四　人工呼吸机的使用

(一)学习目标

(1)掌握人工呼吸机的使用方法、注意事项及并发症。

(2)掌握呼吸机主要参数的设置。

(3)熟悉人工呼吸机使用的适应证和禁忌证。

(二)情景病例

病例1:患者,女,32岁,肺炎。因突发呼吸暂停2次,昏迷4 h入院。患者于入院前6 h在诊所突发呼吸暂停,经抢救2 min后恢复自主呼吸,立即转入我院进一步治疗,入院时再次突发呼吸暂停,立即对患者使用简易人工呼吸机,20 min后使用人工呼吸机。

请问:1. 使用简易人工呼吸机的频率及每次挤压气体量是多少?

2. 人工呼吸机的观察指标及使用参数是什么?

3. 使用人工呼吸机的有效指标是什么?

(三)方法

【评估】

1. 目的

(1)维持和增加机体通气量。

(2)纠正威胁生命的低氧血症。

2. 生理状况　患者的病情、意识状态、呼吸、脉搏、有无自主呼吸、呼吸型态、呼吸道是否通畅及有无活动义齿等情况。

3. 心理状态　患者的焦虑、恐惧等反应。

4. 社会状态　患者对使用人工呼吸机的认识及配合程度。

5.检查治疗　患者的血气分析结果等。

【计划】

1.目标

(1)患者及其家属能了解人工呼吸机使用技术的目的与注意事项,有安全感,愿意配合。

(2)患者使用人工呼吸机效果明显,无其他并发症的发生。

2.用物准备

★ 简易人工呼吸机使用

治疗盘内置:简易呼吸机一套、手套、弯盘、镊子、小方纱布。

★ 人工呼吸机使用

根据医嘱选择呼吸机的类型(定压型、定容型、混合型),其他用物同简易呼吸法,必要时准备氧气装置。

3.患者及环境的准备

(1)患者及家属准备:了解人工呼吸机的使用过程及注意事项,愿意配合。

(2)环境准备:安静、整洁、安全及光线适宜。

(3)护士的自我准备:衣帽整洁,洗手、戴口罩。

【实施】

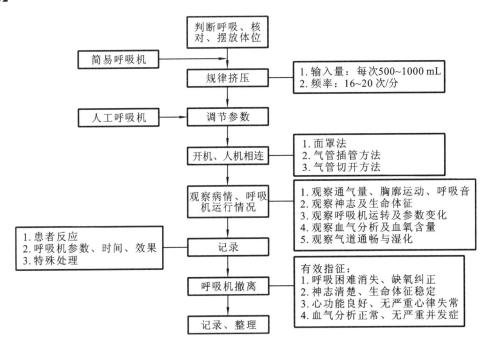

(四)注意事项

(1)避免损伤肺组织。挤压呼吸囊时,压力不可过大,挤压呼吸囊的 1/3～2/3 为宜。

(2)避免影响患者的自主呼吸。患者有自主呼吸时,应按患者的呼吸动作加以辅助。如清醒患者,边挤压呼吸囊边指导患者"吸气……""呼气……"。

(3)使用呼吸机必须准备简易呼吸机,以防因呼吸机突然故障或停电时急救。

(4)呼吸机报警应查明原因。在未明报警原因之前不能消除报警信号。

(5)随时观察机器的运转情况。气道压力骤降或骤升,常提示接管脱落、气囊破裂、管道泄漏、气泵故障或管道阻塞等。

(6)定期放出套囊内气体(气管插管或气管切开的套囊内),每 4 h 放一次,一次 3～5 min。

(7)加强气道湿化,使痰液稀薄而易于咳出、吸出。

(8)随时观察机器的工作参数。如患者有自主呼吸,观察是否与呼吸机同步。

（五）对应的病例分析

1.使用简易人工呼吸机的频率及每次挤压气体量是多少?

输入量:每次 500 mL 左右。频率:16～20 次/分。

2.人工呼吸机的观察指标及使用参数是什么?

(1)通气量及呼吸音;神志及生命体征;呼吸机运转及参数变化;血气分析及血氧含量;气道通畅与湿化。

(2)使用参数:呼吸频率,10～16 次/分;通气量,8～10 L/min;潮气量,10～15 mL/kg;呼吸时比,1:(1.5～2);呼气压力,0.147～1.96 kPa;呼气末正压,0.49～0.98 kPa;吸入氧浓度 30%～40%。

3.使用人工呼吸机的有效指标是什么?

呼吸困难消失,缺氧纠正;神志清楚,生命体征稳定;心功能良好;血气分析正常;无严重心律失常。

（六）目标测试题

1.应用人工呼吸机时,患者通气过度的表现是(　　　)。

A.皮肤潮红、多汗、呼吸深大　　　　　　　　　B.表浅静脉充盈,有弹性

C.出现抽搐、昏迷　　　　　　　　　　　　　　D.呼吸音清晰,胸部起伏规律

E.烦躁、血压升高、脉搏增快

2.使用人工呼吸机的适应证包括(　　　)。

A.外科患者术后呼吸的支持　　　B.气体交换功能障碍　　　　C.呼吸肌活动障碍

D.麻醉术后呼吸机支持　　　　　E.肺结核

3.使用人工呼吸机的禁忌证包括(　　　)。

A.中度以上的活动性咯血　　　　B.呼吸衰竭　　　　　　　　C.气管胸膜瘘

D.大量胸腔积液　　　　　　　　E.心肌梗死或严重的冠状动脉供血不足

4.呼吸机给氧的常用通气模式有(　　　)。

A.控制性通气　　B.呼气末正压　　　C.呼吸末正压　　D.吸气末正压　　E.辅助/控制通气

答案　1.C　2.C　3.C　4.B

（林　静）

实训四十五　尸体护理技术

（一）学习目标

(1)掌握死亡的诊断标准。

(2)熟悉死亡的分期及特征。

(3)熟悉尸体护理的操作。

(4)了解尊重死者的人格、尊严,关心、体贴丧亲者的重要性。

（二）情景病例

病例1:患者,女,70岁。2012年12月8日9时入院。诊断:肝癌晚期。患者入院得知自己的病情后,情绪异常,抱怨家人不关心,指责医护人员不尽力,在治疗护理中配合差。12月18日10时30分,患者病情加重,经医务人员抢救无效死亡。

请问:1.患者入院时的心理反应属于哪个阶段?

2.针对患者入院初期的特殊心理反应,护士应如何护理?

3.尸体护理的目的是什么?

（三）方法

【评估】

(1)目的

①保持尸体清洁,维护尸体适宜的姿势及外观,易于识别。

②安慰家属,减轻哀痛。

(2)患者诊断、治疗、抢救过程、死亡原因及时间。

(3)患者尸体清洁程度,有无伤口、引流管等。

(4)死者家属对死亡的态度。

【计划】

1.目标

(1)尸体整洁,无渗液,维持良好的尸体外观,表情安详,易于辨认。

(2)死者家属能配合护士进行尸体料理。

2.用物准备

(1)治疗盘内用物:衣裤、尸体识别卡3张、不脱脂棉球、绷带、弯止血钳、剪刀、梳子、松节油、尸单。

(2)擦洗用具、屏风。

(3)有伤口者备换药敷料,必要时备隔离衣与手套。

3.患者及环境的准备

(1)患者准备:停止死者一切治疗与护理。

(2)环境准备:安静、肃穆,注意用屏风遮挡。

(3)护士的自我准备:衣帽整齐,洗手,戴口罩。

【实施】

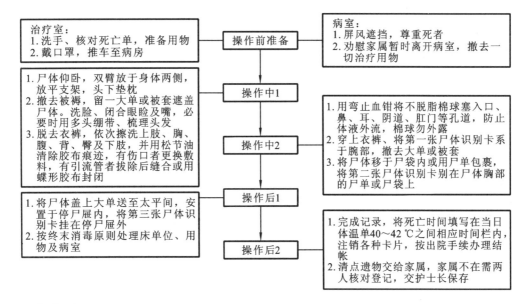

（四）注意事项

(1)若家属不在,医院应尽快通知家属来探视遗体。

(2)必要时用绷带制成四头带托住下颌,使嘴闭合。

(3)如死者为传染病患者,应按传染病终末消毒处理。

(4)如无家属在场,应由两名护士清点死者遗物,列单交护士长妥为保管,以便日后交还家属或所在单位。

（五）对应的病例分析

1.患者入院时的心理反应属于哪个阶段?

患者的心理反应属于愤怒期阶段。

2.针对患者入院初期的特殊心理反应,护士应如何护理?

(1)护理人员要有爱心、耐心、认真倾听患者的倾诉,应将患者的发怒看成是一种有益于健康的正常行为。允许患者以发怒、抱怨、不合作的行为来宣泄内心的不满及恐惧,同时应注意预防意外事件的发生。

(2)给患者提供表达或发泄内心的适宜环境。

(3)做好患者家属和朋友的工作,给予患者关爱、理解、同情和宽容。

3.尸体护理的目的是什么?

(1)保持尸体清洁,维护尸体适宜的姿势及外观,易于识别。

(2)安慰家属,减轻哀痛。

（六）目标测试题

1.赵先生,77岁,肝癌晚期。护士根据患者最近的表现判断,该患者进入了心理协议期。下列哪项是此期应有的表现?（　　　）

A.患者喜欢由自己喜爱的人陪伴　　　　　　　B.患者变得很平静,对外界反应冷漠

C.患者积极配合治疗,以换取生命的延续　　　D.患者否认自己的病情,认为不可能

E.患者经常抱怨、挑剔甚至斥责家属和医务人员

2.患者,赵某,男,50岁,患尿毒症,目前神志不清,肌张力消失,心音低钝,脉搏细弱,血压下降,呈间歇呼吸,请问患者属于哪一期?（　　　）

A.濒死期　　　　　　　B.临床死亡期　　　　　　　C.生理学死亡期

D.生物学死亡期　　　　E.脑死亡期

3.患者,王某,男,54岁,患肺癌广泛转移,病情日趋恶化,患者心情不好,对医务人员工作不满,常对其陪伴亲属发脾气。你认为该患者的心理反应处于哪个阶段?（　　　）

A.忧郁期　　　　　B.愤怒期　　　　　C.协议期　　　　　D.否认期　　　　　E.接受期

4.对濒死期患者的心理护理下列哪项不妥?(　　)

A.理解患者的心理需求　　　　　　　　　　B.对患者攻击行为应无声地接受

C.尽量满足患者的意愿　　　　　　　　　　D.对患者否认期的言行应好心矫正

E.语言亲切,照顾要周到

5.对死者家属的护理不包括(　　)。

A.说明患者的病情及抢救过程　　　　　　　B.对患者遗物的整理与移交

C.态度真诚,表示同情、理解　　　　　　　D.有条件者,做好对死者家属的随访

E.尸体护理时,请家属在旁以便安慰

6.尸体护理时,需将尸体放平,头下垫一软枕,其目的是(　　)。

A.保持良好姿势　　　　　　　B.避免头面部充血发紫　　　　　　　C.保持气道通畅

D.防止下颌骨脱位　　　　　　E.便于进行尸体护理操作

答案　1.C　2.A　3.B　4.D　5.E　6.B

(崔海娜)

第十一章 医疗护理文件书写技术

实训四十六　医嘱的处理

（一）学习目标

(1) 掌握正确处理医嘱的方法和注意事项。

(2) 掌握医嘱的种类和处理流程。

(3) 了解用计算机处理医嘱的方法。

（二）情景病例

病例 1：患者，男，30 岁，于两天前淋雨受凉后高热，最高达 40 ℃，服用退烧药后多汗，体温下降，但不久又高热，并有咳嗽，痰不多，白色黏痰，咳时伴有胸痛，急诊入院。查体：体温 39.6 ℃，脉搏 96 次/分，呼吸 21 次/分，血压 120/80 mmHg，两肺底可闻及干湿性啰音，心脏及腹部检查正常。医嘱：急查血常规，胸部 X 线摄片，青霉素皮试，青霉素 400 万 U 静脉点滴 bid。

请问：1. 上述医嘱各属于哪一类？

　　　2. 如何处理各类医嘱？

（三）方法

【评估】

1. 目的

(1) 正确处理医嘱。

(2) 掌握医嘱的种类。

2. 病区患者的情况　如新入院患者、危重患者、手术患者、出院患者等情况。

【计划】

1. 目标　患者能得到正确的治疗方案，患者住院期间不发生差错等医疗事故。

2. 用物准备

(1) 红、蓝（黑）笔、圆珠笔、铅笔、橡皮、直尺。

(2) 医嘱单、各种治疗单（卡）、通知单。

3. 护士及环境的准备

(1) 护士的自我准备：衣着整洁，洗手、戴口罩。

(2) 环境准备：病室整洁、安静、舒适、光线充足。

【实施】

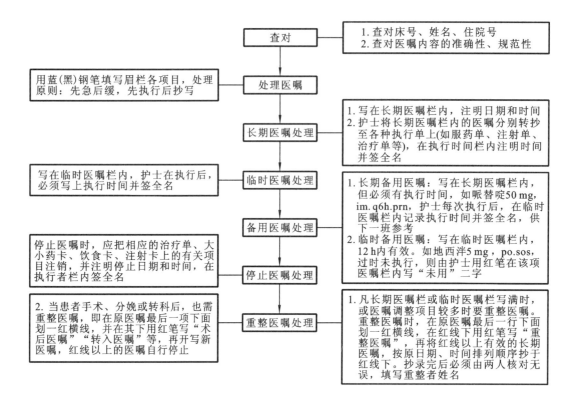

(四)注意事项

(1)护士在处理医嘱的过程中,应认真、细致、及时、准确,字迹整齐、清楚,不得进行涂改。

(2)所有医嘱必须有医生签名方为有效。一般情况下不执行口头医嘱,在手术过程中或抢救时,医生提出口头医嘱,护士必须复述一遍,双方确认无误,方可执行。抢救结束后,必须由医生及时补写医嘱。

(3)护士应严格执行医嘱,但不能机械地处理和执行,如有疑问,应核对清楚,无误后方可执行。

(4)严格执行查对制度。医嘱必须每班小查对,每日查对,每周应进行总查对,查对者在登记本上注明查对时间,并签全名。

(5)对需下一班执行的临时医嘱,应进行交接班,并在交班记录上注明。

(五)对应的病例分析

1.上述医嘱各属于哪一类?

急查血常规,胸部 X 片,青霉素皮试属于临时医嘱;青霉素 400 万 U 静脉点滴 bid 属于长期医嘱。

2.如何处理各类医嘱?

(1)长期医嘱处理:医生开写长期医嘱单,注明日期和时间,并签上全名。护士将长期医嘱单上的医嘱分别转抄至各种执行卡上,转抄时必须注明执行的具体时间并签全名。定期执行的长期医嘱应在执行卡上注明具体的执行时间。

(2)临时医嘱处理:医生开写临时医嘱于临时医嘱单,注明日期和时间,并签上全名。需立即执行的医嘱,护士执行后,必须注明执行时间并签上全名。有限定执行时间的临时医嘱,护士应及时转抄至临时治疗本或交班记录本上。

(六)目标测试题

1.患者,董女士,24 岁。胆结石术后感到疼痛,为减轻患者疼痛,10am 医生开出医嘱:布桂嗪100 mg,im. sos,此项医嘱失效时间为(　　　)。

A. 当天 2pm   B. 当天 10pm   C.第二日 10am

D. 第二日 10pm   E. 医生开出停止时间

2.患者,张某,因甲型病毒性肝炎,必须行消化道隔离,此项内容属于(　　　)。

A.长期医嘱　　　　　B.长期备用医嘱　　　　　C.临时医嘱

D.临时备用医嘱　　　　　E.即刻执行的医嘱

3.患者,刘某,即将行胃大部切除术,术前医嘱:阿托品 0.5 mg,im,st,护士首先应做的是(　　)。

A.将其转抄至长期医嘱单上　　　　　B.将其转抄至临时医嘱单和治疗单上

C.在该项医嘱前用蓝色笔划"√"标记　　　　　D.转抄至交班报告上,以便下一班护士查阅

E.即刻给患者皮下注射阿托品 0.5 mg

4.护士执行医嘱时,应先执行(　　)。

A.停止医嘱　　　　　B.新开的长期医嘱　　　　　C.临时医嘱

D.临时备用医嘱　　　　　E.长期备用医嘱

5.患者,刘先生,65 岁,行胃大部切除术 2 天,需密切观察病情,巡视患者的适宜时间为(　　)。

A.每 5～10 min 一次　　　　　B.每 15～30 min 一次　　　　　C.每 30～60 min 一次

D.每 1～2 h 一次　　　　　E.每日 2 次

答案　1.B　2.A　3.E　4.C　5.B

(崔海娜)

实训四十七　特别护理记录单的使用

(一)学习目标

(1)掌握特别护理记录单的记录方法及要求。

(2)掌握特别护理记录单的书写内容。

(3)熟悉特别护理记录单的书写意义。

(二)情景病例

病例 1:患者,男,40 岁,4 h 前因车祸伤急诊入院。查体:腹部明显膨隆,叩诊有移动性浊音;腹腔穿刺抽出不凝血。T36.7 ℃,P130 次/分,R28 次/分,BP70/50 mmHg,CVP3 cmH$_2$O。患者烦躁不安,面色苍白,肢体湿冷。受伤后未解小便,保留导尿管引流出尿液 90 mL。初步诊断为"腹部闭合性损伤、肝脾破裂? 创伤性休克"。

请问:1.护士护理此患者时需要应用哪种记录单进行记录?

　　　2.病情记录需要记录哪些内容?

(三)方法

【评估】

1.目的

(1)监测和分析患者的生命体征及病情的变化,利于患者的病情诊断与治疗。

(2)为医疗、教学、科研提供科学的资料。

(3)能强化护患关系沟通,提高医院医疗护理质量及管理水平。

2.病区患者的情况　如新入院患者、危重患者、手术患者、出院患者等情况。

【计划】

1.目标

(1)患者或家属了解特别护理记录单的内容。

(2)患者或家属了解患者病情变化时的临床表现。

2.用物准备　特别护理记录单,红、蓝(黑)色笔。

3.患者及环境的准备

(1)患者准备:了解记录特别护理记录单的目的。

(2)环境准备:护士站整洁、安静、宽敞、明亮。

(3)护士的自我准备:衣着整洁。

【实施】

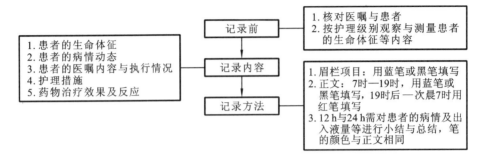

(四)注意事项

(1)记录要求:准确、及时、清晰、无涂改。笔的颜色应根据内容与时间而异。

(2)记录生命体征与液体出入量时,不用书写数量单位。病情观察的书写应简明扼要,重点突出,应避免反复记录雷同的内容。护理措施的记录应既体现独立性护理措施又体现依赖性护理措施。

(3)护理记录过程中要体现患者身心方面的变化,并把健康教育的内容恰如其分地记录在其中。另外,要把护理查房、护理病例讨论等有关患者的护理内容也加入其中。

(4)护理记录要前后呼应,即有一定的连续性。

(5)护理记录单有关内容要与医疗记录相吻合,以免引起法律纠纷。

(五)对应的病例分析

1.护士护理此患者时需要应用哪种记录单进行记录?

应用危重患者记录单。

2.病情记录需要记录哪些内容?

重点记录患者病情的客观动态变化、护理措施及实施效果,如主诉、生命体征变化、皮肤、饮食、排泄、用药反应等异常情况。

(六)目标测试题

1.危重患者护理记录单记录内容不包括(　　　)。

A.生命体征　　　　　　　　B.手术过程中的情况　　　　　　C.家属的态度

D.治疗效果　　　　　　　　E.病情动态

2.患者入院后,护士为其进行的入院评估记录在(　　　)。

A.2 h内完成　　　B.4 h内完成　　　C.8 h内完成　　　D.24 h内完成　　　E.48 h内完成

3.根据患者的情况,护士下班时最需要交班的内容是(　　　)。

A.患者食欲下降　　　　　　B.患者口腔有异味　　　　　　C.患者有饥饿感

D.患者睡眠不佳　　　　　　E.患者呼气有哮鸣音

答案　1.C　2.A　3.E

(崔海娜、林　静)

实训四十八　病室护理交班报告的书写

(一)学习目标

(1)掌握病室护理交班报告的交班内容。

(2)掌握病室护理交班报告的书写顺序。

（3）熟悉病室护理交班报告的书写要求。

（二）情景病例

病例1：某呼吸内科病区，截止2014年10月8日16：30，患者总数40人，当日新入院的患者1人，出院患者1人，无危重患者。新入院患者，女性，23岁，"咳嗽、咳痰、发热3天"。于8：30入院，入院时T39.6 ℃，P120次/分，R28次/分，BP120/80 mmHg。X线检查：右肺下叶可见密度增高均匀一致的阴影。初步诊断：大叶性肺炎。医嘱：生理盐水500 mL，头孢哌酮2 g，每天2次，静脉点滴，物理降温，监测体温变化。9：00进行物理降温及静脉输液，13：00液体输完，无输液反应发生。部分时间段测得生命体征如下：10：00，T38.9 ℃，P110次/分，R22次/分；12：00，T38.4 ℃，P110次/分，R20次/分；16：00，T38 ℃，P100次/分，R20次/分。

请问：1.护士交接班时的"三清"及"四交接"的内容是什么？
2.书写交接班报告的顺序是什么？

（三）方法

【评估】

1.目的

（1）利于接班护士了解病区情况，如患者的病情动态、治疗和护理情况。

（2）保持医疗护理工作的连续性。

（3）为医疗、教学、科研提供科学的资料。

（4）提高医院医疗护理质量及管理水平。

2.病区患者的情况 如新入院患者、危重患者、手术患者、出院患者等情况。

【计划】

1.目标

（1）患者或家属了解护士书写病区报告的目的。

（2）患者或家属了解护士交接班的时间与注意事项。

2.用物准备 病室报告，红、蓝（黑）笔。

3.患者及环境的准备

（1）患者准备：在交接班时间，患者或家属不离开病室。

（2）环境准备：病室整洁、安静、宽敞、明亮。

（3）护士的自我准备：衣着整洁。

【实施】

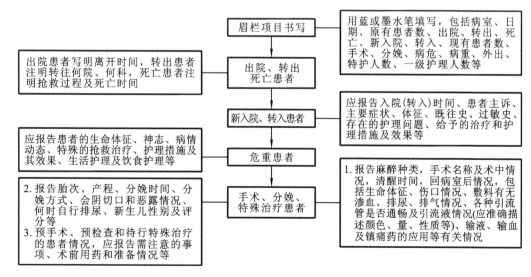

（四）注意事项

（1）经常巡视和了解患者的病情变化，及时、准确。

（2）书写内容应全面、客观、简明扼要、重点突出、无遗漏、不涂改。

（3）字迹清楚，日间用蓝（黑）笔书写，夜间用红笔书写。

（4）填写时，先写离开病室的患者（死亡、出院、转出、新入院、病情危重及特殊治疗与检查），并按床号、姓名、诊断、病情（简要记录）、治疗和护理等顺序书写。

（5）对新入院、转入、手术、分娩患者，在诊断的下方分别用红笔注明"新"、"转入"、"手术"、"分娩"，危重患者做红色标记"※"。

（6）应在交班前书写，注明页数并签署全名。

（五）对应的病例分析

1.护士交接班时的"三清"及"四交接"的内容是什么？

交班工作必须做到"三清"、"四交接"："三清"即病情清、治疗清、护理清；"四交接"即患者交接、处置交接、药品物品交接、环境交接。

2.书写交接班报告的顺序是什么？

第一，填写眉栏及文件上所列各项目：年、月、日，原有患者数，入院、出院、转入、转出患者数，危重、手术、分娩、死亡患者数，现有患者数。

第二，依据下列顺序，按床号先后书写报告。

①先写离开病区的患者数（出院、转出、死亡），并注明离开的时间，转往何科，或呼吸、心跳停止时间。

②进入病区的患者数（新入院、转入），注明由何科或何院转来。

③病区内本班次重点护理的患者，即手术、分娩、危重及有异常情况的患者。

（六）目标测试题

1.护士在书写病区报告时应先写（　　）。

A.危重患者　　　　B.新入院的患者　　　　C.手术的患者

D.死亡、转出的患者　　　　E.分娩的产妇

2.某护士在书写病室报告中记录了入院时间和方式，患者主诉和主要症状、体征，给予的治疗、护理措施和效果，需要重点观察的项目及注意事项等，主要针对（　　）。

A.手术患者　　　　B.危重患者　　　　C.出院患者

D.准备手术患者　　　　E.新入院患者

3.值班护士小谢正准备书写病室交班报告，下列患者中应首先交班的是（　　）。

A.转入患者　　　　B.分娩患者　　　　C.危重患者

D.手术患者　　　　E.出院患者

4.护士小李，需书写交班报告，首先应写（　　）。

A.4床，李某，上午10时转出　　　　B.18床，张某，上午9时入院

C.21床，于某，上午8时手术　　　　D.25床，王某，下午行胸腔穿刺术

E.41床，苏某，病情危重

5.对于产妇的交班内容一般不包括（　　）。

A.产式、产程、分娩时间　　　　B.自行排尿时间　　　　C.分娩前的准备

D.会阴切口及恶露情况等　　　　E.新生儿性别及评分

答案　1.D　2.E　3.E　4.A　5.C

（崔海娜）

附　　录

附录 A　基础护理技术操作考核评分标准

1. 铺备用床(被套式)法的评分标准

项　目		要　求	得分	扣分	备注
操作前10分	护士准备	衣、帽、鞋、口罩、手符合要求	2		
	环境准备	环境清洁	3		
	物品准备	按使用顺序备好	5		
操作过程80分	检查并固定床	掀开床垫检查	2		
	移床旁桌、椅	桌:距床头 20 cm	4		
		椅:距床尾大于 15 cm、动作要轻	4		
	整理床垫	扫床手法正确、床垫齐床头	2		
	铺床褥	中线对齐,无重复动作 先床头,后床尾	12		
	铺大单	中线对齐,动作不重复。先床头,后床尾,大单平整,手法正确	22		
	铺被套	齐床头,中线对齐,被套平整	20		
	套枕套	四角充实,平拖向床头 开口背对着门	8		
	移回床旁桌	手法轻	2		
	移回床尾椅	拿椅方法正确	2		
	整理、洗手	床刷放于床垫下,洗手方法正确	2		
评价10分	操作方法	操作省力,手法正确	5		
	操作效果	病床符合实用、耐用、舒适、安全、整洁、美观的原则	5		
总分			100		

2. 为卧床患者更换床单的评分标准

项　目		要　求	得分	扣分	备注
操作前10分	护士准备	衣帽整洁、修剪指甲、洗手、戴口罩	2		
	用物准备	用物齐全、摆放有序、便于操作	3		
	环境准备	环境整洁、温暖、无进餐和无菌操作	3		
	患者准备	体位、核对、解释	2		

项 目		要 求	得分	扣分	备注
操作过程80分	核对	按顺序将用物摆放到护理车上	4		
		推车至床旁,核对患者,解释操作目的、方法	4		
	更换床单	松床尾盖被,放妥各种引流管,协助患者侧卧	4		
		松开近侧各层床单,污染面向内卷至患者身下	4		
		清洁大单近侧展平,对侧卷塞于患者身下	4		
		患者再翻身,面向护士	4		
		污染大单放于扫床车的污物袋内	4		
		扫净床褥,铺好对侧床单	4		
		协助患者仰卧	4		
	更换被罩	松开被罩系带,手持棉胎前端呈"S"形折叠拉出,放在椅子上	4		
		将清洁被套正面向外平铺在污染被套上	4		
		同备用床法套被套,取出污染被套放入污物袋内	4		
		整理盖被,折成被筒,为患者盖好	4		
		一手托住患者头部,一手将枕头撤出,取下枕套,置于扫床车污物袋内	4		
		套好枕套,拍松枕头,置于患者头下	4		
	归位	协助患者取舒适卧位	5		
		床旁桌椅移回原处	5		
	整理	开窗通风换气,观察病情,询问需要	5		
		整理用物,将污染单送洗	5		
评价10分		沟通流畅 操作规范、熟练 患者舒适 整洁、实用、耐用	10		
总分			100		

3. 无菌技术基本操作的评分标准

项 目		操 作 要 点	得分	扣分	备注
操作前10分	护士准备	仪表端庄,衣帽整洁、修剪指甲、洗手、戴口罩	5		
	物品准备	用物齐备,摆放合理,在有效期内	3		
	环境准备	环境清洁、宽敞、定期消毒,操作台清洁、干燥	2		
操作过程80分	无菌持物钳的使用	检查无菌包名称、包布有无破损、潮湿、灭菌有效期及灭菌指示胶带,打开后检查灭菌指示卡是否变色,取出无菌容器及无菌持物钳(镊),在灭菌指示胶带上注明开包日期和时间,粘贴于无菌容器口边缘下方2 cm处	6		
		取放时前端闭合向下,不可触及边缘,用后立即放回容器内	4		

续表

项　目		操 作 要 点	得分	扣分	备注
操作过程80分	无菌容器的使用	检查无菌包名称、包布有无破损、潮湿、灭菌有效期及灭菌指示胶带，打开后检查灭菌指示卡是否变色，取出无菌容器及容器盖，盖上盖子。在灭菌指示胶带上注明开包日期和时间，粘贴于无菌容器口边缘下方2 cm处	3		
		打开容器盖、内面向上	1		
		用无菌持物钳从无菌容器内夹取无菌物品	3		
		用完立即将盖盖严；移动无菌容器时，手托底部	3		
	无菌包的使用	检查无菌包名称、包布有无破损、潮湿、灭菌有效期及灭菌指示胶带	2		
		先打开无菌治疗巾包一角(有系带者，卷好)；后打开其他三角使无菌物品暴露，检查灭菌指示卡是否变色	2		
		取物 取出部分物品：用无菌持物钳夹取所需物品，按原折痕包盖，在灭菌指示胶带上注明开包日期和时间，粘贴于包布开口处 取出全部物品：直接将包内无菌物品稳妥地放在准备好的无菌区域	6		
	无菌溶液的取用	清洁瓶身、查瓶签、药物质量	5		
		开瓶塞方法正确，瓶签置于掌心、冲洗瓶口、原处倒出	5		
		消毒、盖瓶塞方法正确，注明开瓶日期和时间，放回原处	5		
	铺无菌盘法	检查无菌包后打开，用无菌持物钳取治疗巾放回治疗盘中	5		
		铺盘 单层底铺盘法，双层底铺盘法	10		
	戴无菌手套	检查无菌手套灭菌日期、号码，包装是否完整	4		
		戴手套 分次提取法：一手取出手套，对准五指戴上；戴好手套的手指插入另一只手套的反折内面，取出手套，同法戴好 一次性取手套法：两手同时掀开手套袋开口处，分别取出手套；将两手套五指对准，先戴一只手，同法戴好另一只手	6		
		翻转手套口脱下手套，放入医用垃圾袋内按医疗废物处置	5		
	整理	整理用物，分类处理	5		
评价10分	效果	无菌操作熟练、正确，操作环境整洁，无菌观念强、无污染	6		
	护士素质	护士整体素质良好，展现护士风采和素养	4		
总分			100		

4. 手的清洁与消毒的评分标准

项　目		要　求	得分	扣分	备注
操作前10分	护士准备	仪表、仪态自然、大方	5		
	物品准备	齐全、性能良好	3		
	环境准备	清洁、宽敞、安全，物品放置有序	2		

续表

项 目		要 求	得分	扣分	备注
操作过程 75 分	操作前准备	衣帽整洁、戴口罩、修剪指甲、取手表、卷袖过肘	5		
		物品放置合理、取用方便	5		
	手的清洁	打开水龙头,调节合适的水流和水温	2		
		湿润双手,取适量清洁剂于掌心	3		
		按"七步洗手法"搓洗双手、手腕及腕上 10 cm 持续 15 s	5		
		打开水龙头,双手手掌合拢,让流水自腕部以上 10 cm 流向指尖进行冲洗	3		
		关闭水龙头,用纸巾或小毛巾自上而下擦干双手,或用风干机烘干	2		
	涂擦消毒法	涂擦:用消毒剂依次涂擦双手,方法为手掌对手掌、手背对手掌、指尖对手掌、两手指缝相对互擦,每一步骤来回 3 次,涂擦约 2 min	10		
		干手:任其自干或用小毛巾自上而下擦干双手或用干手机吹干	5		
	浸泡消毒法	浸泡:双手完全浸入消毒液的液面以下,按涂擦消毒法互相揉擦 2 min(消毒液要浸没肘部及以下)	10		
		干手:任其自干或用小毛巾自上而下擦干双手或用干手机吹干	5		
	刷手法	用刷子蘸取洗手液或肥皂液,按前臂→腕部→手背→手掌→手指→指缝指甲顺序刷洗 每只手刷 30 s	5		
		冲洗:用流动水冲净泡沫,使污水从前臂流向指尖;换刷另一手,反复两次(共刷 2 min)	5		
		干手:用小毛巾擦干双手或用干手机吹干	5		
	整理	整理用物,分类处理	5		
评价 15 分	效果	刷洗有序、全面,隔离衣未溅湿	5		
	操作	操作流程正确,无菌观念强、无污染	5		
	护士素质	护士整体素质良好,姿势稳重	5		
总分			100		

5. 穿、脱隔离衣的评分标准

项 目		操作要点	得分	扣分	备注
操作前 10 分	护士准备	衣帽整洁,修剪指甲,清洗双手	5		
	物品准备	齐全、性能良好,隔离衣干燥、清洁、无尘、无霉斑、无破洞	3		
	环境准备	清洁、宽敞、安全	2		
操作过程 75 分	操作前准备	衣帽整洁、修剪指甲、取下手表、卷袖过肘	5		
		用物齐备、摆放合理	5		
	穿隔离衣	手持衣领取下隔离衣,清洁面面向自己,将衣领两端向外折齐,对齐肩缝,露出肩袖内口	4		
		右手持衣领,左手伸入衣袖内,右手将衣领向上拉,使左手露出,同法穿好右袖,举双手将衣袖向下抖	5		
		两手持衣领,由领子中央顺着边缘至领后理顺领边扣好领扣	5		
		扣好袖口或系上袖带,必要时用橡皮圈束紧袖口	3		
		自一侧衣缝腰带下约 5 cm 处将隔离衣逐渐向前拉,见到边缘时捏住,再依法将另一侧隔离衣边缘捏住。两手在背后将衣服边缘对齐,向一侧折叠,按住折叠处,将腰带在背后交叉,回到前面打一活结系好	8		

项　　目		操 作 要 点	得分	扣分	备注
操作过程75分	脱衣前	解开腰带,在前面打一活结	3		
		解开袖口,在肘部将部分衣袖塞入隔离衣袖内暴露双手、前臂	5		
	刷手	消毒双手,刷手两次,顺序正确,擦干	12		
	脱衣后	解开领口	3		
		一手伸入另一侧衣袖内,拉下衣袖过手并遮住手,再用被衣袖遮住的手在外面拉下另一侧衣袖,双手在衣袖内使袖子对齐,双臂逐渐退出	7		
		双手握住衣领,将隔离衣两边对齐挂在衣钩上,不再穿的隔离衣,脱下后清洁面向外卷好投入污物袋中	5		
	整理	整理用物,分类处理、保存	5		
评价15分	效果	衣着合适、平整,操作环境整洁、有序	5		
	操作	操作流程正确,无菌观念强、无污染	5		
	护士素质	护士整体素质良好,姿势稳重,展现护士素养	5		
总分			100		

6. 口腔护理的评分标准

项　　目		要　　　　求	得分	扣分	备注
操作前20分	护士准备	仪表端庄,衣帽整洁	4		
		态度端正,洗手,戴口罩	4		
	物品准备	用物齐全,摆放有序,便于操作	6		
	环境准备	室内空气、操作台洁净	2		
	患者准备	体位、核对、解释	4		
操作过程70分	查对解释	将用物携至患者床旁,核对床头卡及腕带信息	3		
		向患者解释,取得合作,协助患者取舒适卧位,洗手	3		
	摆好体位	协助患者头偏向一侧	2		
		取治疗巾围于颈下及枕上,放弯盘于口角旁	3		
	清点棉球	清点棉球,以生理盐水棉球湿润口唇	3		
	评估口腔	观察口腔情况,取出义齿	4		
	协助漱口	如为清醒患者,协助其漱口	1		
	擦洗顺序	嘱患者咬合上、下齿,用压舌板轻轻分开左侧颊部,由内向门齿纵向擦洗。同法擦洗对侧	10		
		嘱患者张口,依次擦洗左上内侧面→左上咬合面→左下内侧面→左下咬合面→颊部黏膜,每擦一个部位更换一次棉球	15		
		同法擦洗右侧	15		
		擦洗舌面、舌下及硬腭	3		
	再次清点	协助清醒患者漱口,擦净口周,清点棉球	2		
	涂油	口唇干裂者涂石蜡油,有溃疡面者遵医嘱涂擦药物	2		
	整理	撤去治疗巾,协助患者取舒适卧位	2		
		整理用物,洗手,记录	2		

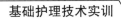

项 目		要 求	得分	扣分	备注
评价 10分	动作熟练 沟通到位	棉球湿度适宜,擦洗到位,患者感觉舒适,口腔清洁无异味	4		
		动作轻柔,无黏膜损伤	3		
		关心患者,沟通有效	3		
总分			100		

7.床上擦浴的评分标准

项 目		要 求	得分	扣分	备注
操作前 20分	护士准备	仪表端庄,衣帽整洁,态度端正 修剪指甲,洗手,戴口罩	8		
	物品准备	用物齐全,摆放有序,便于操作	6		
	环境准备	室温适宜,关门窗,遮挡患者	2		
	患者准备	体位、核对、解释、排空大小便	4		
操作过程 70分	查对解释	将用物携至患者床旁,核对床头卡及腕带信息	3		
		向患者解释,取得合作,协助患者取舒适卧位,洗手	3		
	擦洗顺序	洗脸、颈:手套式持巾→眼睛(内眦→外眦)→额→鼻翼→脸颊→耳后→下颌→颈部→换水	8		
		胸腹:①脱衣,先健侧后患侧;②顺序,自下而上,沐浴露用毛巾擦(需要时)→湿毛巾擦→拧干毛巾擦;③腕部→前臂→肘部→上臂→肩部及颈根部→腋窝→侧胸;④胸骨及锁骨上窝→乳房上下→腹部→髂前上棘及耻骨联合,用大毛巾擦干	8		
		泡洗双手→换水	8		
		背臀部:①协助患者侧卧;②颈后→背部→骶尾部→大毛巾擦干;③穿衣,先患侧后健侧→换水	8		
		下肢:①协助患者取平卧位,脱裤子;②外踝→大腿外侧→髂嵴;③内踝→大腿内侧→腹股沟;④足跟→腘窝→臀下→换水;⑤泡足(双足分别泡于盆中洗)→用大毛巾擦干	8		
		会阴擦洗:①臀下垫巾置便盆→左手戴手套→右手用镊子夹棉球擦洗阴阜→会阴(自上而下、由内向外);②女,尿道口→阴道口→小阴唇→大阴唇→阴阜→大腿内侧→会阴→肛门;③男,尿道口周围绕阴茎旋转至根部→阴囊→肛门	8		
		脱手套、穿裤:先对侧后近侧,先患侧后健侧,妥善固定各种管道	8		
		梳头:枕上垫巾	2		
		修剪指、趾甲	2		
	整理	协助患者取舒适体位,整理床单位,用物分类放置,洗手,记录	4		
评价 10分	动作熟练 沟通到位	擦洗过程中关心患者,随时观察患者的病情变化,减少翻动和暴露,动作敏捷、轻柔、协调、省力	4		
		擦洗过程检查全身皮肤情况	3		
		患者安全、舒适	3		
总分			100		

8. 皮肤护理(压疮护理)的评分标准

项　目		要　　求	得分	扣分	备注
操作前20分	护士准备	仪表端庄,衣帽整洁,态度端正 洗手、戴口罩	8		
	物品准备	用物齐全,摆放有序,便于操作	6		
	环境准备	环境光线明亮,整洁,安静,温暖	2		
	患者准备	体位、核对、解释	4		
操作过程60分	查对解释	将用物携至患者床旁,核对床头卡及腕带信息	5		
		向患者解释,取得合作,协助患者取舒适卧位,遮挡患者	5		
	评估	皮肤颜色、光泽度、弹性	5		
		有压疮者评估深度、面积、有无感染	5		
	护理	选择合适的清洗液	5		
		清洗消毒伤口,选择合适的压疮贴膜,注意无菌操作	30		
	整理	协助患者取合适体位,避免局部受压	3		
		物品分类处理,洗手记录	2		
评价20分	安全舒适	注意患者安全、保暖	2		
		协助患者取舒适体位	2		
		伤口不受压	2		
		妥善处理各科引流管	2		
	操作效果	达到压疮护理的目的	2		
		操作符合预防压疮的要求	2		
	熟练程度沟通指导	态度端正	1		
		计划性强	1		
		有条理性	3		
		操作熟练	1		
		速度快	1		
		沟通全面、到位	1		
总分			100		

9. 体温测量法的评分标准

项　目		要　　求	得分	扣分	备注
操作前20分	护士准备	仪表端庄,衣帽整洁,态度端正 洗手、戴口罩	8		
	物品准备	备齐用物,放置合理	5		
	环境准备	室温适宜、光线充足,环境安静	2		
	患者准备	体位、核对、解释,患者情绪稳定	5		

项	目	要 求	得分	扣分	备注
操作过程70分	操作前查	核对患者姓名、床号	5		
		评估、确定测温方法	8		
		再次检查体温计完好	3		
	操作中查	核对患者	4		
	测量	腋温:协助取卧位,胳膊外展,擦拭腋下 放于腋窝深处,紧贴皮肤,屈臂过胸,夹紧 开始计时,测量 10 min	10		
		口温:水银端斜放于舌下热窝 嘱患者闭紧口唇,用鼻呼吸,勿咬体温计 开始计时,测量 3 min	10		
		肛温:协助取侧卧、俯卧、屈膝仰卧位,暴露 测温部位,润滑水银端,插入肛门 3～4 cm 婴儿 1.25 cm,幼儿 2.5 cm 开始计时,测量 3 min	10		
	核对、解释	再次核对,解释注意事项	5		
	取表	用消毒纱布擦拭表(擦净肛门)	5		
	读数记录	正确记录在记录本上	5		
	整理	整理床单位,协助卧位,清理用物,洗手	5		
评价10分	熟练度	操作熟练	4		
	护患沟通	治疗性沟通有效 患者满意,注意事项	6		
总分			100		

10.脉搏测量法的评分标准

项	目	要 求	得分	扣分	备注
操作前20分	护士准备	仪表端庄,衣帽整洁,态度端正 洗手、戴口罩	4		
	物品准备	备齐用物,放置合理	4		
	环境准备	室温适宜,光线充足,环境安静	4		
	患者准备	体位、核对、解释,患者情绪稳定	8		
操作过程60分	操作前查	核对患者姓名、床号	10		
	体位	协助卧位,手臂伸展,放舒适位置	10		
	测量	示指、中指、环指按压桡动脉	6		
	计数	测 30 s,乘以 2(异常的测量 1 min)	10		
	核对、解释	再次核对,解释注意事项	10		
	整理	整理床单位,洗手	8		
	记录	正确记录在记录本上	6		
评价20分	熟练度	操作熟练	8		
	护患沟通	治疗性沟通有效 患者满意,注意事项	12		
总分			100		

11. 呼吸测量法的评分标准

项　目		要　求	得分	扣分	备注
操作前20分	护士准备	仪表端庄,衣帽整洁,态度端正 洗手、戴口罩	8		
	物品准备	备齐用物,放置合理	5		
	环境准备	室温适宜,光线充足,环境安静	2		
	患者准备	体位、核对、解释,患者情绪稳定	5		
操作过程60分	操作前查	核对患者姓名、床号	8		
	体位	协助患者取舒适卧位	8		
	测量	手指放于诊脉处似诊脉状,观察胸部及腹部起伏	10		
	观察	呼吸频率、深度、节律、音响、形态、呼吸困难	10		
	计数	测 30 s,乘以 2,异常呼吸测 1 min	8		
	核对、解释	再次核对,解释注意事项	6		
	整理	整理床单位,洗手	6		
	记录	正确记录在记录本上	4		
评价20分	熟练度	操作熟练	8		
	护患沟通	治疗性沟通有效 患者满意,注意事项	12		
总分			100		

12. 血压测量法的评分标准

项　目		要　求	得分	扣分	备注
操作前20分	护士准备	仪表端庄,衣帽整洁,态度端正 洗手、戴口罩	8		
	物品准备	备齐用物,放置合理	5		
	环境准备	室温适宜,光线充足,环境安静	2		
	患者准备	体位、核对、解释,患者情绪稳定	5		
操作过程70分	操作前查	核对患者姓名、床号	8		
	体位	协助患者取舒适体位,肱动脉平心脏	8		
	患者手臂	卷袖、露臂,掌心向上,肘部伸直	4		
	开血压计	垂直放妥,开水银槽开关	4		
	缠袖带	驱净空气,缠于上臂中部,位置适宜,松紧适宜	10		
	充气	听诊器胸件置搏动明显处 一手固定听诊器胸件,一手关加压气球的气门 并加压至动脉搏动音消失再升高 20～30 mmHg	8		
	放气	缓慢放气,注意水银柱刻度和声音变化	8		
	判断	识别搏动音变化,判断收缩压和舒张压	8		
	核对、解释	再次核对,解释注意事项	3		
	整理	排净袖带余气,扣紧压力活门,盒盖右倾 45°关闭水银槽开关,入盒,平放 整理床单位,协助穿衣	5		
	记录	记录收缩压/舒张压	4		

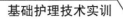

续表

项 目		要　求	得分	扣分	备注
评价10分	熟练度	操作熟练	4		
	护患沟通	治疗性沟通有效 患者满意,注意事项	6		
总分			100		

13. 鼻饲饮食法的评分标准

项 目		要　求	得分	扣分	备注
操作前20分	预评估	查对、沟通、了解患者饮食禁忌情况	2		
		了解患者病情、心理状态及合作程度	2		
		检查鼻腔状况,有无鼻中隔偏曲、鼻腔炎症及肿胀	2		
		解释鼻饲的目的及插管中的配合事项	2		
	护士准备	仪表端庄,衣帽整洁、态度端正、洗手、戴口罩	4		
	物品准备	备齐用物,放置合理	2		
	环境准备	病室空气、地面及桌面洁净	2		
	患者准备	了解目的,配合操作	4		
操作过程70分	插胃管	核对、解释、体位,嘱患者排尿	4		
		开包,治疗巾铺颌下,置弯盘	4		
		检查胃管是否通畅,量长度标记,润滑胃管	4		
		插胃管:清醒者插入15 cm左右,嘱咐患者吞咽	4		
		昏迷者插入15 cm左右托起患者头部,下颌靠近胸骨柄,再插入胃管	4		
		胃管插入长度为45~55 cm	3		
	观察处理	若恶心做深呼吸,暂停片刻再插入	3		
		盘在口腔内拔出重新插入	3		
		如误入气管出现呛咳、面色青紫,拔出重插	3		
	证明胃管在胃内	接注射器抽出胃液	3		
		注入空气10 mL,胃部听到气过水声	3		
		胃管末端置盛水杯中,无气泡出现	3		
	固定	固定鼻饲管(胃管)于鼻翼、面颊	4		
	注食	注食前回抽胃液	4		
		注食前后用少量温开水冲净胃管	4		
		胃管末端反折,用纱布包好,夹紧	4		
	保健指导	内容通俗易懂,有针对性	4		
	拔管方法	用纱布包裹近鼻孔处胃管,边拔管边擦拭	2		
		在呼气时拔管,到咽喉时嘱患者屏气片刻,迅速拔出	2		
	整理	清洁面部、协助患者取舒适卧位,患者床单位整洁	3		
		用物处理正确,洗手,记录	2		
评价10分	规范熟练度	操作规范、熟练,动作轻柔,稳重,时间≤10 min	5		
	护患沟通	治疗性沟通有效,患者满意	5		
总分			100		

14. 女性患者导尿术的评分标准

项　目		要　求	得分	扣分	备注
操作前20分	护士准备	仪表端庄,衣帽整洁、洗手、戴口罩	8		
	物品准备	备齐用物,放置合理	4		
	环境准备	治疗室空气、地面及桌面洁净	4		
	患者准备	评估意识、自理能力、理解合作能力、膀胱充盈度,协助清洗外阴	4		
操作过程70分	操作前查	核对医嘱,治疗单	3		
		核对患者,做好解释	3		
		关闭门窗,用屏风遮挡,请无关人员离开	3		
	卧位	术者位置及患者卧位正确:仰卧屈膝,双腿外展	3		
		臀下铺巾,注意保暖	2		
	外阴消毒	消毒外阴的方法正确:从上至下、从外向内、一个棉球限用一次、消毒方向不折返 消毒顺序为阴阜→大阴唇→小阴唇→尿道口→肛门	5		
	无菌要求	打开导尿包不被污染,放置正确	4		
		正确使用无菌持物钳,戴手套方法正确不污染	7		
		铺洞巾方法正确	3		
		整理物品,放置有序,分三部分: 一为消毒用物(弯盘、止血钳、消毒棉球及容器) 二为插管用物(导尿管、止血钳、弯盘或容器) 三为其他用物(备用导尿管、纱布、标本瓶等)	2		
	操作中查	核对患者、解释目的,再次查对	4		
	导尿	润滑导尿管	4		
		消毒外阴方法:消毒顺序为尿道口→小阴唇→尿道口	5		
		插管方法、长度适宜:自尿道口插入尿道4~6 cm,见尿后再进1~2 cm	3		
	固定	固定导尿管,留尿标本方法正确:用无菌标本瓶接取中段尿5 mL,盖好瓶盖	2		
	拔管	拔管后擦净外阴	5		
	核对、解释	再次核对,解释注意事项	4		
	导尿结束	安置患者舒适卧位	3		
	整理	整理床单位,清理用物,洗手,记录	5		
评价10分	操作熟练度	动作轻柔,有条不紊,无菌观念强,无菌物品使用规范	6		
	护患沟通	治疗性沟通有效,关心尊重患者,患者满意,注意事项	4		
总分			100		

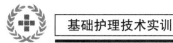

15.男性患者导尿术的评分标准

项　　目		要　　求	得分	扣分	备注
操作前20分	护士准备	仪表端庄,衣帽整洁、洗手、戴口罩	8		
	物品准备	备齐用物,放置合理	4		
	环境准备	治疗室空气、地面及桌面洁净	4		
	患者准备	评估意识、自理能力、膀胱充盈度、理解合作程度,协助清洗外阴	4		
操作过程70分	操作前查	核对患者,做好解释	3		
		核对医嘱、治疗单	3		
		关闭门窗,用屏风遮挡,请无关人员离开	3		
	卧位	术者位置及患者卧位正确:仰卧屈膝,双腿外展	3		
		臀下铺巾,注意保暖	2		
	外阴消毒	消毒外阴的方法正确:从上至下、从外向内、一个棉球限用一次、消毒方向不折返 消毒顺序为阴阜→阴茎→阴囊→尿道口→龟头→冠状沟	5		
	无菌要求	打开导尿包不被污染,放置正确	4		
		正确使用无菌持物钳	3		
		戴手套方法正确不污染	4		
		铺洞巾方法正确	3		
		整理物品,放置有序,分三部分: 一为消毒用物(弯盘、止血钳、消毒棉球及容器) 二为插管用物(导尿管、止血钳、弯盘或容器) 三为其他用物(备用导尿管、纱布、标本瓶等)	2		
	操作中查	核对患者、解释目的,再次查对	4		
	导尿	润滑导尿管	4		
		消毒外阴:消毒顺序为尿道口→龟头→冠状沟	5		
		插管、长度:插入尿道20～22 cm,见尿后再插入1～2 cm	3		
	固定	固定导尿管,留尿标本方法正确 用无菌标本瓶接取中段尿5 mL,盖好瓶盖	2		
	拔管	拔管后擦净外阴	5		
	核对、解释	再次核对,解释注意事项	4		
	导尿结束	安置患者舒适卧位	3		
	整理	整理床单位,清理用物,洗手,记录	5		
评价10分	操作熟练度	动作轻柔,有条不紊,无菌观念强	6		
	护患沟通	治疗性沟通有效,关心尊重患者 患者满意,注意事项	4		
总分			100		

16. 留置导尿术的评价标准

项　目		要　求	得分	扣分	备注
操作前20分	护士准备	仪表端庄,衣帽整洁、洗手、戴口罩	8		
	物品准备	备齐用物,放置合理	4		
	环境准备	治疗室空气、地面及桌面洁净	4		
	患者准备	评估患者意识、自理能力、膀胱充盈度 理解合作程度、协助清洗外阴	4		
操作过程70分	操作前查	核对患者,做好解释	3		
		核对医嘱、治疗单	3		
		关闭门窗,用屏风遮挡,请无关人员离开	3		
	卧位	术者位置及患者卧位正确:仰卧屈膝,双腿外展	3		
		臀下铺巾,注意保暖	2		
	外阴消毒	消毒外阴的方法正确:同导尿术消毒会阴及尿道口	5		
	无菌要求	打开导尿包不被污染,放置正确,正确使用无菌持物钳	7		
		戴手套方法正确、不污染,铺洞巾方法正确	7		
		整理物品,放置有序,分三部分: 一为消毒用物(弯盘、止血钳、消毒棉球及容器) 二为插管用物(导尿管、止血钳、弯盘或容器) 三为其他用物(备用导尿管、纱布、标本瓶等)	2		
	操作中查	核对患者、解释目的,再次查对	4		
	导尿	润滑导尿管,插入导尿管,固定导尿管,若为气囊导尿管,应先检查气囊是否漏气后润滑,然后插管	4		
		消毒外阴方法步骤正确	5		
		插管方法、长度适宜:见尿后再插入 7~10 cm	3		
	固定	固定导尿管	2		
	集尿袋	连接集尿袋,妥善固定集尿袋于床旁	5		
	核对、解释	再次核对,解释注意事项	4		
	导尿结束	安置患者舒适卧位	3		
	整理	整理床单位,清理用物,洗手,记录	5		
评价10分	操作熟练度	动作轻柔,有条不紊,无菌观念强	6		
	护患沟通	治疗性沟通有效,关心尊重患者 患者满意,注意事项	4		
总分			100		

17. 大量不保留灌肠法的评分标准

项　目		要　求	得分	扣分	备注
操作前20分	护士准备	仪表端庄,衣帽整洁、态度端正 洗手、戴口罩	8		
	物品准备	备齐用物,放置合理	4		
	环境准备	治疗室空气、地面及桌面洁净	4		
	患者准备	取合适体位、核对、解释,嘱患者情绪放松	4		

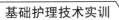

项目		要　求	得分	扣分	备注
操作过程70分	操作前查	核对患者姓名、床号等	9		
		关门窗,屏风遮挡	3		
	卧位	协助患者取正确卧位	4		
		臀下铺巾,置弯盘	5		
	灌肠桶	再次查灌肠桶及各连接部位是否稳妥,悬挂灌肠桶于合适高度	3		
	操作中查	核对患者、解释目的,再次查对	4		
	排气	戴手套,连接肛管,润滑肛管前端,排尽管内气体(排气时排出量适宜),夹管	6		
	灌肠	插肛管:7～10 cm,固定肛管	5		
		开放管夹,使液体缓缓流入、观察患者反应并指导	18		
	核对、解释	再次核对,解释注意事项	4		
	冲洗结束	灌肠完毕,拔管方法正确,无回流	4		
	整理	整理床单位,清理用物、洗手,记录	5		
评价10分	操作熟练度	动作轻柔,有条不紊	4		
	护患沟通	治疗性沟通有效,关心尊重患者 患者满意,注意事项	6		
总分			100		

18.膀胱冲洗术的评分标准

项目		要　求	得分	扣分	备注
操作前20分	护士准备	仪表端庄,衣帽整洁、态度端正 洗手、戴口罩	8		
	物品准备	备齐用物,放置合理	4		
	环境准备	治疗室空气、地面及桌面洁净	4		
	患者准备	体位、核对、解释,嘱患者情绪放松	4		
操作过程70分	操作前查	核对患者姓名、床号	5		
		核对医嘱、治疗单	4		
		核对药液名称、剂量,有效期,查药液质量	3		
	消毒加药	启瓶盖,消毒瓶塞,手法正确	4		
		核对冲洗液,套网袋,消毒后插入输液管备用	5		
	插输液器	查输液器有效期,插入输液瓶,关调节器	3		
	操作中查	核对患者、解释目的,再次查对药液	4		
	排气	一次成功,手法正确,不浪费药液,备胶贴	6		
	膀胱冲洗	戴无菌手套,消毒导尿管外口,连接管,调速	5		
		每次冲洗量为 300 mL 左右	8		
		观察冲洗液流出的速度及患者情况等	7		
	核对、解释	再次核对,解释注意事项	5		
	冲洗结束	冲洗完毕,关闭输液调节器,拔出针头,开放引流管	8		
	整理	整理床单位,清理用物、洗手	3		

项　目		要　求	得分	扣分	备注
评价10分	无菌	无菌观念强,无菌物品使用规范	2		
	熟练度	操作熟练,时间少于30 min	2		
	护患沟通	治疗性沟通有效 患者满意,注意事项	6		
总分			100		

19. 口服给药法的评分标准

项　目		要　求	得分	扣分	备注
操作前20分	护士准备	仪表端庄,衣帽整洁、态度端正 洗手、戴口罩	8		
	物品准备	备齐用物,放置合理	4		
	环境准备	病室安静、整洁	4		
	患者准备	体位、核对、解释	4		
操作过程60分	操作前查	核对医嘱、服药单、服药卡	10		
		核对患者姓名、床号、住院号 评估患者	10		
	取体位	协助患者取合适体位	4		
		根据需要将治疗巾至于患者领下	6		
	操作中查	再次核对,将药物发给患者	10		
	服药	将水杯递给患者,协助其服药	5		
	操作后查	再次核对,并在服药单上签字	10		
	整理	整理床单位	2		
		清理用物、洗手	3		
评价20分	熟练度	操作熟练 时间少于5 min	4		
	护患沟通	治疗性沟通有效,患者满意	8		
		注意事项	8		
总分			100		

20. 药液抽吸法的评分标准

项　目		要　求	得分	扣分	备注
操作前20分	护士准备	仪表端庄,衣帽整洁、态度端正 洗手、戴口罩	8		
	物品准备	备齐用物,放置合理	6		
	环境准备	治疗室空气、地面及桌面洁净	6		

续表

项 目		要 求	得分	扣分	备注
操作过程70分	操作前查	核对医嘱、治疗卡	5		
		核对用物	8		
	铺无菌盘	将一次性治疗巾铺于清洁治疗盘中	7		
	操作中查	再次核对	5		
	抽吸药物	（自安瓿内吸药）消毒安瓿,用纱布包裹	7		
		折断安瓿,抽吸药液	8		
		（自密封瓶内吸取药液）除去铝盖并消毒	4		
		向瓶内注入所需药液等量空气	4		
		倒转药瓶,使针尖在药面下	4		
		抽吸药液	3		
	排气	针头垂直向上,排尽空气	3		
		套上安瓿或药瓶	2		
		置于无菌盘内	5		
	整理	整理床单位、清理用物、洗手	5		
评价10分	无菌	无菌观念强,无菌物品使用规范	2		
	熟练度	操作熟练,时间少于7 min	2		
	护患沟通	患者满意	3		
		注意事项	3		
总分			100		

21.皮下注射法的评分标准

项 目		要 求	得分	扣分	备注
操作前20分	护士准备	仪表端庄,衣帽整洁洗手、戴口罩	5		
	物品准备	备齐用物,放置合理	8		
	环境准备	治疗室空气、地面及桌面洁净	2		
	患者准备	体位、核对、解释,嘱患者准备	5		
操作过程70分	操作前查	核对患者姓名、床号	5		
		核对药液名称、剂量、有效期,查药液质量	5		
		铺无菌盘	10		
	消毒加药	消毒安瓿,打开安瓿,手法正确	5		
		查注射器,吸药方法正确,排气,放入无菌盘	5		
	操作中查	核对患者、解释目的,摆体位	4		
	定注射部位、消毒	定注射部位,消毒,以穿刺点为中心,螺旋旋转式由内向外消毒,直径大于5 cm	6		
		再次核对,排气	2		
	进针	一手绷紧皮肤,另一手持注射器,示指固定针栓,与皮肤呈30°～40°角迅速将针梗1/3～2/3刺入皮下	14		
	注药	回抽无回血后缓慢推注药液	8		
	拔针	快速拔针,用无菌干燥棉签按压穿刺点片刻再次核对	6		

续表

项　目		要　求	得分	扣分	备注
评价10分	无菌	无菌观念强,无菌物品使用规范	2		
	熟练度	操作熟练,时间少于 10 min	2		
	护患沟通	治疗性沟通有效	3		
		患者满意,注意事项	3		
总分			100		

22. 肌内注射的评分标准

项　目		要　求	得分	扣分	备注
操作前20分	护士准备	仪表端庄,衣帽整洁 洗手、戴口罩	8		
	物品准备	用物齐全,放置合理	4		
	环境准备	治疗室空气、地面及桌面洁净	4		
	患者准备	体位、核对、解释	4		
操作过程70分	操作前查	核对医嘱及患者姓名、床号	5		
		铺无菌治疗盘	4		
		核对药液名称、剂量、有效期,查药液质量	3		
	消毒、抽药	消毒瓶颈,范围、手法正确	4		
		查注射器,抽药方法正确	5		
		无菌治疗盘内	3		
	操作中查	核对患者、解释目的,再次查对药液	4		
	排气	排尽注射器内空气	6		
	选注射部位、皮肤消毒	患者处于舒适体位	3		
		选择部位:避开炎症、硬结、疤痕	4		
		消毒皮肤	8		
	进针	绷紧皮肤,针头与皮肤呈 90°角,垂直刺入	8		
	推注药液	抽动活塞,无回血,注入药液	8		
	核对、解释	再次核对,签字,解释注意事项	2		
	整理	整理床单位,清理用物、洗手	3		
评价10分	无菌	无菌观念强,无菌物品使用规范	2		
	熟练度	操作熟练,时间少于 10 min	2		
	护患沟通	治疗性沟通有效 患者满意,注意事项	6		
总分			100		

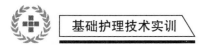

23. 静脉注射法的评分标准

项 目		要 求	得分	扣分	备注
操作前25分	护士准备	仪表端庄,服装整洁	5		
		洗手、戴口罩	2		
	物品准备	备齐用物,放置合理	2		
	环境准备	环境安静、清洁、舒适	2		
	患者准备	评估患者,沟通,解释,卧位正确	14		
操作过程70分	操作前查	核对患者姓名、床号	4		
		核对药液名称、剂量、有效期,查药液质量	4		
		取用消毒与无菌物品方法正确、不污染	3		
	抽药	药瓶消毒时方法正确、不污染	2		
		取用注射器针头不污染	6		
		抽药方式正确、剂量准确,不污染	7		
		抽药后放置在无菌盘中,不污染	2		
	注射	再次核对患者及药液、选择穿刺静脉	4		
		消毒皮肤范围、方法正确	2		
		系止血带部位、方法正确	2		
		排气方法正确,无药液浪费和污染	4		
		穿刺一针见血	10		
		有回血后及时松拳头及止血带,固定针头	5		
		注射速度适宜,拔针方法正确	5		
	操作后	再次核对,执行签字	2		
		治疗车及物品用后正确处理、洗手	4		
		密切观察用药后反应	4		
评价5分	动作	动作轻巧、准确、节力、操作规范	2		
	患者	患者疼痛感小,无明显不适	3		
总分			100		

24. 青霉素过敏试验的评分标准

项 目		要 求	得分	扣分	备注
操作前20分	护士准备	洗手、戴口罩、衣帽整洁	6		
	用物准备	备齐用物,放置合理	6		
	环境准备	室内安静、光线充足、温湿度适宜	3		
	患者准备	患者的身体状况、询问用药史、药物过敏史及家族史	3		
		观察患者局部皮肤状况	2		

项　目		要　求	得分	扣分	备注
操作过程70分	操作前查	核对医嘱,检查药液及用物	5		
	配制药液	按正确方法配制试验液,剂量准确	10		
	核对、解释	携用物至患者床旁,核对患者	3		
		向患者解释操作目的,取得患者的配合	2		
	卧位	协助患者取舒适体位	2		
	选皮肤	选择正确的注射部位	4		
	消毒	用75%乙醇消毒皮肤2遍,待干	4		
	排气	排出注射器内气体	4		
	操作中查	操作中查对,再次询问药物过敏史	4		
	进针	左手绷紧注射部位(前臂掌侧下1/3处)皮肤,右手持注射器,针头斜面向上与皮肤呈5°角刺入皮内。待针尖斜面全部进入皮内后以左手拇指固定针栓 右手推注药液0.1 mL可见圆形隆起的皮丘,并显露毛孔	12		
	拔针	注射完毕后拔出针头,切勿按压	2		
	计时	准确计时	2		
	卧位	整理床单位,置患者于舒适体位	2		
	操作后查	再次查对,向患者解释注意事项,观察用药反应 有变化及时通知医生	6		
	整理	整理用物,洗手,摘口罩	4		
	记录	记录	2		
	判断	20 min后由两名护士判断结果并按规定双人签字	2		
评价10分	无菌 熟练度	无菌观念强,无菌物品使用规范 操作熟练,时间少于10 min	4		
	护患沟通	治疗性沟通有效 患者满意,注意事项	6		
总分			100		

25.密闭式静脉输液法的评分标准

项　目		要　求	得分	扣分	备注
操作前20分	护士准备	仪表端庄,衣帽整洁,洗手,戴口罩	8		
	物品准备	备齐用物,放置合理	4		
	环境准备	治疗室空气、地面及桌面洁净	4		
	患者准备	取合适体位,核对,解释,嘱患者排尿	4		
操作过程70分	装药前查	三查七对,填输液卡与输液巡视单	6		
		倒贴输液卡,套瓶套	4		
	消毒加药	启瓶盖,消毒瓶塞	4		
		查注射器,抽、加药,注意配伍禁忌	5		
	插输液器	查输液器有效期,插入输液瓶,关调节器	3		
	操作中查	核对患者、解释,嘱排尿,再次查对药液	4		
	排气	一次成功,手法正确,不浪费药液,备胶贴	6		
	选静脉	取舒适体位,铺治疗巾,扎止血带	3		
	扎止血带	选择静脉	4		
	皮肤消毒	松扎止血带,消毒皮肤,再一次扎止血带	8		
	进针	排气,患者握拳,查对,一针见血,三松	10		
	固定、滴速	固定针头,调节滴速,填卡签字	6		
	核对、指导	再次核对,指导注意事项	4		
	整理记录	整理床单位,清理用物,洗手,记录	3		

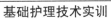

续表

项 目		要 求	得分	扣分	备注
评价10分	无菌熟练度	无菌观念强,无菌物品使用规范 操作熟练,时间少于 10 min	6		
	护患沟通	沟通有效 患者满意	4		
	总分		100		

26.静脉留置针输液术的评分标准

项 目		要 求	得分	扣分	备注
操作前15分	护士准备	仪表端庄,衣帽整洁、态度端正 洗手、戴口罩	6		
	物品准备	备齐用物,放置合理	5		
	环境准备	治疗室空气、地面及桌面洁净	2		
	患者准备	体位、核对、解释,嘱患者排尿	2		
操作过程75分	操作前查	核对患者姓名、床号	5		
		核对药液名称、剂量,有效期,查药液质量	4		
		填输液卡、输液巡视单,倒贴输液卡,套瓶套	4		
	消毒加药	启瓶盖,消毒瓶塞,范围、手法正确	4		
		查注射器,抽、加药方法正确,注意配伍禁忌	4		
	插输液器	取出留置针,将输液器针头全部插入留置针肝素帽内,排尽空气 检查并打开透明敷贴外包装	4		
	操作中查	核对患者、解释目的、嘱排尿,再次查对药液	4		
	排气	一次成功,手法正确,不浪费药液,备胶贴	6		
	选静脉、扎止血带、皮肤消毒	患者处于舒适体位,铺治疗巾 在穿刺点上方 10 cm 处扎止血带	2		
		选择静脉:避开疤痕、关节,粗直、弹性好	4		
		松止血带,消毒皮肤,再一次扎止血带	4		
	进针	排气体,嘱患者握拳,查对,一针见血 见回血后一手将针芯后退 0.5 cm 后固定针翼,另一手将外套管沿血管方向全部送入静脉,退出针芯 松止血带,松拳,打开调节器	10		
	固定、滴速	在透明胶布上注明置管日期、时间、操作者姓名并固定三叉接口,再用胶布固定插入肝素帽内的输液器针头,调节滴速,填卡签字	8		
	核对、解释	再次核对,解释注意事项	2		
	整理	整理床单位,清理用物、洗手	2		
	输液结束	关闭调节器,拔除输液器针头 常规消毒肝素帽后用注射器向肝素帽内注入封管液,边推注边退针,直至针头完全退出或者连接正压接头	8		

项　目		要　求	得分	扣分	备注
评价 10分	无菌 熟练度	无菌观念强,无菌物品使用规范 操作熟练,时间少于 10 min	4		
	护患沟通	治疗性沟通有效 患者满意,注意事项	6		
总分			100		

27.静脉输血法的评分标准

项　目		要　求	得分	扣分	备注
操作前 25 分	取血查对	检查血制品,三查八对,正确取回血制品	4		
	护士准备	仪表端庄、衣帽整洁、态度端正 洗手、戴口罩	4		
	物品准备	备齐用物,放置合理	3		
	环境准备	治疗室空气、地面及桌面洁净	2		
	患者准备	体位、核对、解释输血目的、签署知情同意书嘱患者排尿	8		
操 作 过 程 40 分	操作前查	两名护士进行三查八对、解释	4		
	穿刺前准备	启瓶盖、消毒瓶塞、查输血器有效期、插入输液瓶,再次核对、一次排 气成功、备胶贴、扎止血带、选择静脉、消毒皮肤	10		
	进针	排气体,嘱患者握拳,一针见血,三松、固定针头、贴胶贴,输入少量生 理盐水	10		
	输血	再次核对,旋转式轻晃血袋,消毒,将生理盐水瓶中的输血器针头插 入血袋中,悬挂	10		
	调节滴速	前 15 min 为 10～20 滴/分,观察无不适,成人为 40～60 滴/分滴入, 再次核对无误后签名	10		
操作后 25 分	宣教	交代注意事项及信号灯的使用,心理护理	5		
	整理	取舒适卧位,整理床单位、清理用物、洗手	6		
	换血	在两袋血之间滴注生理盐水	4		
	输血结束	滴注生理盐水直至输血器内血液全部输完,拔针,按压,取舒适卧位, 整理,记录	10		
评 价 10 分	无菌	无菌观念强,无菌物品使用规范	2		
	查对	三查八对,双人核对	3		
	护患沟通	治疗性沟通有效,患者满意,注意事项	2		
	熟练度	操作熟练,时间少于 15 min	3		
总分			100		

28.输液泵应用的评分标准

项 目		要 求	得分	扣分	备注
操作前15分	护士准备	仪表端庄,衣帽整洁、态度端正 洗手、戴口罩	6		
	物品准备	备齐用物,放置合理	5		
	环境准备	治疗室空气、地面及桌面洁净	2		
	患者准备	体位、核对、解释,嘱患者排尿	2		
操作过程75分	操作前查	核对患者姓名、床号	4		
		核对药液名称、剂量、有效期,查药液质量	4		
		填输液卡、输液巡视单,倒贴输液卡、套瓶套	4		
	消毒加药	启瓶盖,消毒瓶塞,范围、手法正确	4		
		查注射器,抽、加药方法正确,注意配伍禁忌	4		
	插输液器	查输液器有效期,插入输液瓶,关调节器	2		
	操作中查	核对患者、解释目的、嘱排尿,再次查对药液	2		
	固定、连接	固定输液泵于输液架上、接通电源,打开开关 按密闭式静脉输液法准备药液 连接输液器,排气	8		
	置管、调速	打开"泵门",将输液管放置在输液泵的管道槽,关闭"泵门" 遵医嘱设置输液速度和输液量	8		
	选静脉、 扎止血带、 皮肤消毒	患者处于舒适体位,铺治疗巾,扎止血带	3		
		选择静脉:避开疤痕、关节,粗直、弹性好	4		
		松止血带,消毒皮肤,再一次扎止血带	8		
	进针	排气体,嘱患者握拳,查对,一针见血,三松	8		
	固定、输液	将输液针头与输液泵连接,检查、核对设置无误后,按"开始"键启动输液 调节滴速,填卡签字	8		
	核对、解释	再次核对,解释注意事项	2		
	整理	整理床单位,清理用物、洗手	2		
评价10分	无菌 熟练度	无菌观念强,无菌物品使用规范 操作熟练,时间少于 10 min	4		
	护患沟通	治疗性沟通有效 患者满意,注意事项	6		
总分			100		

29.经外周插管的中心静脉导管置入技术的评分标准

项 目		要 求	得分	扣分	备注
操作前20分	护士准备	仪表端庄,衣帽整洁、态度端正 洗手、戴口罩	6		
	物品准备	备齐用物,放置合理	6		
	环境准备	治疗室空气、地面及桌面洁净	2		
	患者准备	体位、核对、解释,签署知情同意书 嘱患者排尿	6		

续表

项　目		要　求	得分	扣分	备注
操作过程70分	操作前查	核对患者姓名、床号,药液名称、剂量、有效期,查药液质量	2		
		填输液卡、输液巡视单,倒贴输液卡,套瓶套	2		
	消毒加药	启瓶盖,消毒瓶塞,范围、手法正确	2		
		查注射器,抽、加药方法正确,注意配伍禁忌	2		
	插输液器	查输液器有效期,插入输液瓶,关调节器	2		
	操作中查	核对患者、解释目的、嘱排尿,再次查对药液	2		
	摆体位选静脉	患者取平卧位,穿刺侧上肢外展90°	8		
		确定穿刺点并测量导管预置长度及臂围			
	穿刺前准备	戴无菌手套,铺治疗巾,消毒穿刺点	10		
		可以选择血管皮肤表面覆表面麻醉剂,以减轻疼痛			
		更换无菌手套,铺治疗巾,建立穿刺无菌操作检查导管是否通畅,再将导管置于生理盐水中			
	排气	一次成功,手法正确,不浪费药液,备胶贴	4		
	选静脉、扎止血带、皮肤消毒	患者处于舒适体位,铺治疗巾,扎止血带	4		
		选择静脉:避开疤痕、关节、粗直、弹性好	4		
		松止血带,消毒皮肤,再一次扎止血带	8		
	穿刺进针	以15°~30°角进针,确保导引套管的尖端处于静脉内,松止血带,送外套管,同时抽出引导针	12		
		送管、抽回血、撤出插管鞘及支撑导丝			
		修剪导管长度、安装连接器			
		使用肝素帽或正压封管			
		固定导管,覆盖无菌敷料,并做好记录			
	固定、滴速	固定针头,调节滴速正确,填卡签字	4		
	核对、解释	再次核对,解释注意事项	2		
	整理	整理床单位,清理用物、洗手	2		
评价10分	无菌熟练度	无菌观念强,无菌物品使用规范	4		
		操作熟练,时间少于10 min			
	护患沟通	治疗性沟通有效	6		
		患者满意,注意事项			
总分			100		

30.冷热湿敷的评分标准

项　目		要　求	得分	扣分	备注
操作前20分	预评估	患者的年龄、病情、意识状态及治疗情况	2		
		患者局部皮肤情况,如颜色、温度、淤血、损伤、感染等病变情况	2		
		患者对使用冷热湿敷的认识、心理状态、耐受及配合程度,有无冷热疗禁忌	2		
		病室温度	2		
	护士准备	仪表端庄,衣帽整洁、态度端正、修剪指甲、洗手、戴口罩	4		
	物品准备	备齐用物,放置合理	2		
	环境准备	病室安静整洁,酌情关闭门窗,室温适宜	2		
	患者准备	了解目的,配合操作	4		

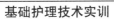
续表

项 目		要 求	得分	扣分	备注
操作过程70分	核对、解释	核对、解释、关闭门窗、按需要给以屏风遮挡	2		
	湿敷操作	患者取舒适卧位,暴露患处	2		
		治疗部位下垫橡胶单和治疗巾	4		
		冷热湿敷部位皮肤涂凡士林,上盖纱布	6		
		敷布浸于冰水或者热水中,长钳夹起拧至半干,抖开敷于患处	8		
		3~5 min 更换一次敷布,持续冷热湿敷 15~20 min	8		
		冷热湿敷结束,揭去纱布等,擦净凡士林	4		
	观察处理	局部皮肤变化及患者反应	4		
		如果患者对冷热湿敷不能耐受可掀起敷布一角 暂缓不适	4		
		观察治疗效果,患者皮肤情况及反应,防止冻伤或烫伤	4		
		若冷热湿敷部位有伤口,需准备无菌用物,治疗结束后按无菌技术处理伤口	4		
	保健指导	内容通俗易懂,有针对性	4		
	整理记录	整理床单位,舒适卧位、清理用物	4		
		洗手、摘口罩、用物处理正确	4		
		记录患者用冷热部位、时间、效果、反应	4		
		降温冷湿敷 30 min 后测量体温并记录,面部热湿敷 30 min 后方可外出	4		
评价10分	规范熟练度	操作规范、熟练,手法正确,时间≤20 min	5		
	护患沟通	治疗性沟通有效,患者满意	5		
总分			100		

31. 温水与乙醇擦浴的评分标准

项 目		要 求	得分	扣分	备注
操作前20分	预评估	查对、沟通,患者的年龄、病情、意识状态、体温、治疗情况	2		
		患者全身皮肤情况,如颜色、温度、淤血、损伤、感染或感觉障碍	2		
		患者对乙醇擦浴的认识、心理状态、耐受及配合程度,及有无乙醇过敏、风湿热病史及冷疗禁忌	2		
		环境的温度	2		
	护士准备	仪表端庄,衣帽整洁、态度端正、修剪指甲 洗手、戴口罩	4		
	物品准备	备齐用物,放置合理	2		
	环境准备	病室安静、整洁,酌情关闭门窗,室温适宜	2		
	患者准备	了解目的,配合操作	4		

项　目		要　求	得分	扣分	备注
操作过程70分	核对、解释	核对、解释、关闭门窗、用屏风遮挡、按需求给予便盆	2		
	置冰袋、热水袋	松开床尾盖被,协助患者取仰卧位	2		
		冰袋置于头部,热水袋置于足底	4		
	擦浴操作	脱上衣,擦拭两上肢:两上肢各擦浴 3 min	8		
		擦浴背腰部:由上至下,擦浴 3 min,穿衣	8		
		脱裤,擦浴两下肢:两下肢各擦浴 3 min,穿裤	8		
		离心方向擦浴,大血管丰富处多擦拭,擦浴后用大浴巾擦干皮肤	8		
	观察处理	出现寒战皮肤苍白、脉搏与呼吸异常应该立即停止擦浴,通知医生	4		
	取下热水袋	取下热水袋,患者取舒适卧位,整理床铺	4		
	保健指导	内容通俗易懂,有针对性	4		
	测量体温	擦浴 30 min 后测量体温,体温降至 39 ℃ 以下 取下头部冰袋	6		
	整理	洗手、摘口罩、用物处理正确	4		
	记录	正确记录护理记录单,准确绘制体温单	8		
评价10分	规范熟练度	操作规范、熟练,手法正确,时间≤20 min	5		
	护患沟通	治疗性沟通有效,患者满意	5		
总分			100		

32.静脉血标本采集法的评分标准

项　目		要　求	得分	扣分	备注
操作前20分	护士准备	仪表端庄,衣帽整洁、态度端正 洗手、戴口罩	8		
	物品准备	备齐用物,放置合理	4		
	环境准备	病室安静、整洁、光线充足	4		
	患者准备	体位、核对、解释	4		
操作过程70分	操作前查	核对患者姓名、床号	5		
	选血管 皮肤消毒	协助患者取合适体位,暴露采血部位,铺巾	5		
		扎止血带,选择穿刺血管,松止血带	5		
		消毒皮肤直径至少 5 cm	6		
		扎止血带	3		
	操作中查	再次查对	5		
	穿刺	戴手套	3		
		左手拇指绷紧静脉下端皮肤,右手持采血针头斜面向上,与皮肤呈 15°～30°角进针,刺入静脉,见回血后再顺静脉刺入少许	10		
		固定采血针,使血液沿管壁缓慢注入试管	6		
		用无菌干燥棉签按压穿刺点皮肤,迅速拔针	4		
	操作后查	再次核对、贴上检验标签	8		
	整理	整理床单位,清理用物,洗手	5		
		标本核对无误后立即登记、送检	5		

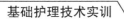

续表

项 目		要 求	得分	扣分	备注
评价 10分	无菌 熟练度	无菌观念强,无菌物品使用规范,操作熟练 时间少于 10 min	4		
	护患沟通	治疗性沟通有效,患者满意	3		
		注意事项	3		
总分			100		

33.动脉血标本采集法的评分标准

项 目		要 求	得分	扣分	备注
操作前 20分	护士准备	仪表端庄,衣帽整洁、态度端正 洗手、戴口罩	8		
	物品准备	备齐用物,放置合理	4		
	环境准备	病室安静、整洁、光线充足、温度适宜	4		
	患者准备	体位、核对、解释,嘱患者排尿	4		
操作过程 70分	消毒加药	核对姓名、床号、药液、贴瓶签	3		
		启瓶盖,消毒瓶塞,范围、手法正确	4		
		查注射器,抽、加药方法正确	5		
	选血管	协助患者取合适体位,暴露采血部位,铺巾	4		
	操作前查	核对患者、解释目的	3		
	皮肤消毒	消毒皮肤直径至少 8 cm	3		
	肝素润管	用注射器抽吸稀释肝素液润管,将余液排去	3		
	操作中查	核对患者	3		
	穿刺	戴手套、再次查对	4		
		以左手示指和中指固定欲穿刺的动脉 右手持注射器,在动脉搏动最明显处进针	8		
		采集 0.5~1 mL 后拔针	5		
		针头向下并立即插入橡皮塞内,隔绝空气	5		
		用无菌棉签按压穿刺点至少 5 min	5		
	操作后查	再次核对、注明采集时间、体温和吸氧浓度	5		
	整理	整理床单位,清理用物、洗手	5		
		标本核对无误后立即登记、送检	5		
评价 10	无菌 熟练度	无菌观念强,无菌物品使用规范 操作熟练,时间少于 10 min	4		
	护患沟通	治疗性沟通有效,患者满意,注意事项	6		
总分			100		

34.中段尿标本采集法的评分标准

项　目		要　　　求	得分	扣分	备注
操作前20分	护士准备	仪表端庄,衣帽整洁、态度端正 洗手、戴口罩	8		
	物品准备	备齐用物,放置合理	4		
	环境准备	病室安静、整洁、光线充足	4		
	患者准备	体位、核对、解释,膀胱充盈	4		
操作过程70分	操作前查	核对患者姓名、床号	5		
	消毒外阴	协助患者取合适体位	5		
		戴手套,按导尿术清洁、消毒外阴	5		
	操作中查	核对患者	5		
	取中段尿	点燃酒精灯	4		
		置便盆于合适位置	4		
		嘱患者排尿于便器中,弃去前段尿	6		
		用试管夹夹住试管在酒精灯上消毒试管口后接取中段尿5～10 mL	6		
		用酒精灯消毒试管口和盖子 盖紧试管,置于试管架上	10		
		熄灭酒精灯	5		
	操作后查	再次核对	5		
	整理	整理床单位,清理用物、洗手	5		
		标本核对无误后立即登记、送检	5		
评价10分	无菌	无菌观念强,无菌物品使用规范	2		
	熟练度	操作熟练,时间少于10 min	2		
	护患沟通	治疗性沟通有效,患者满意	3		
		注意事项	3		
总分			100		

35.粪便常规标本采集法的评分标准

项　目		要　　　求	得分	扣分	备注
操作前20分	护士准备	仪表端庄,衣帽整洁、态度端正 洗手、戴口罩	8		
	物品准备	备齐用物,放置合理	4		
	环境准备	病室安静、整洁、光线充足	4		
	患者准备	体位、核对、解释,有便意	4		
操作过程70分	操作前查	核对患者姓名、床号	5		
	留标本	嘱患者排空膀胱,将便盆置于合适位置	10		
		嘱患者排便于清洁便盆中	10		
	操作中查	核对患者	5		
	取标本	戴手套	5		
		用无菌棉签取标本约5 g,置于便盒内	10		
	操作后查	再次核对	5		
	整理	整理床单位,清理用物、洗手	10		
		标本核对无误后立即登记、送检	10		

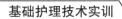

项 目		要 求	得分	扣分	备注
评价 10分	熟练度	操作熟练,时间少于 10 min	4		
	护患沟通	治疗性沟通有效,患者满意	3		
		注意事项	3		
总分			100		

36.痰常规标本采集法的评分标准

项 目		要 求	得分	扣分	备注
操作前 20分	护士准备	仪表端庄,衣帽整洁、态度端正 洗手、戴口罩	8		
	物品准备	备齐用物,放置合理	4		
	环境准备	病室安静、整洁、光线充足	4		
	患者准备	体位、核对、解释	4		
操作过程 70分	操作前查	核对患者姓名、床号	5		
	取体位	协助患者取合适体位,戴手套	5		
		取治疗巾置于患者颌下	5		
	操作中查	再次核对	5		
	留取标本	协助患者用清水漱口	8		
		观察有无食物残渣	10		
		嘱患者深呼吸数次后用力咳出气管深处的痰液于容器内	10		
		盖好瓶盖,注明留取时间	7		
	操作后查	再次核对	5		
	整理	整理床单位,清理用物、洗手	5		
		标本核对无误后立即登记、送检	5		
评价 10分	熟练度	操作熟练,时间少于 7 min	4		
	护患沟通	治疗性沟通有效,患者满意	3		
		注意事项	3		
总分			100		

37.咽拭子标本采集法的评分标准

项 目		要 求	得分	扣分	备注
操作前 20分	护士准备	仪表端庄,衣帽整洁、态度端正 洗手、戴口罩	8		
	物品准备	备齐用物,放置合理	4		
	环境准备	病室安静、整洁、光线充足	4		
	患者准备	体位、核对、解释,餐后 2 h	4		

项 目		要 求	得分	扣分	备注
操作过程70分	操作前查	核对患者姓名、床号	5		
	取体位	协助患者取合适体位,戴手套	5		
		取治疗巾置于患者颌下	5		
	操作中查	再次核对	5		
	留取标本	协助患者用清水漱口	5		
		点燃酒精灯	5		
		让患者张口发"啊"音,必要时用压舌板	5		
		取出培养管中的咽拭子轻柔、迅速地擦拭两腭弓、咽及扁桃体	10		
		试管口在酒精灯火焰上部消毒	5		
		将咽拭子插入试管中,塞紧瓶塞	5		
	操作后查	再次核对,注明留取时间	5		
	整理	整理床单位,清理用物、洗手	5		
		标本核对无误后立即登记、送检	5		
评价10分	熟练度	操作熟练,时间少于 6 min	4		
	护患沟通	治疗性沟通有效,患者满意	3		
		注意事项	3		
总分			100		

38.超声雾化吸入法的评分标准

项 目		要 求	得分	扣分	备注
操作前20分	护士准备	仪表端庄,衣帽整洁、态度端正 洗手、戴口罩	8		
	物品准备	备齐用物,放置合理	4		
	环境准备	病室安静、整洁	4		
	患者准备	体位、核对、解释	4		
操作过程70分	操作前查	核对患者姓名、床号、住院号,评估患者	5		
	仪器准备	核对药物	5		
		加适量冷蒸馏水于雾化罐的水槽内	5		
		正确配制雾化药液,注入雾化罐内	5		
		连接雾化管道和面罩,检查机器性能	5		
	操作中查	核对患者	5		
	取体位	协助患者取合适体位	5		
	预热	打开电源开关,预热 3~5 min	5		
	雾化	打开雾化器开关,调整雾量,设置雾化时间为 15~20 min	5		
		将面罩或口含嘴给患者,指导雾化	10		
		雾化结束,关闭雾化器电源	5		
	操作后查	再次核对,用纱布擦净患者口鼻	5		
	整理	整理床单位,清理用物、洗手	5		

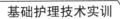
续表

项	目	要 求	得分	扣分	备注
评价 10分	熟练度	操作熟练,时间少于 25 min	4		
	护患沟通	治疗性沟通有效,患者满意	3		
		注意事项	3		
	总分		100		

39.基础生命支持技术的评分标准

项	目	要 求	得分	扣分	备注
操作前 20分	护士准备	双膝跪地于患者右侧	8		
	物品准备	就地取材	4		
	环境准备	空气流通	4		
	患者准备	核对	4		
操作过程 70分	判断意识	确定患者有无意识、心跳及呼吸	6		
	立即呼救	无反应,呼叫"120"求助	4		
	放置体位	取仰卧位,头颈躯干无扭曲,双手放于躯干两侧	4		
	心脏按压	定位:迅速、正确 方法姿势正确、力量均匀、频率规整	4		
	畅通气道	撤去枕头,立即解开衣腰带	6		
		清除鼻腔、口腔异物及义齿	3		
		仰头举颏法等三种方法开放气道	6		
	人工呼吸	口对口或鼻吹气	6		
	要求	全过程方法、步骤正确、按顺序连续 5 次循环	6		
	观察指证	保持头后仰、颈动脉处搏动,自主呼吸等	10		
	停止支持	连接简易呼吸机或呼吸机,心电监护仪等	6		
		擦净患者面部,记录心跳呼吸出现的时间	4		
		配合医生继续抢救	2		
		整理床单位,清理用物,洗手	3		
评价 10分	熟练度	操作熟练,整套操作在 3 min 内完成	6		
	护患沟通	沟通有效,患者满意	4		
	总分		100		

40.氧气吸入法的评分标准

项	目	要 求	得分	扣分	备注
操作前 20分	护士准备	仪表端庄,衣帽整洁,洗手,戴口罩	8		
	物品准备	备齐用物,放置合理	4		
	环境准备	治疗室空气、地面及桌面洁净	4		
	患者准备	核对,解释,评估缺氧情况	4		

项 目		要 求	得分	扣分	备注
操作过程 70 分	装表	先打开总开关,放气	6		
		拿表姿势正确,装好后氧气表直立	4		
		装表后,装置不漏气	4		
	吸氧	核对,解释,取得合作	4		
		清洁鼻腔、检查鼻导管是否通畅	6		
		调节氧气流量	6		
		蘸水,量长短	6		
		插鼻导管	6		
		固定导管	3		
		记录开始用氧时间	4		
		操作全过程方法、步骤正确	8		
	停止吸氧	拔鼻导管,关闭氧气流量表	6		
		擦净患者面部,记录停止用氧时间	4		
		整理床单位,清理用物,洗手	3		
评价 10 分	无菌熟练度	无菌观念强,无菌物品使用规范 操作熟练,时间少于 8 min	6		
	护患沟通	沟通有效 患者满意	4		
总分			100		

41.吸痰法的评分标准

项 目		要 求	得分	扣分	备注
操作前 20 分	护士准备	仪表端庄,衣帽整洁,洗手,戴口罩	8		
	物品准备	备齐用物,放置合理	4		
	环境准备	治疗室空气、地面及桌面洁净	4		
	患者准备	核对,解释,高流量氧气吸入 2 min	4		
操作过程 70 分	预试	连接电源,开电源开关,观察指示灯	6		
		调压力	4		
		开脚踏开关,查机器运转	4		
	吸痰	核对,解释,取得合作	4		
		倒无菌生理盐水,戴无菌手套	6		
		湿润吸痰管并试吸	6		
		吸痰(手法、深度正确)	6		
		吸痰时间及间隙时间正确	6		
		处理痰液黏稠的措施正确	4		
		擦净面部的分泌物	4		
	停止吸痰	氧气吸入	4		
		吸痰管处理正确,及时倾倒储液瓶	6		
		记录吸痰效果及痰量,性状	6		
		整理床单位,清理用物,洗手,记录	4		

项	目	要　求	得分	扣分	备注
评价 10分	无菌熟练度	无菌观念强,无菌物品使用规范 操作熟练,时间少于 5 min	6		
	护患沟通	沟通有效 患者满意	4		
总分			100		

42.简易呼吸机使用的评分标准

项	目	要　求	得分	扣分	备注
操作前 20分	护士准备	仪表端庄,衣帽整洁,洗手,戴口罩	8		
	物品准备	备齐用物,放置合理	4		
	环境准备	治疗室空气、地面及桌面洁净	4		
	患者准备	核对,解释,缺氧情况	4		
操作过程 70分	评估检查	患者有无自主呼吸及呼吸型态	6		
		呼吸道是否通畅,有无义齿,血气分析	4		
		呼吸机与氧气装置连接是否正确	4		
	规律挤压	核对,解释,取得合作	4		
		戴手套,清洁鼻腔及口腔异物	6		
		打开气道,手托起患者下颌,使其头后仰	6		
		戴面罩并一手固定,另一手挤压气囊	6		
		频率、节律及气量正确	6		
		观察患者胸廓是否起伏,判断通气量是否合适	3		
		记录开始用简易呼吸机的时间	4		
		操作全过程方法、步骤正确	8		
	停止使用	取下面罩,关闭氧气流量表	6		
		擦净患者面部	4		
		整理床单位,清理用物,洗手,记录	3		
评价 10分	无菌熟练度	无菌观念强,无菌物品使用规范 操作熟练	6		
	护患沟通	沟通有效,患者满意	4		
总分			100		

43.电动吸引器洗胃法的评分标准

项	目	要　求	得分	扣分	备注
操作前 20分	护士准备	仪表端庄,衣帽整洁,洗手,戴口罩	8		
	物品准备	备齐用物,放置合理	4		
	环境准备	治疗室空气、地面及桌面洁净	4		
	患者准备	核对,解释	4		

项　目		要　求	得分	扣分	备注
操作过程 70 分	预试	连接电源,开电源开关,观察指示灯	6		
		调压力,开脚踏开关,查机器运转	4		
	洗胃	核对,解释,取得合作,铺橡胶单	4		
		量管长度,润滑胃管	4		
		一手持纱布托住胃管 另一手持镊子插胃管	6		
		到 15 cm 时嘱患者做吞咽动作	4		
		证明胃管在胃内,用胶布固定胃管	4		
		吸尽胃内容物,灌入洗胃溶液,再吸出	6		
		反复进行,直至洗出液澄清无味	4		
		正确处理灌洗过程出现的故障	4		
		随时观察患者病情变化	4		
	停止洗胃	拔管,记录拔管时间及患者反应	4		
		协助患者漱口、洗脸	6		
		正确清理、消毒吸引器	6		
		整理床单位,清理用物,洗手	4		
评价 10 分	无菌 熟练度	无菌观念强,无菌物品使用规范 操作熟练,时间少于 5 min	6		
	护患沟通	沟通有效 患者满意	4		
总分			100		

44.全自动洗胃机洗胃法的评分标准

项　目		要　求	得分	扣分	备注
操作前 20 分	护士准备	仪表端庄,衣帽整洁,洗手,戴口罩	8		
	物品准备	备齐用物,放置合理	4		
	环境准备	治疗室空气、地面及桌面洁净	4		
	患者准备	核对,解释	4		
操作过程 70 分	预试	连接电源,开电源开关,观察指示灯	4		
		按"手吸"键,吸尽模拟胃内容物	4		
		再按"自动键",查机器运转	4		
	洗胃	核对,解释,取得合作,铺橡胶单	4		
		量管长度,润滑胃管	4		
		一手持纱布托住胃管,另一手持镊子插胃管	4		
		到 15 cm 时嘱患者做吞咽动作	4		
		证明胃管在胃内,用胶布固定胃管	4		
		按"手吸"键,吸尽胃溶液	6		
		再按"自动"键,直至洗出液澄清无味	8		
		随时观察患者病情变化	4		
	停止洗胃	拔管,记录拔管时间及患者反应	4		
		协助患者漱口、洗脸	6		
		正确清理、消毒洗胃机	6		
		整理床单位,清理用物,洗手	4		

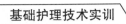

续表

项 目		要 求	得分	扣分	备注
评价 10分	无菌 熟练度	无菌观念强,无菌物品使用规范 操作熟练,时间少于 5 min	6		
	护患沟通	沟通有效 患者满意	4		
总分			100		

45.呼吸机使用的评分标准

项 目		要 求	得分	扣分	备注
操作前 20分	护士准备	仪表端庄,衣帽整洁,洗手,戴口罩	8		
	物品准备	备齐用物,放置合理	4		
	环境准备	治疗室空气、地面及桌面洁净	4		
	患者准备	核对,解释,简易呼吸机	4		
操作过程 70分	预试	安装湿化瓶、安装加温湿化罐	6		
		连接电源,开电源开关,调参数	4		
		接上模拟肺进行调试,查机器运转	4		
	人机连接	核对,解释,取得合作	4		
		检查氧气是否充足、检查减压表	6		
		将减压表连接到氧气筒上,开氧气开关	6		
		开减压表(顺时针方向开,逆时针方向关)	6		
		调节压力、开减压表、开空压机	6		
		开呼吸机、开加温湿化罐	4		
		根据患者病情、年龄设置呼吸机模式和参数	4		
		将 Y 形接头与气道插管接头连接,固定	4		
		观察病情及机器运转,记录有效指标	4		
	停止使用	全程操作正确,及时处理故障	4		
		记录吸痰效果及痰量、性状	4		
		整理床单位,清理用物,洗手	4		
评价 10分	无菌 熟练度	无菌观念强,无菌物品使用规范 操作熟练,时间少于 5 min	6		
	护患沟通	沟通有效,患者满意	4		
总分			100		

附录 B　基础护理技术操作实训报告

1. 特别护理记录单

科别_____　病区_____　床号_____　姓名_____　诊断_____　住院号_____

年 日　　月	时间	体温	脉搏 （次/分）	呼吸 （次/分）	血压 （mmHg）	食物与 液体种类		排出物		病情、药物治疗 护理措施、效果	护士 签名
						名称	量（mL）	名称	量（mL）		

2. 患者 24 h 出入液量表

姓名_____　床号_____　诊断_____

日　期	时　间	入　量		出　量		签　名
		项　目	量（mL）	项　目	量（mL）	

3.导尿术

目的与适应证

男性患者的导尿步骤(箭头连线表示)

你认为应如何防止留置导尿管的患者发生尿路逆行感染?

为什么说导尿术对患者是一种潜在性损伤,你认为应如何将此损伤减轻到最低程度?

4.注射法

目的与适应证

操作步骤(箭头连线表示)

你注射时是否刺入过深? 怎样才能避免刺入过深? 肌内注射时,进针过深和过浅会导致什么结果?

小儿臀部肌内注射时,有可能发生哪些问题? 如何预防?

5.药物过敏试验法

目的与适应证

头孢类抗生素的分类是怎么样的？从中选出一种药物进行试敏液的配制（箭头连线表示）

双臂缺失的患者需做皮内试验时，如何选择部位？做皮内试验时，如果消毒范围内的皮肤均发红，你考虑是何原因？应如何处理？

青霉素过敏试验阳性患者需要更换药物，而破伤风抗毒素过敏试验阳性患者要进行脱敏注射，为什么？

对于药物过敏试验阴性的患者，护士是否就可以放心大胆地注射药物了，为什么？

6.静脉输液法

目的与适应证

操作步骤（箭头连线表示）

输液故障有哪些？如何排除故障？

注射泵与微量输液泵的区别是什么？

7.鼻饲法

目的与适应证

___

操作步骤(箭头连线表示)

___

注意事项 .

___

要素饮食的特点与适应证

___

8. 社区医院见习日志

一、与患者沟通填写下列情况

医院_____ 科别_____ 病室_____ 入院日期_____

姓名_____ 床号_____ 性别_____ 年龄_____ 婚姻_____ 民族_____

籍贯_____ 职业_____ 文化程度_____ 住址_____

病情诊断:_____

简要病史:_____

过敏史:_____ 遗传史:_____ 神志情况:_____

生命体征:体温_____ 脉搏_____ 呼吸_____ 血压_____

肢体活动_____ 或伤口情况_____

生活习惯:营养状况_____ 睡眠_____ 大小便_____ 嗜好_____

心理状态_____ 社会及家庭关系_____

治疗方案_____

用药情况_____

二、与护士沟通

观看基础护理技术操作(至少一项,写出名称和步骤)_____

___

探讨一位患者的健康教育内容及方法_____

___

学生姓名: 年 月 日 指导教师签字: 年 月 日

附录 C 基础护理技术模拟试题及参考答案

基础护理技术模拟试题 1

1. 药物过敏性休克的急救措施中错误的是（　　）。

A. 立即平卧 　　　　　　　　　　　　　　　 B. 立即皮下注射盐酸肾上腺素 0.5 mL

C. 根据医嘱、立即静脉推注地塞米松 10 mg 　 D. TAT 过敏反应时须加用葡萄糖酸钙

E. 氧气吸入

2. 患者初次住院，护士做入院指导不妥的一项是（　　）。

A. 作息时间 　　　　　　 B. 规章制度 　　　　　　 C. 指导用药和诊断

D. 指导患者适应角色 　　 E. 指导正确留取常规标本

3. 膀胱镜检查应取的体位是（　　）。

A. 膝胸位 　　　 B. 仰卧位 　　　 C. 截石位 　　　 D. 侧卧位 　　　 E. 头高足低位

4. 采取中凹卧位时，应给予（　　）。

A. 头胸抬高 10°～20°，下肢抬高 20°～30° 　　 B. 头胸抬高 20°～30°，下肢抬高 20°～30°

C. 头胸抬高 30°～40°，下肢抬高 40°～50° 　　 D. 头胸抬高 40°～50°，下肢抬高 20°～30°

E. 头胸抬高 50°～60°，下肢抬高 20°～30°

5. 为患者实施护理操作时，正确的是（　　）。

A. 穿隔离衣后，可到治疗室取物

B. 穿隔离衣后，可随意活动

C. 穿隔离衣后仅用避污纸接触患者，脱衣后可不用消毒双手

D. 护理操作前用物计划周全，以省略反复穿、脱隔离衣及手的消毒

E. 为患者发药时，可不用穿隔离衣

6. 压疮发生的原因不包含下列哪一项？（　　）

A. 局部组织受压 　　　　 B. 使用石膏绷带衬垫不当 　　　　 C. 全身营养缺乏

D. 肌肉软弱萎缩 　　　　 E. 皮肤长期受潮湿及排泄物刺激

7. 双侧瞳孔扩大见于（　　）。

A. 有机磷农药中毒 　　　 B. 颅内压增高 　　　　 C. 氯丙嗪药物中毒

D. 吗啡中毒 　　　　　　 E. 脑疝早期征象

8. 发热最常见的病因是（　　）。

A. 病原体引起 　　　　　　　　　　　　　 B. 恶性肿瘤

C. 外科手术后 　　　　　　　　　　　　　 D. 体温调节中枢功能失常

E. 输液反应

9. 护士在紧急情况下为抢救患者生命实施必要的紧急救护，应该做到的几点不包括（　　）。

A. 必须依照诊疗技术规范 　　　　　　　　 B. 必须有医师在场指导

C. 根据患者的实际情况和自身能力水平进行力所能及的救护

D. 避免对患者造成伤害 　　　　　　　　　 E. 立即做出病情判断

10. 使用热水袋时，如局部皮肤发生潮红应（　　）。

A. 在热水袋外再包一条毛巾 　　 B. 热水袋稍离局部 　　 C. 立即停用，涂凡士林

D. 立即停用，涂 70% 乙醇 　　　 E. 立即停用，50% 硫酸镁湿热敷

11. 使用无菌持物钳（镊）的错误做法是（　　）。

A. 浸泡持物钳的容器口要大，一瓶一钳 　　 B. 液面应浸没镊长的 1/2 以上

C. 使用时保持钳端向下 　　　　　　　　　 D. 取放钳时不可触及容器口

E. 持物钳疑被污染不能再放回容器中

12. 关于洗胃下列叙述正确的是（　　）。

A. 敌百虫中毒选用碱性药物 　　　　　　　　B. 中毒重者取右侧卧位

C. 电动吸引器洗胃负压在 13.3 kPa 左右

D. 巴比妥类中毒选用 1∶1500 的高锰酸钾 　　　E. 漏斗洗胃是利用负压原理

13. 下列皮试液中浓度正确的是（　　）。

A. 青霉素 50 U/mL 　　　　　B. 链霉素 2500 U/0.1 mL 　　　　C. TAT 150 U/0.1 mL

D. 细胞色素 C 0.75 mg/0.1 mL 　　　E. 普鲁卡因 2.5 mg/mL

14. 收集 24 h 尿液测定肌酐、肌酸需加何种防腐剂？（　　）

A. 甲苯酸钠 　　　　　　　　　　　　B. 每 30 mL 尿液加 40% 甲醛 1 滴

C. 24 h 尿液中加浓盐酸 5～10 mL 　　　　D. 甲苯 10 mL

E. 福尔马林 10 mL

15. 为肝昏迷患者灌肠时，不宜选用肥皂水溶液，其原因是（　　）。

A. 防止发生腹胀 　　　　　　　　　　B. 防止对肠黏膜的刺激

C. 减少氨的产生及吸收 　　　　　　　D. 以免引起顽固性腹泻

E. 以上均不是

16. 在发药过程中，以下不正确的是（　　）。

A. 发药前评估患者的相关情况 　　　　　　B. 严格执行查对制度

C. 按药物的性质、疗效正确指导患者服药 　　　D. 要进行特殊检查的患者提前发药

E. 鼻饲时将药物研碎

17. 急性溶血反应，最早出现的症状是（　　）。

A. 头部胀痛、恶心、呕吐、腰背部剧痛 　　　　B. 寒战、高热

C. 呼吸困难、血压下降 　　　　　　　　D. 瘙痒、皮疹

E. 少尿

18. 下列不应记录在体温单 40～42 ℃ 之间的项目是（　　）。

A. 入院 　　　B. 死亡 　　　C. 转科 　　　D. 转床 　　　E. 分娩

19. 护士小刘正准备注射用物时发现治疗盘内有碘渍，欲除去碘渍应选用的溶液是（　　）。

A. 过氧乙酸 　　　B. 氯胺 　　　C. 乙醇 　　　D. 甲醛 　　　E. 洗必泰

20. 不宜用燃烧法消毒灭菌的物品是（　　）。

A. 治疗碗 　　　B. 镊子 　　　C. 拆线剪 　　　D. 试管 　　　E. 污染的敷料

21. 高压蒸汽灭菌时温度需达到（　　）。

A. 121～126 ℃ 　　　B. 110～120 ℃ 　　　C. 100～130 ℃ 　　　D. 105～126 ℃ 　　　E. 105 ℃

22. 化学消毒灭菌法不包括（　　）。

A. 洗涤法 　　　B. 浸泡法 　　　C. 喷雾法 　　　D. 擦拭法 　　　E. 熏蒸法

23. 昏迷患者口腔护理时不需准备（　　）。

A. 石蜡油 　　　B. 压舌板 　　　C. 弯曲管钳 　　　D. 吸水管 　　　E. 治疗碗

24. 对一位需住院的心力衰竭的患者，住院处的护理人员首先应（　　）。

A. 卫生处置 　　　　　　　　　　　　B. 介绍医院的规章制度

C. 立即护送患者入病区 　　　　　　　D. 通知医生做术前准备

E. 了解患者有何护理问题

25. 昏迷患者去枕仰卧的目的是（　　）。

A. 防止脑压过低 　　　　　　B. 预防脑细胞缺氧 　　　　　　C. 预防头痛

D. 预防感染 　　　　　　　　E. 预防呼吸道并发症

26. 指导患者做超声雾化吸入治疗时，下列哪项错误？（　　）

A. 先解释、说明目的 　　　　　B. 开电源调雾量 　　　　　　C. 嘱患者张口深吸气

D. 吸入时间为 15 min 　　　　　E. 治疗完毕，先关雾化器开关，再关电源

27. 以下对病房合适温度的说法不正确的是(　　)。

A. 室温过高抑制神经系统　　　　　　　　B. 室温过高干扰消化功能

C. 室温过高干扰呼吸功能　　　　　　　　D. 环境温度让人感觉舒适的标准因人而异

E. 新生儿及老年人室温应保持在 18～20 ℃

28. 接住院处通知后,病区护士立即根据病情需要选择合适的(　　)。

A. 医生　　　　　B. 责任护士　　　　　C. 床单位　　　　　D. 药物　　　　　E. 护理措施

29. 单人搬运法适用于搬运(　　)。

A. 体重较轻者　　　B. 老年人　　　C. 昏迷的患者　　　D. 颅脑损伤者　　　E. 腿部骨折者

30. 患者发生压疮,如果病情许可,可给予(　　)食物。

A. 高蛋白、高脂肪　　　　　　B. 低蛋白、低脂肪　　　　　　C. 高蛋白、高维生素

D. 低蛋白、低维生素　　　　　E. 高蛋白、低维生素

31. 关于静脉炎的护理,下列哪项措施是错误的?(　　)

A. 超短波理疗　　　　　　　　　　　　　B. 局部用 50% 硫酸镁湿热敷

C. 对血管壁有刺激的药物应充分稀释　　　D. 合并感染,给予抗生素治疗

E. 患肢应加强运动与按摩

32. 同时注射数种药物时,应特别注意药物的(　　)。

A. 刺激性　　　B. 有无变质　　　C. 有效期　　　D. 配伍禁忌　　　E. 剂量多少

33. 双侧瞳孔扩大见于(　　)。

A. 有机磷中毒　　　　　　　B. 临终患者　　　　　　　C. 氯丙嗪药物中毒

D. 吗啡中毒　　　　　　　　E. 脑疝早期征象

34. 患者缺氧不可能出现的表现是(　　)。

A. 面色潮红、脉搏洪大　　　B. 面色苍白、脉搏细速　　　C. 心悸乏力、血压下降

D. 胸闷气短、口唇发绀　　　D. 呼吸困难、烦躁不安

35. 测量基础代谢率的最佳时间是(　　)。

A. 清晨　　　B. 上午　　　C. 中午　　　D. 下午　　　E. 晚上

36. 为防止出现继发效应,持续用冷或用热一段时间后,应间隔(　　)。

A. 30 min　　　B. 60 min　　　C. 90 min　　　D. 120 min　　　E. 150 min

37. 王女士,30 岁,体温 38.2 ℃,口腔溃烂,自诉疼痛难忍,应给予该患者(　　)。

A. 软食　　　B. 半流质饮食　　　C. 流食　　　D. 高热量饮食　　　E. 高蛋白饮食

38. 给男性患者导尿时,提起阴茎与腹壁成 60° 角是使(　　)。

A. 耻骨下弯消失　　B. 耻骨前弯消失　　C. 耻骨前弯扩大　　D. 耻骨下弯扩大　　E. 膀胱颈肌肉松弛

39. 不妥的药瓶标签是(　　)。

A. 内服药用蓝色边　　　　　　B. 外用药用红色边　　　　　　C. 剧毒药用黑色边

D. 瓶签上药名应用中文,不可用外文　　　E. 瓶签上可涂蜡保护

40. 超声雾化吸入器的特点不包括(　　)。

A. 雾量可以调节　　　　　　B. 雾滴平均直径在 5 μm 以下　　　　　　C. 药液可吸入肺泡

D. 温度接近体温　　　　　　E. 利用高速气流喷出

41. 下列用于肌内注射的部位是(　　)。

A. 肩峰下 1 横指处　　　　　　　　　　　B. 髂前上棘与尾骨连线中 1/3 处

C. 髂前上棘内三横指处　　　　　　　　　D. 大腿中段内侧

E. 大腿中段外侧

42. 做药物过敏试验前应详细询问(　　)。

A. 生活史、病症史　　　　　　B. 过敏史、用药史　　　　　　C. 家庭情况、人际关系

D. 现病史、用药史　　　　　　E. 家族史、个人生活史

43. 静脉注射氨茶碱最需要注意(　　)。

A. 选用 5 号针头　　　　　B. 选择 50 mL 注射器　　　　C. 缓慢推注

D. 快速推注　　　　　E. 分散患者注意力

44. 防止血标本溶血的措施不包括（　　　）。

A. 注射器、针头要干燥　　　　　B. 将血液注入标本瓶时取下针头

C. 缓慢把血液注入标本瓶内　　　　　D. 血液及泡沫都注入标本瓶

E. 血液注入标本瓶后勿振荡

45. 入院第 3 天，患者因为数天没有排过粪便，显得焦躁不安。此时患者首要的护理问题是（　　　）。

A. 焦虑　　　　B. 自理能力缺陷　　C. 无助　　　D. 便秘　　　E. 舒适改变

46. 护理处于愤怒期的临终患者，不妥的一项是（　　　）。

A. 给予安抚和疏导　　　　　B. 可适当回避患者　　　　C. 多陪伴患者

D. 理解患者　　　　　E. 尽量让患者发泄内心的痛苦

47. 两人操作口对口呼吸与胸外心脏按压次数比例应是（　　　）。

A. 2∶30　　　　B. 1∶5　　　　C. 2∶15　　　　D. 1∶4　　　　E. 1∶3

48. 一般不需做出入液量记录的疾病是（　　　）。

A. 肝硬化腹腔积液　　　　　B. 休克　　　　C. 肾功能不全

D. 大面积烧伤　　　　　E. 肺炎球菌肺炎

49. 有机磷中毒洗胃时，如何判断毒物已被洗净？（　　　）

A. 洗胃液超过 3000 mL　　　　　B. 洗出液澄清无味　　　　C. 病情明显好转

D. 瞳孔恢复正常大小　　　　　E. 洗出液无食物残渣

50. 患者刚出院，对床单位的处理下列哪项不妥？（　　　）

A. 撤下被服送洗　　　　　B. 床垫、棉胎置于日光下暴晒 6 h

C. 痰杯、便盆浸泡于消毒液中　　　　　D. 床单位用消毒液擦拭

E. 立即铺好暂空床

51. 青霉素过敏性休克的急救措施中错误的是（　　　）。

A. 立即平卧　　　　　B. 立即皮下注射盐酸肾上腺素 0.5 mL

C. 根据医嘱、立即静脉推注地塞米松 10 mg　　　　D. 青霉素过敏反应时须加氯化钙

E. 氧气吸入

52. 患者初次住院，护士做入院指导不妥的一项是（　　　）。

A. 作息时间　　　　　B. 规章制度

C. 进行出院指导　　　　　D. 指导患者适应角色

E. 指导正确留取常规标本

53. 直肠检查应取的体位是（　　　）。

A. 膝胸位　　　　B. 仰卧位　　C. 截石位　　　D. 侧卧位　　　E. 头高足低位

54. 采取端坐位时，应给予（　　　）。

A. 床头抬高 20°～30°　　　　B. 床头抬高 30°～40°　　　C. 床头抬高 50°～60°

D. 床头抬高 60°～70°　　　　E. 床头抬高 70°～80°

55. 护士进行隔离操作时，正确的是（　　　）。

A. 穿隔离衣后，可到休息室取物

B. 穿隔离衣后，可随意活动

C. 脱隔离衣前不用消毒手

D. 穿隔离衣前取下手表，挽袖过肘

E. 为患者测量血压时，可不用穿隔离衣

56. 下列哪项是压疮发生的原因？（　　　）

A. 局部组织受压　　　　　B. 使用掉瓷的便盆　　　　C. 全身营养缺乏

D. 皮肤长期受潮湿及排泄物刺激　　　　E. 以上均是

57.双侧瞳孔扩大见于（　　　）。

A. 有机磷中毒　　　　　　　　　B. 颠茄类药物中毒　　　　　　　C. 硬脑膜下血肿

D. 吗啡中毒　　　　　　　　　　E. 脑疝早期征象

58.发热最常见的病因是（　　　）。

A. 感染　　　　　　　　　　　　　　　B. 恶性肿瘤

C. 无菌坏死组织的吸收　　　　　　　　D. 体温调节中枢功能失常

E. 变态反应性疾病

59.以下哪种情况禁用热疗？（　　　）

A. 老年、小儿　　　B. 急性结膜炎　　　C. 胃肠痉挛　　　D. 麻醉未清醒　　　E. 肛门疾病

60.患者,李某,男性,65 岁。食管气道瘘,为补充营养给予鼻饲饮食,护士在护理时哪一项不妥？（　　　）

A. 插管时动作要轻柔　　　　　　　　　B. 每次鼻饲量不超过 300 mL

C. 天天协助患者做好口腔护理　　　　　D. 新鲜果汁与牛奶应分别灌入

E. 每次鼻饲完毕注入少量温开水

61.炭疽患者传染的途径是（　　　）。

A. 昆虫叮咬　　　B. 患者排泄物　　　C. 呼吸道分泌物　　　D. 伤口分泌物　　　E. 以上都不是

62.消毒与灭菌的区别主要在于能否杀灭（　　　）。

A. 病原微生物　　　B. 非致病微生物　　　C. 繁殖体　　　D. 芽胞　　　E. 鞭毛

63.下列无菌技术操作哪项是错的？（　　　）

A. 取无菌持物钳时应钳端向下　　　　　B. 取出无菌物后将容器盖盖严

C. 打开溶液瓶盖倒取所需溶液　　　　　D. 铺无菌盘开口处向上翻折两次

E. 无菌包应放干燥、平坦处打开

64.物理降温 30 min 后测得的体温,记录在降温前温度的同一纵格内的符号是（　　　）。

A. 红点红虚线　　　B. 红圈红虚线　　　C. 蓝点蓝虚线　　　D. 蓝圈蓝虚线　　　E. 蓝圈红虚线

65.大便隐血试验饮食可选择的食物是（　　　）。

A. 肉类　　　B. 肝类　　　C. 动物血　　　D. 蛋类　　　E. 绿色蔬菜

66.铺好的无菌盘,有效期为（　　　）。

A. 1 h　　　B. 3 h　　　C. 4 h　　　D. 5 h　　　E. 6 h

67.已启盖的无菌溶液可保存（　　　）。

A. 6 h　　　B. 8 h　　　C. 12 h　　　D. 24 h　　　E. 4 h

68.成人插鼻饲管时,测量长度的正确方法是（　　　）。

A. 从眉心到剑突　　　　　　　　　B. 从鼻尖到剑突　　　　　　　　C. 从口到剑突

D. 从耳垂到剑突　　　　　　　　　E. 从前发际到剑突

69.对压力蒸汽灭菌效果的监测,最可靠的方法是（　　　）。

A. 留点温度计法　　　　　　　　　B. 化学指示管法　　　　　　　　C. 化学指示胶带法

D. 化学指示卡法　　　　　　　　　E. 生物监测法

70.不宜用燃烧法灭菌的物品是（　　　）。

A. 坐浴盆　　　　　　　　　　　　B. 手术刀　　　　　　　　　　　C. 换药碗

D. 特殊感染伤口的敷料　　　　　　E. 避污纸

71.不属于长期医嘱的是（　　　）。

A. 内科一级护理　　　　　　　　　B. 心得安 10 mg,po. tid　　　　　C. 链霉素 0.75 g,qd

D. 心痛定 10 mg,舌下含服,st　　　E. 安体舒通 20 mg,po. tid

72.灭菌注射器及针头,下列哪一组均可用手接触？（　　　）

A. 乳头、针栓　　　B. 活塞、针梗　　　C. 空筒、针尖　　　D. 活塞柄、针栓　　　E. 活塞轴、针梗

73.化学消毒剂的使用法不包括（　　　）。

A. 浸泡法　　　B. 喷雾法　　　　C. 擦拭法　　　　D. 熏蒸法　　　　E. 煮沸法

74. 成人胃管插入深度为(　　)。

A. 25～35 cm　　B. 35～45 cm　　C. 45～55 cm　　D. 55～60 cm　　E. 60～65 cm

75. 败血症的常见热型是(　　)。

A. 波浪热　　　B. 间歇热　　　　C. 弛张热　　　　D. 双峰热　　　　E. 不规则热

76. 护理学是(　　)。

A. 研究人文的科学　　　　　　　　　　　　　　B. 研究医学的科学

C. 研究护理技术的科学　　　　　　　　　　　　D. 研究社会的科学

E. 与社会、自然、人文科学相互渗透的一门综合性应用科学

77. 在临床护理中要始终贯穿(　　)。

A. 以患者为中心　　　　　　　B. 以疾病为中心　　　　　　C. 以基础护理为中心

D. 以护理为中心　　　　　　　E. 以人的健康为中心

78. 小陈是患者严某的责任护士,但第一次交流就失败,造成失败的原因是(　　)。

A. 表情沉着、从容　　　　　　B. 在患者吃饭前进行交流　　　　C. 热情介绍自己

D. 选择一个安静环境进行交谈　　E. 仪表大方、整洁

79. 某病室室温 30 ℃,相对湿度 70%,此时对患者的影响是(　　)。

A. 水分蒸发快,散热增加　　　B. 水分蒸发慢,散热增加　　　　C. 闷热难受

D. 咽喉干痛　　　　　　　　　E. 肌肉紧张而产生不安

80. 患者出院后,其床垫、褥、棉胎等用日光暴晒的有效时间是(　　)。

A. 2 h　　　　　B. 3 h　　　　　C. 4 h　　　　　D. 5 h　　　　　E. 6 h

81. 灭菌效果最佳的物理灭菌法是(　　)。

A. 燃烧法　　　　　　　　　　B. 煮沸消毒法　　　　　　　　　C. 压力蒸汽灭菌法

D. 日光暴晒法　　　　　　　　E. 紫外线照射法

82. 接触传染病患者后刷洗双手,正确的顺序是(　　)。

A. 前臂,腕部,手背,手掌,手指,指缝,指甲

B. 手指,指缝,手背,手掌,腕部,前臂

C. 前臂,腕部,指甲,指缝,手背,手掌

D. 手掌,腕部,手指,前臂,指甲,指缝

E. 腕部,前臂,手掌,手背,手指,指甲

83. 床上洗发适宜的水温是(　　)。

A. 30～35 ℃　　B. 35～45 ℃　　C. 40～45 ℃　　D. 40～50 ℃　　E. 45～50 ℃

84. 不属于抢救物品五定的内容是(　　)。

A. 定点放置　　B. 定人保管　　C. 定数量、品种　　D. 定时间　　E. 定期检查维修

85. 患者修养适宜的环境是(　　)。

A. 气管切开患者,室内相对湿度为 30%　　　　　　B. 中暑患者室温应保持在 4 ℃ 左右

C. 普通病室,室温以 18～22 ℃ 为宜　　　　　　　D. 产妇修养室,必须保暖不宜开窗

E. 破伤风患者,室内应保持光线充足

86. 口腔有铜绿假单胞菌感染的患者做口腔护理时应选用的漱口溶液是哪种? (　　)

A. 1%～4% 碳酸　　B. 0.1% 醋酸　　C. 0.9% 氯化钠　　D. 0.2% 呋喃西林　　E. 0.5% 碘酊

87. 输液过程中,突然出现呼吸困难,气促咳嗽,咳粉红色泡沫样痰,可能发生了(　　)。

A. 发热反应　　B. 急性肺水肿　　C. 静脉炎　　　　D. 空气栓塞　　E. 热原反应

88. 使用平车搬运患者时,注意平车头端和床尾成(　　)。

A. 直角　　　　B. 平行　　　　C. 锐角　　　　　D. 钝角　　　　E. 对接

89. 我国的《传染病防治法》规定管理的甲类传染病是(　　)。

A. 鼠疫、霍乱　　　　　　　　B. 鼠疫、麻疹　　　　　　　　C. 鼠疫、艾滋病

D.霍乱、艾滋病　　　　　　　E.鼠疫、霍乱、麻疹、艾滋病

90.产妇胎膜早破时,采取头低足高位的目的是防止(　　)。

A.脐带脱出　　　　　　　B.减少局部缺血　　　　　　C.维持头部血液循环

D.感染　　　　　　　E.有利于引产

91.甲状腺瘤切除术后,取半卧位的目的主要是(　　)。

A.预防颅内压降低　　　　　　　B.减轻局部出血　　　　　　C.减轻疼痛

D.减轻呼吸困难　　　　　　　E.减少静脉回心血量

92.护士小刘刚参加工作,她尽快熟悉病区规章制度,协调与其他医务人员的关系,她的行为属于(　　)。

A.生理适应　　　B.社会适应　　　C.文化适应　　　D.技术适应　　　E.感觉适应

93.收集24 h尿液测定尿糖需加何种防腐剂?(　　)

A.甲苯酸钠　　　　　　　　　　B.每30 mL尿液加40%甲醛1滴

C.24 h尿液中加浓盐酸5～10 mL　　　　　D.甲苯10 mL

E.福尔马林10 mL

94.护士对前来门诊的患者,首先应进行的工作是(　　)。

A.健康教育　　　B.卫生指导　　　C.预检分诊　　　D.查阅病案　　　E.心理安慰

95.从手术室回病房时,应为患者准备(　　)。

A.备用床　　　　　　　　　　B.暂空床

C.备用床加橡胶单及中单　　　　　　　D.暂空床加橡胶单及中单

E.麻醉床

96.铺麻醉床操作,错误的步骤是(　　)。

A.换铺清洁被单　　　　　　　B.按要求将橡胶单和中单铺于床头、床中部

C.盖被纵向三折于门同侧床边　　　　　D.枕横立于床头,开口背门

E.椅子置于门对侧床边

97.在临床护理中要始终贯穿(　　)。

A.以医院管理为中心　　　　　　B.以医疗为中心　　　　　　C.以基础护理为中心

D.以专科护理为中心　　　　　　E.以人的健康为中心

98.胆囊术后,应采用的卧位是(　　)。

A.头低足高位　　　B.膝胸位　　　C.平卧位　　　D.半坐卧位　　　E.头高足低位

99.患者,叶某,输液过程中发生溶液不滴,挤压输液管有阻力,松手后无回血,处理时应(　　)。

A.另选血管重新穿刺　　　　　　B.调整针头位置　　　　　　C.更换针头重行穿刺

D.抬高输液瓶位置　　　　　　E.局部热毛巾热敷

100.患者,王某,男,68岁,突然意识丧失,口吐白沫,继而呼吸困难,入院就诊,在医生未到之前,护士给予的紧急处理中不妥的是(　　)。

A.平卧床上,头偏向一侧　　　　　B.询问并记录病史　　　　　　C.吸氧

D.清理呼吸道　　　　　　　E.测量血压

参考答案

1-5 DCCAD　6-10 DBDBC　11-15 BCDDC　16-20 DADCC　21-25 AADCE　26-30 CECAC

31-35 EDBAA　36-40 BBBDE　41-45 EBCDD　46-50 BABBE　51-55 DCDED　56-60 EBABE

61-65 DDCBD　66-70 CDEEB　71-75 DDECC　76-80 EEBCE　81-85 CACDC　86-90 DBDAA

91-95 BBDCE　96-100 CEDCB

基础护理技术模拟试题2

1.符合节力原则的铺床方法是(　　)。

A.按铺床顺序放置用物　　　　　B.身体靠近床边　　　　　　C.下身保持一定弯度

D.使用肘部力量　　　　　　E.以上均正确

2.用平车运送输液患者最重要的是(　　)。

A.上坡头在前

B.下坡头在后

C.做好穿刺处的固定,防止针头脱出

D.使患者躺卧在平车中间

E.不可用车撞门

3.患者因疾病或治疗的原因,被迫采取的卧位是(　　)。

A.主动卧位　　　B.被动卧位　　　C.被迫卧位　　　D.稳定性卧位　　　E.不稳定性卧位

4.超声雾化吸入的操作中,错误的是(　　)。

A.水槽内加冷的蒸馏水要浸没雾化罐的透明膜

B.先开雾化器开关再开电源开关

C.水槽内水温超过 50 ℃应关机后再换水

D.每次治疗时间为 15～20 min

E.治疗结束,雾化罐及口含嘴用消毒液浸泡

5.体温上升期患者表现为(　　)。

A.畏寒、皮肤苍白、无汗

B.畏寒、皮肤苍白、多汗

C.畏寒、皮肤潮红、无汗

D.畏寒、皮肤苍白、多汗

E.血压下降、皮肤苍白、无汗

6.体温多在 39 ℃以上,24 h 内体温波动幅度可超过 2 ℃,这种热型称为(　　)。

A.间歇热　　　B.稽留热　　　C.弛张热　　　D.不规则热　　　E.回归热

7.关于洗胃下列叙述正确的是(　　)。

A.敌百虫中毒选用碱性药物

B.中毒重者取右侧卧位

C.电动吸引器洗胃的原理是负压吸引原理

D.巴比妥类中毒选用 1:1500 的高锰酸钾

E.漏斗洗胃是利用负压原理

8.门诊发现传染病患者时应立即进行下列哪项工作?(　　)

A.开展候诊教育

B.安排患者提前就诊

C.转急诊室处理

D.将患者隔离诊治

E.以上均正确

9.输血前准备错误的是(　　)。

A.取血标本做血型鉴定和交叉配血

B.取血时必须由两人认真核对

C.库血保存日期超过三周不可使用

D.血液从血库取出后要避免剧烈振荡

E.取回的血液应在室温下放置 15～20 min

10.为气管切开患者吸痰操作正确的是(　　)。

A.遵守无菌操作原则

B.插入导管时不可有负压,以免损伤黏膜

C.应上、下提插导管,以吸尽痰液

D.一般成人吸引的负压为 40～53 kPa

E.吸引时间每次不超过 15 s

11.禁忌洗胃的中毒药物是(　　)。

A.敌百虫　　　B.硝酸　　　C.苯巴比妥类　　　D.敌敌畏　　　E.安定

12.慢性痢疾患者病变部位常在直肠或乙状结肠,进行保留灌肠常采用(　　)。

A.右侧卧位　　　B.左侧卧位　　　C.头高足低位　　　D.头低足高位　　　E.屈膝位

13.护士在为患者张某静脉注射 25%葡萄糖溶液时,患者自述疼痛,推注时稍有阻力,推注部位局部隆起,抽无回血,此情况应考虑是(　　)。

A.针头滑出血管外

B.针头部分阻塞

C.针头斜面紧贴血管壁

D.静脉痉挛

E.针尖斜面一部分穿透下面血管壁

14.输血引起过敏反应的典型表现是(　　)。

A.咳嗽、气促、胸闷伴咳粉红色泡沫样痰

B.手足抽搐、心率缓慢、血压下降

C.皮肤瘙痒、荨麻疹、眼睑水肿

D.寒战、高热、头部胀痛

E.腰背部痛、少尿

15.以下不需要保持无菌的是(　　)。

A. 活塞　　　　B. 针尖　　　　C. 针梗　　　　D. 针栓　　　　E. 乳头

16. 紫外线灯管消毒,应从灯亮后几分钟开始计时?(　　)

A. 1～3 min　　　B. 3～5 min　　　C. 5～7 min　　　D. 7～9 min　　　E. 9～11 min

17. 物理消毒灭菌方法不包括(　　)。

A. 生物净化法　　　　　　　　B. 燃烧法　　　　　　　　C. 臭氧灯灭菌消毒法

D. 擦拭法　　　　　　　　　　E. 煮沸法

18. 取无菌溶液时,最先检查(　　)。

A. 有无裂缝　　　B. 瓶签　　　C. 有效期　　　D. 瓶盖有无松动　　　E. 溶液的浓度

19. 淤血红润期压疮的典型表现是(　　)。

A. 受压皮肤呈紫红色　　　　　B. 局部皮肤出现红肿热痛　　　　C. 局部皮下产生硬结

D. 皮肤上出现小水疱　　　　　E. 皮肤破损,有渗出液

20. 代谢性酸中毒患者的呼吸表现为(　　)。

A. 吸气性呼吸困难　　　　　　B. 呼气性呼吸困难　　　　　　C. 呼吸深大而规则

D. 呼吸浅表而不规则　　　　　E. 呼吸间断

21. 胆囊术后,应采用的卧位是(　　)。

A. 头低足高位　　　B. 膝胸位　　　C. 平卧位　　　D. 半坐卧位　　　E. 头高足低位

22. 患者,男,68岁,突然意识丧失,口吐白沫,继而呼吸困难,入院就诊,在医生未到之前,护士给予的紧急处理中不妥的是(　　)。

A. 平卧床上,头偏向一侧　　　B. 询问并记录病史　　　　　　C. 吸氧

D. 清理呼吸道　　　　　　　　E. 测量血压

23. 患者,男,30岁,因急性肝炎住传染科,入院时带的票证及书信消毒的方法是(　　)。

A. 食醋熏蒸　　　B. 乙醇熏蒸　　　C. 乳酸熏蒸　　　D. 甲醛熏蒸　　　E. 高压蒸气法

24. 溃疡期压疮的临床表现不包括(　　)。

A. 皮肤呈紫红色　　　B. 脓液流出　　　C. 坏死组织发黑　　　D. 有臭味　　　E. 引起败血症

25. 患者,宋某,女,42岁,最近几个月来总觉得没有休息好,白天感到疲乏、昏昏欲睡;眼有黑圈,经常打呵欠,晚上又难以入睡。护士为她制定的护理措施哪项不妥?(　　)

A. 睡前喝少量的热牛奶　　　　　　　　B. 进行放松和深呼吸练习

C. 天天晚上睡觉前让该患者服安眠药　　D. 可采用安慰剂

E. 睡觉前听轻音乐

26. 以下关于湿度的说法不正确的是(　　)。

A. 湿度过高可加重肾脏的负担　　　　　B. 湿度过低对呼吸道疾病患者尤其不利

C. 人体对湿度的需求是变化的　　　　　D. 空气流通时调整空气湿度的一项简便措施

E. 病室湿度以30%～40%为宜

27. 护士对患者进行入院指导的内容不包括(　　)。

A. 核对患者,介绍自己　　　　　　　　B. 介绍患者床单位的设备和使用

C. 病区环境及设置　　　　　　　　　　D. 送检标本

E. 患者的作息时间

28. 口臭患者常选用的漱口溶液是(　　)。

A. 生理盐水　　　　　　　B. 4%碳酸氢钠　　　　　　C. 2%呋喃西林

D. 0.1%醋酸　　　　　　　E. 朵贝尔溶液

29. 超声雾化吸入的特点是(　　)。

A. 雾滴小而均匀　　　　　　B. 雾量大小可以调节　　　　　　C. 气雾温度接近体温

D. 能吸入终末支气管　　　　E. 以上均是

30. 某男,30岁,因流感住传染科,病室空气消毒的方法是(　　)。

A. 食醋熏蒸　　　B. 乙醇熏蒸　　　C. 乳酸熏蒸　　　D. 甲醛熏蒸　　　E. 高压蒸气法

31. 有关化学消毒剂作用原理的叙述,不确切的是( )。

    A. 使菌体蛋白凝固变性   B. 干扰细菌酶的活性

    C. 利用热使菌体蛋白及酶变性   D. 抑制细菌代谢和生长

    E. 损害细胞膜的结构,改变其渗透性

32. 淤血红润期压疮的临床表现是( )。

    A. 炎症表现   B. 脓液流出   C. 坏死组织发黑   D. 有臭味   E. 引起败血症

33. 患者,宋某,女,42岁,最近几个月来总觉得没有休息好,白天感到疲乏、昏昏欲睡;眼有黑圈,经常打呵欠,晚上又难以入睡。护士为她制定的护理措施哪项不妥?( )

    A. 睡前喝少量的热牛奶   B. 进行放松和深呼吸练习

    C. 每天睡眠前服艾司唑仑   D. 可采用安慰剂

    E. 睡眠前听轻音乐

34. 吸氧浓度低于多少无治疗效果?( )

    A. 21%   B. 25%   C. 29%   D. 33%   E. 40%

35. 应鼓励腹泻患者多饮( )。

    A. 白开水   B. 矿泉水   C. 茶水   D. 糖盐水   E. 果汁

36. 促进冷疗法效果的因素为( )。

    A. 采用湿冷法   B. 用于皮肤经常暴露处   C. 环境温热

    D. 延长使用时间   E. 局部小面积使用

37. 下列哪种患者不适宜给予高蛋白饮食?( )

    A. 烧伤的患者   B. 肝硬化,低蛋白血症的患者

    C. 氮质血症患者   D. 肾病综合征患者   E. 孕妇

38. 不需留置导尿管的是( )患者。

    A. 会阴部损伤   B. 盆腔内器官手术前   C. 昏迷尿失禁

    D. 截瘫引起尿失禁   E. 测量膀胱内压力

39. 易氧化的药物是( )。

    A. 红霉素片   B. 硫酸亚铁   C. 维生素 C   D. 乙醚   E. TAT

40. 记录出入水量的方法不妥的一项是( )。

    A. 用蓝黑或碳素墨水笔填写眉栏项目   B. 及时准确记录患者的生命体征

    C. 分别于 12 h、24 h 小结或总结一次   D. 记录在体温单相应栏内时均要记单位

    E. 适用于大面积烧伤、休克等患者

41. 氨茶碱除静脉注射外,还可以选择( )。

    A. 皮下注射   B. 肌内注射   C. 超声雾化吸入

    D. 灌肠   E. 外用

42. 患者,男,70岁,慢性支气管炎,近几天咳嗽加剧,痰液黏稠,不易咳出,雾化吸入治疗首选药物是( )。

    A. 沙丁胺醇   B. 氨茶碱   C. 地塞米松   D. α-糜蛋白酶   E. 卡那霉素

43. 患者,王某,56岁,体重 102 kg,因急性心肌梗死入院。护理体检:神清、合作,心率110次/分,律齐,心电图提示心肌急性广泛性前壁缺血。护士应给予的相应措施是( )。

    A. 为患者提供床上擦浴   B. 急性期绝对卧床休息

    C. 大量不保留灌肠排除粪便

    D. 给予富含纤维素的食品和饭后服用缓泻剂   E. 改变体位,给予足够的支撑物

44. 患者,李先生,58岁。慢性肺源性心脏病。神志清醒,呼吸困难,口唇发绀明显,氧分压 5.5 kPa,二氧化碳分压 10.3 kPa。患者的缺氧程度为( )。

    A. 轻度   B. 中度   C. 重度   D. 极重度   E. 无法判断

45. 双侧瞳孔散大见于( )。

A. 氯丙嗪类中毒　B. 虹膜炎　　　　　　C. 吗啡中毒　　　　D. 颅内血肿　　　　E. 阿托品中毒

46. 护士为中毒患者洗胃时,下列哪项不妥?(　　)

A. 中毒物质不明时洗胃液可选用生理盐水　　　　　　B. 中毒较重时可取侧卧位

C. 插管时动作要轻、勿损伤黏膜　　　　　　　　　　D. 每次灌入量不超过 1000 mL

E. 如流出血性灌洗液,应立即停止洗胃

47. 临终关怀的宗旨中,错误的一项是(　　)。

A. 注重提高生命质量　　　　　　　　　　　　　　　B. 以治疗为主,尽力延长患者的生命

C. 尽量满足临终患者的身心需要　　　　　　　　　　D. 对患者的家属也应提供心理支持

E. 让其安详、有尊严、舒适地度过最后的日子

48. 下列哪项不属于医嘱的内容?(　　)

A. 护理级别　　　B. 隔离种类　　　C. 患者饮食　　　D. 患者体位　　　E. 护理计划

49. 中凹卧位适用于下列哪种患者?(　　)

A. 昏迷　　　　　B. 腹部检查　　　C. 心肺疾病　　　D. 休克　　　　　E. 全身麻醉

50. 有关保护具的应用,错误的一项是(　　)。

A. 使用前向患者家属解释清楚　　　　　　　　　　　B. 安置舒适的位置,常更换卧位

C. 扎紧约束带,定期按摩　　　　　　　　　　　　　D. 将枕头横立床头,以免头部撞伤

E. 床档必须两侧同时应用

51. 下列哪项不属于长期医嘱的内容?(　　)

A. 一级护理　　　　　　　　　　B. 阿托品 0.5 mg,im st　　　　　C. 低蛋白饮食

D. 青霉素 80 万 U,bid im　　　　E. 哌替啶 50 mg,im q6h

52. 应执行严密隔离的疾病是(　　)。

A. 肺结核　　　　B. 伤寒　　　　　C. 传染性肝炎　　D. 鼠疫　　　　　E. 流行性乙型脑炎

53. 昏迷患者做口腔护理时禁忌(　　)。

A. 用止血钳夹紧棉球擦拭　　　　　　　　　　　　　B. 棉球蘸漱口水不过湿

C. 取下义齿浸泡在冷开水中　　　　　　　　　　　　D. 用张口器

E. 漱口

54. 发生压疮的最主要原因是(　　)。

A. 局部组织受压过久　　　　　　　　　　　　　　　B. 机体营养不良

C. 病原菌侵入皮肤组织　　　　　　　　　　　　　　D. 皮肤破损

E. 皮肤受潮湿、摩擦刺激

55. 患者,男,68 岁,两周前因肺炎入院,用抗生素治疗,近日发现口腔黏膜破溃,并附着白色膜状物,用无菌棉签拭去附着物可见基底部轻微出血,无疼痛,口腔感染的类型为(　　)。

A. 维生素缺乏　　B. 霉菌感染　　　C. 凝血功能障碍　D. 病毒感染　　　E. 铜绿假单胞菌感染

56. 患者,男,30 岁,因急性肝炎住传染科,患者用过的金属器械消毒的方法是(　　)。

A. 食醋熏蒸　　　B. 乙醇熏蒸　　　C. 乳酸熏蒸　　　D. 甲醛熏蒸　　　E. 高压蒸气法

57. 炎性浸润期压疮的临床表现是(　　)。

A. 皮肤呈紫红色　　　　　　　　　B. 脓液流出　　　　　　　　　　C. 坏死组织发黑

D. 有臭味　　　　　　　　　　　　E. 引起败血症

58. 患者,宋某,女,42 岁,最近几个月来总觉得没有休息好,白天感到疲乏、昏昏欲睡;眼有黑圈,经常打呵欠,晚上又难以入睡。护士为她制定的护理措施哪项不妥?(　　)

A. 睡前喝少量的热牛奶　　　　　　B. 进行放松和深呼吸练习　　　　C. 睡前剧烈运动 1 h

D. 可采用安慰剂　　　　　　　　　E. 睡眠前听轻音乐

59. 发热可能出现的特点包括(　　)。

A. C+D+E　　　B. C+E　　　　C. 产热大于散热　　D. 产热等于散热　　E. 产热小于散热

60. 使用热水袋时,如局部皮肤发生潮红应(　　)。

A. 热水袋外再包一条毛巾　　　　　B. 热水袋稍离局部　　　　　C. 立即停用,涂凡士林
D. 立即停用,涂 70％乙醇　　　　　E. 立即停用,50％硫酸镁湿热敷

61. 为昏迷患者插鼻饲管至 15 cm 时托起头部,其目的是(　　　)。
A. 以免损伤食管黏膜　　　　　B. 加大咽喉部通道的弧度　　　　　C. 减轻患者的痛苦
D. 避免出现恶心　　　　　E. 使喉部肌肉收缩,便于插入

62. 交班报告一般应由何人书写?(　　　)
A. 由护士长书写　　　　　B. 由值班护士书写　　　　　C. 由高年资护士书写
D. 由实习护士书写　　　　　E. 由带教教师书写

63. 对长期应用抗生素的患者,观察口腔特别注意(　　　)。
A. 有无牙结石　　　　　B. 有无真菌感染　　　　　C. 口唇是否干裂
D. 有无口臭　　　　　E. 牙龈有无肿胀出血

64. 下列哪项不是生命体征?(　　　)
A. 体温　　　　B. 脉搏　　　　C. 呼吸　　　　D. 血压　　　　E. 神志

65. 禁用热疗法的病情是(　　　)。
A. 末梢循环不良　　　　　B. 体温不升　　　　　C. 肛门手术后
D. 胃溃疡出血　　　　　E. 消化不良及腹泻

66. 灭菌效果最佳的物理灭菌法是(　　　)。
A. 燃烧法　　　　　B. 煮沸消毒法　　　　　C. 压力蒸汽灭菌法
D. 熏蒸法　　　　　E. 紫外线照射法

67. 消毒与灭菌的区别主要在于能否杀灭(　　　)。
A. 病原微生物　　　B. 芽胞　　　C. 非致病微生物　　　D. 繁殖体　　　E. 致病菌

68. 测血压时袖带过宽可使(　　　)。
A. 血压偏低　　　B. 无影响　　　C. 收缩压偏高　　　D. 舒张压偏高　　　E. 以上都不对

69. 一把长 25 cm 的无菌镊子浸泡在消毒液中,液面应浸没镊子的高度是(　　　)。
A. 5 cm　　　B. 7.5 cm　　　C. 10 cm　　　D. 12.5 cm　　　E. 20 cm

70. 正常成人安静状态下脉搏为(　　　)。
A. 50～70 次/分　B. 60～100 次/分　C. 70～110 次/分　D. 80～110 次/分　E. 80～120 次/分

71. 成人胃管插入深度为(　　　)。
A. 20～30 cm　　B. 30～35 cm　　C. 35～40 cm　　D. 45～55 cm　　E. 60～65 cm

72. 抢救青霉素过敏性休克的首选药物是(　　　)。
A. 盐酸异丙嗪　B. 去氧肾上腺素　C. 盐酸肾上腺素　D. 异丙肾上腺素　E. 去甲肾上腺素

73. 皮下注射,下述操作错误的是(　　　)。
A. 药量不足 1 mL,须用 1 mL 注射器抽吸　　　　　B. 注射部位要常规消毒
C. 持针时,右手示指固定针栓　　　　　D. 针头与皮肤呈 50°角刺入
E. 进针长度为针梗 2/3 长

74. 低盐饮食每日食盐不可超过(　　　)。
A. 1 g　　　B. 2 g　　　C. 3 g　　　D. 4 g　　　E. 5 g

75. 胆囊造影检查下列何种情况下应进食高脂肪餐?(　　　)
A. 检查前一日午晚餐及当日摄片显影良好后午餐
B. 检查前一日午餐及当日摄片显影良好后就餐
C. 检查前一日晚餐及当日摄片显影良好后晚餐
D. 检查前一日晚餐及当日摄片后即食
E. 检查前一日午餐及当日摄片后即食

76. 世界上第一所正式护士学校创建于(　　　)。
A. 1854 年,意大利,佛罗伦萨　　　　　B. 1860 年,英国,伦敦

C.1888 年,中国,福州
D.1920 年,德国,开塞维慈

E.1921 年,法国,巴黎

77.世界卫生组织对健康的定义包括下列哪项?(　　)

A.躯体没有疾病　　　　　　　　B.有完整的生理状态　　　　　　C.有完整的心理状态

D.有社会适应能力　　　　　　　E.以上均正确

78.下列哪项不是护理诊断?(　　)

A.完全性尿失禁　　B.营养失调　　C.体液不足　　D.体温过高　　E.急性胃肠炎

79.不符合节力原则的铺床方法是(　　)。

A.按铺床顺序放置用物　　　　　B.身体靠近床边　　　　　　　　C.上身保持一定弯度

D.两腿分开稍屈膝　　　　　　　E.使用肘部力量连续进行

80.平车上、下坡时,患者头部应在高处一端的主要目的是(　　)。

A.以免血压下降　　　　　　　　B.以免呼吸不畅　　　　　　　　C.以免头部充血不适

D.以防坠车　　　　　　　　　　E.有利于与患者交谈

81.用紫外线消毒病室,错误的方法是(　　)。

A.卧床患者佩戴墨镜　　　　　　B.病室应先做清洁工作　　　　　C.擦净灯管表面灰尘

D.照射 30 min　　　　　　　　　E.灯亮后计时

82.患者的义齿取下后应浸泡在(　　)中。

A.乙醇　　　　B.热开水　　　　C.冷开水　　　　D.84 消毒液　　　　E.0.1％苯扎溴铵

83.可以测量口腔温度的是(　　)患者。

A.精神异常　　　B.大面积烧伤　　　C.口鼻手术者　　　D.呼吸困难　　　E.昏迷

84.通风的目的与哪项无关?(　　)

A.调节室内温湿度　　　　　　　B.降低微生物密度　　　　　　　C.避免噪声的刺激

D.使患者心情舒畅　　　　　　　E.增加室内空气中含氧量

85.不符合铺床节力原则的是(　　)。

A.备齐用物,按序放置　　　　　B.身体靠近床沿　　　　　　　　C.上身直立,两腿并拢

D.下肢稍分开,保持稳定　　　　E.使用肘部力量,动作轻柔

86.用成人血压计袖带给幼儿测血压时,其测量数值会出现(　　)。

A.偏低　　　　B.偏高　　　　C.脉压大　　　　D.脉压小　　　　E.基本不变

87.以下关于温度的说法不正确的是(　　)。

A.室温过高神经系统受抑制　　　　　　　　B.室温过高干扰消化功能

C.室温过高干扰呼吸功能　　　　　　　　　D.环境温度让人感到舒适的标准因人而异

E.新生儿及老年人室温应在 18～20 ℃

88.两人搬运法正确的是(　　)。

A.甲托头、腰部,乙托臀　　　　　　　　　B.甲托颈、肩、腰部,乙托小腿、大腿

C.甲托头、肩部,乙托臀　　　　　　　　　D.甲托头、背部,乙托臀、小腿

E.甲托颈、肩、腰部,乙托臀、腘窝

89.截石位适于下列哪种情况?(　　)

A.产妇分娩　　　B.脊柱手术　　　C.心包积液　　　D.灌肠　　　E.休克

90.关于采集标本,错误的是(　　)。

A.尿糖定性,留 12 h 尿标本　　　　　　　　B.尿妊娠试验,留清晨第一次尿

C.痰培养标本,采集前先漱口　　　　　　　D.大便查阿米巴原虫,便盆应先加温

E.咽拭子培养,在扁桃体及咽部取分泌物

91.CO 中毒属于(　　)。

A.低张性缺氧　　　B.血液性缺氧　　　C.循环性缺氧　　　D.组织性缺氧　　　E.以上均不是

92.中分子右旋糖酐的主要作用是(　　)。

A.补充葡萄糖   B.提高血浆晶体渗透压   C.维持酸碱平衡

D.改善微循环   E.扩充血容量

93.属于护理程序评估阶段的内容是(   )。

A.收集分析资料   B.确定预期内容   C.制定护理计划   D.实施护理措施   E.评价护理效果

94.对患者进行心理社会评估采用的最主要方法是(   )。

A.体格检查   B.交谈和观察   C.心理社会测试

D.阅读相关资料   E.使用疼痛评估工具

95.通风的目的是(   )。

A.使室内温度降低   B.使室内温度升高   C.能调节室内温湿度

D.使室内湿度降低   E.使室内湿度升高

96.输液引起空气栓塞,致死原因是栓子阻塞(   )。

A.肺动脉入口   B.肺静脉入口   C.主动脉入口   D.上腔静脉入口   E.下腔静脉入口

97.中毒物质不明的患者,用电动吸引法洗胃,下述哪项不妥?(   )

A.洗胃液用等渗盐水   B.电动吸引器压力为 13.3 kPa

C.插管动作轻快   D.每次灌入量以 200 mL 为限

E.洗胃过程患者主诉腹痛或流出血性灌洗液,应停止洗胃

98.颈椎骨折进行颅骨牵引时,采取何种卧位?(   )

A.端坐位   B.半坐卧位   C.头低足高位   D.头高足低位   E.俯卧位

99.SARS 期间位居职业发病率首位的人群是(   )。

A.检验科人员   B.药局人员   C.患者   D.患者家属   E.医生、护士

100.世界卫生组织对健康的定义不包括下列哪项?(   )

A.躯体没有疾病   B.有完整的生理状态   C.有完整的心理状态

D.有一定的自我照顾能力及脑力劳动能力   E.有社会适应能力

参考答案

1-5 ECCBA   6-10 CCDCE   11-15 BBACD   16-20 CDBBB   21-25 DBDBC   26-30 EDEEA

31-35 CACBD   36-40 ACECD   41-45 CDBBE   46-50 DBEDC   51-55 DDEAB   56-60 EACAC

61-65 BBBED   66-70 CBADB   71-75 DCDBB   76-80 BEECC   81-85 ECBCC   86-90 AEEAA

91-95 BEABC   96-100 ADDED

基础护理技术模拟试题 3

1.符合患者要求的休养环境是(   )。

A.中暑患者,室温保持在 4 ℃左右   B.儿科病室,室温宜在 22 ℃左右

C.产休室,应保暖,不宜开窗   D.破伤风患者,室内光线应明亮

E.以上均不是

2.刘太太,74 岁。在门诊候诊时,忽然感到腹痛难忍,出冷汗,四肢冰冷,呼吸急促。门诊护士应(   )。

A.态度和蔼,劝其耐心等候   B.让患者平卧候诊   C.安排提前就诊

D.给予镇痛剂   E.请医生加快诊疗

3.用于限制患者下肢活动的约束方法是(   )。

A.约束手腕   B.约束肩部   C.约束膝部   D.约束踝部   E.固定一侧肢体

4.判断心搏骤停的主要标准是(   )。

A.意识丧失及颈动脉搏动消失   B.呼吸停止   C.心电图呈直线

D.血压测不到   E.心音消失

5.有关化学消毒剂作用原理的叙述,不确切的是(   )。

A.使菌体蛋白凝固变性   B.干扰细菌酶的活性

C.利用高温高压使菌体蛋白及酶变性   D.抑制细菌代谢和生长

E.损害细胞膜的结构,改变其渗透性

6.最易发生压疮的患者是(　　　)。

A.高热多汗　　　B.肥胖　　　　　C.昏迷　　　　　D.营养不良　　　E.上肢牵引

7.活动受限对机体的影响不包括下列哪一项?(　　)

A.体位性低血压　B.排尿困难　　　C.腹泻　　　　　D.骨质疏松　　　E.坠积性肺炎

8.以引起法律责任的性质为标准,法律责任不包括(　　　)。

A.刑事责任　　　B.违规责任　　　C.民事责任　　　D.行政责任　　　E.A+C+D

9.护士执业资格注册的有效期为(　　　)。

A.2年　　　　　B.5年　　　　　C.8年　　　　　D.10年　　　　　E.1年

10.输血前准备错误的是(　　　)。

A.取血标本做血型鉴定和交叉配血试验　　　　　　B.取血时必须由两人认真核对

C.库血保存日期超过三周不可使用　　　　　　　　D.血液从血库取出后要避免剧烈振荡

E.库血可在室温中放置30～60 min再输入

11.口腔有铜绿假单胞菌感染的患者做口腔护理时应选用的漱口溶液是哪种?(　　)

A.1%～4%碳酸　B.0.1%醋酸　　　C.0.9%氯化钠　D.0.2%呋喃西林　E.以上均可

12.输液过程中,突然出现呼吸困难,气促咳嗽,咳粉红色泡沫样痰,可能发生了(　　　)。

A.发热反应　　　B.急性肺水肿　　C.静脉炎　　　　D.空气栓塞　　　E.热原反应

13.为减低患者颅内压应取的卧位是(　　　)。

A.平卧位　　　　B.半坐卧位　　　C.头高脚低位　　D.头低脚高位　　E.以上均不是

14.某肺心病患者,伴呼吸衰竭、呼吸困难,并出现精神症状,给氧方法是(　　　)。

A.低流量、低浓度持续给氧　　　　　　　　　　　B.加压给氧

C.高流量、高浓度给氧　　　　　　　　　　　　　D.8 L/min

E.低流量、低浓度间歇给氧

15.为排除非尿路阻塞引起的尿潴留,用温水冲洗会阴部的目的是(　　　)。

A.分散注意力,减轻紧张心理　　　　　　　　　　B.利用条件反射促进排尿

C.清洁会阴部,防止尿路感染　　　　　　　　　　D.利用温热作用缓解尿路感染

E.使患者感觉舒适

16.静脉输液发生发热反应,可能有以下原因除了(　　　)。

A.无菌操作不严格　　　　　　　　　　　　　　　B.输液器被污染

C.输液瓶消毒、灭菌不彻底　　　　　　　　　　　D.药物刺激性太强

E.输入的药物成分不纯

17.下列关于输血前的准备工作哪一项是错误的?(　　　)

A.做血型鉴定和交叉配血试验　　　　　　　　　　B.两个人核对姓名、血型及交叉配血结果

C.输血前先输少量生理盐水　　　　　　　　　　　D.从血库取出库存血后勿剧烈振荡

E.做到"三查七对"

18.热力消毒灭菌法的原理是(　　　)。

A.干扰细菌酶的活性　　　　　　　　　　　　　　B.破坏细菌膜的结构

C.使菌体蛋白发生光解变性　　　　　　　　　　　D.抑制细菌代谢和生长

E.使菌体蛋白及酶变性凝固

19.不属于物理消毒灭菌的方法是(　　　)。

A.燃烧法　　　　　　　　B.紫外线灯消毒法　　　　　　C.微波消毒灭菌法

D.浸泡法　　　　　　　　E.生物净化法

20.高压蒸汽灭菌法压力达到103～137 kPa,温度达到121～126 ℃,需经过多长时间可达到灭菌目的?(　　)

A.3～10 min　　B.10～15 min　　C.20～30 min　　D.30～60 min　　E.60～90 min

21.使用化学消毒剂的注意事项中,下列哪项是错误的?(　　)

A.严格掌握药物的有效时间和浓度　　　　　　B.浸泡前要打开器械的轴节

C.物品应全部浸没在消毒液中　　　　　　　　D.消毒液容器要盖严

E.使用前用3‰盐水冲净,以免药液刺激组织

22.张老太太,因髋骨骨折,在家卧床已经1个月。主诉:臀部触痛麻木。检查:臀部皮肤局部红肿。下列指导中,哪项不妥?(　　)

A.避免局部长期受压　　　　　　B.适当增加营养　　　　　　C.避免潮湿摩擦

D.局部可用棉垫包扎,避免直接与床铺接触　　　　　　E.红外线照射

23.下列哪项描述是一种宁静、安详、无焦虑及无拘无束的状态?(　　)

A.舒适　　　　　　B.休息　　　　　　C.睡眠　　　　　　D.活动　　　　　　E.放松

24.患者刚出院,对床单位的处理不妥的是(　　)。

A.撤下被服送洗　　　　　　　　　　　　B.床垫棉胎置于日光下暴晒

C.痰杯、便盆浸泡于消毒液中　　　　　　D.床单位用消毒液擦拭

E.立即铺好暂空床

25.股骨干骨折患者,应采取何种卧位?(　　)

A.端坐位　　　　B.半坐卧位　　　　C.头低足高位　　　　D.头高足低位　　　　E.俯卧位

26.保存库血的温度和时间是(　　)。

A.0 ℃,2～3 周　　　　　　　　B.2 ℃,2 周　　　　　　　　C.4 ℃,2～3 周

D.6 ℃,2 周　　　　　　　　　　E.6 ℃,3 周

27.以下关于良好的医院物理环境的要求不正确的是(　　)。

A.护理人员应努力将病室内噪声降到最低程度

B.通风是降低室内空气污染的有效措施

C.病室内布置应尽量做到整洁、美观

D.对一般人群来说病室内合适温度为 18～22 ℃

E.病室内合适的湿度为 40%～50%

28.某患者因上消化道出血急诊入院,表现烦躁不安,面色苍白,血压 85/50 mmHg 脉搏 110 次/分,入院护理的首要步骤是(　　)。

A.准备急救药品,等待医生到来　　　　　　B.介绍病区环境,有关制度

C.通知医生,配合抢救,测量生命体征　　　　D.填写有关表格

E.了解患者身心需要,做护理体检

29.在口腔护理时,对有义齿的患者,取下后应浸泡在(　　)中。

A.冷开水　　　　B.热开水　　　　C.生理盐水　　　　D.75%乙醇　　　　E.碘酒

30.成人心肺复苏时胸外按压的深度为(　　)。

A.至少胸廓前后经的一半　　　　B.至少 3 cm　　　　　　　　C.至少 4 cm

D.至少 5 cm　　　　　　　　　　E.至少 6 cm

31.青霉素过敏性休克时最早出现的是(　　)。

A.呼吸道阻塞症状　　　　　　B.循环衰竭症状　　　　　　C.消化道症状

D.泌尿系统症状　　　　　　　E.中枢神经系统症状

32.最易发生压疮的患者是(　　)。

A.发热　　　　B.肥胖　　　　C.植物人　　　　D.营养不良　　　　E.上肢牵引

33.潮式呼吸见于(　　)。

A.甲亢　　　　B.麻醉剂过量　　　　C.脑炎　　　　D.休克　　　　E.支气管哮喘

34.乙醇擦浴法降低高热患者体温的原理是(　　)。

A.辐射散热　　　　B.传导散热　　　　C.对流散热　　　　D.蒸发散热　　　　E.以上均不是

35.下列哪些消毒剂对带有芽胞的细菌无杀灭作用?(　　)

A. 环氧乙烷　　　　B. 戊二醛　　　　C. 碘伏　　　　D. 福尔马林　　　　E. 过氧乙酸

36. 鼻周围三角区化脓禁用热敷的原因是(　　)。

A. 加重疼痛　　　　　　　　B. 加重局部出血　　　　　　C. 掩盖病情,难以确诊

D. 导致颅内感染　　　　　　E. 导致面部皮肤烫伤

37. 下列哪项不是要素饮食的适用证?(　　)

A. 患消化不良及急性胰腺炎的患者　　　　　B. 晚期癌症营养不良者

C. 严重烧伤,低蛋白血症的患者　　　　　　D. 大手术后胃肠功能紊乱的患者

E. 胃肠道瘘,短肠综合征的患者

38. 护理腹泻患者,不正确的措施是(　　)。

A. 按医嘱静脉输液　　　　　　　　　B. 观察记录排便次数和性质

C. 腹泻严重者暂时禁食　　　　　　　D. 疑为传染病时,给予呼吸道隔离

E. 每次便后做好肛周护理

39. 应避免与牙齿接触的药物是(　　)。

A. 颠茄合剂　　　B. 1‰稀盐酸　　　C. 棕色合剂　　　D. 磺胺合剂　　　E. 氢氧化铝凝胶

40. 注射原则不正确的一项是(　　)。

A. 严格遵守无菌操作　　　　　　　　B. 发现药液过期、变质不可使用

C. 选择合适的注射部位　　　　　　　D. 注射前,注射器内空气要排尽

E. 注射时做到进针、推药要快,拔针要慢

41. 再次使用破伤风抗毒素需重做皮试,是指停药超过(　　)。

A. 1 天　　　B. 3 天　　　C. 7 天　　　D. 14 天　　　E. 21 天

42. 患儿,18 个月,首次肌内注射青霉素,下述操作过程正确的是(　　)。

A. 注射前不做青霉素皮试　　　　　　　B. 选用 5 mL 注射器 51/2 号针头

C. 注射部位选用髂前上棘与尾骨连线的外 1/3 处　　　D. 注射部位皮肤用 2‰碘酊、70%乙醇消毒

E. 进针时将针梗全部刺入

43. 幼儿喂药正确的方法是(　　)。

A. 可用药杯喂药　　　　　　B. 轻轻捏住双侧鼻孔　　　　　　C. 不可给饮料

D. 可用滴管喂药　　　　　　E. 不可用药匙给药

44. 患者首次急性心肌梗死发作,由于对此毫无思想准备,他容易产生的情绪可能是(　　)。

A. 恐惧　　　B. 焦虑　　　C. 沮丧　　　D. 消极　　　E. 悲观

45. 超声雾化吸入治疗的目的不包括(　　)。

A. 消除炎症　　　B. 减轻咳嗽　　　C. 湿化痰液　　　D. 减轻水肿　　　E. 痰液黏稠

46. 休克患者正确的给氧方法是(　　)。

A. 间歇给氧　　　　　　　　B. 低流量、低浓度持续给氧　　　　　C. 高浓度间歇给氧

D. 持续给氧　　　　　　　　E. 以上均不正确

47. 出现脑疝时可见(　　)。

A. 双侧瞳孔缩小　　　　　　　B. 双侧瞳孔散大　　　　　　C. 两侧瞳孔不等大

D. 两侧瞳孔不等大、对光反应减弱或消失　　　　　　E. 以上均不是

48. 简易呼吸机一次挤压入肺的空气为(　　)。

A. 200～300 mL　　B. 300～600 mL　　C. 500～1000 mL　　D. 600～1200 mL　　E. 1000～1500 mL

49. 刘先生,肺癌,治疗效果不佳,患者经常发脾气,与家属争吵,该反应期为(　　)。

A. 否认期　　　B. 愤怒期　　　C. 忧郁期　　　D. 接受期　　　E. 协议期

50. 重整医嘱错误的一项是?(　　)

A. 重整医嘱由医生书写　　　　　　　　B. 将最后一项医嘱用红笔划一横线

C. 在红线下用蓝笔写上"重整医嘱"　　　　D. 抄录医嘱字迹要清楚、准确

E. 手术或转科患者要重整医嘱

51. 雾化吸入治疗结束后,不需消毒的物品是( )。

A. 雾化罐　　　B. 水槽　　　C. 螺纹管　　　D. 口含嘴　　　E. 面罩

52. 符合患者要求的休养环境是( )。

A. 中暑患者,室温保持在 4 ℃左右　　　　　　B. 儿科病室,室温宜在 22 ℃左右

C. 产休室,应保暖不宜开窗　　　　　　　　　D. 破伤风患者,室内光线应明亮

E. 气管切开患者,室内相对湿度为 40%

53. 陈太太,76 岁。在门诊候诊时,忽然感到腹痛难忍,出冷汗,四肢冰冷,呼吸急促。门诊护士应( )。

A. 给患者热敷腹部　　　　　　B. 让患者平卧候诊　　　　　　C. 安排提前就诊

D. 给予扑热息痛服用　　　　　　E. 按摩腹部

54. 用于限制患者手活动的约束方法是( )。

A. 约束手腕　　　B. 约束肩部　　　C. 约束膝部　　　D. 约束踝部　　　E. 固定一侧肢体

55. 铺好的无菌盘,有效期为( )。

A. 2 h　　　B. 3 h　　　C. 4 h　　　D. 5 h　　　E. 6 h

56. 血液病患者高热时最适宜的降温措施是( )。

A. 温水擦浴　　　　　　　　　　　　B. 乙醇擦浴

C. 头部及大血管处放置冰袋　　　　　D. 口服退热药

E. 冰水灌肠

57. 影响尿量增减的因素不正确的是( )。

A. 大量饮水尿量增多　　　　　B. 吃咸的食物尿量增多　　　　　C. 大量出汗尿量减少

D. 剧烈运动尿量减少　　　　　E. 食大量蛋白质尿量增加

58. 活动受限对机体的影响不包括下列哪项? ( )

A. 便秘　　　B. 肾结石　　　C. 腹泻　　　D. 肌肉萎缩　　　E. 坠积性肺炎

59. 下列哪项陈述符合弛张热的特点? ( )

A. 体温一直升高,波动幅度很小

B. 口温在 38～38.9 ℃,多见于急性感染

C. 一日内体温变化极不规律,且持续时间不定

D. 发热期与正常或正常以下体温期交替有规律地变化

E. 体温在 39 ℃以上,波动幅度大,24 h 内温差达 1 ℃以上,但在波动中体温未降至正常

60. 用冷时间过长可导致( )。

A. 肌腱和韧带等组织松弛　　　B. 增加痛觉神经的敏感性　　　C. 使皮肤抵抗力下降

D. 增进局部免疫功能　　　　　E. 血液循环和细胞代谢障碍,导致组织坏死

61. 甲状腺吸^{131}I 测定的患者检查前多长时间内忌用含碘高的食物? ( )

A. 三天　　　B. 一周　　　C. 二周　　　D. 三周　　　E. 一个月

62. 腹膜炎患者采取半坐卧位的主要目的是( )。

A. 减轻伤口缝合处的张力　　　B. 减少局部出血　　　　　　C. 使静脉回流减少

D. 利于腹腔引流,使感染局限化　　　E. 防止腹部粘连

63. 紫外线空气消毒的距离及计时是( )。

A. 距离 1 m,灯亮 2～4 min 计时　　　　　　B. 距离 2 m,灯亮 5～7 min 计时

C. 距离 3 m,灯亮 6～8 min 计时　　　　　　D. 距离 4 m,灯亮 7～9 min 计时

E. 以上均不是

64. 仰卧位时患者最易发生压疮的部位是( )。

A. 骶尾部　　　B. 枕骨粗隆　　　C. 肩胛部　　　D. 肘部　　　E. 足跟

65. 测血压时袖带过紧可使( )。

A. 血压偏低　　　B. 无影响　　　C. 收缩压偏高　　　D. 舒张压偏高　　　E. 以上均不是

66.尿液呈烂苹果气味见于(　　)。

　　A.食大量水果后　　　　　　　　　B.尿液久置后氨分解　　　　　　C.尿路感染

　　D.尿毒症　　　　　　　　　　　　E.酮症酸中毒

67.一把长 32 cm 的无菌镊子浸泡在消毒液中,液面应浸没镊子的高度是(　　)。

　　A.8 cm　　　　　B.10 cm　　　　　C.12 cm　　　　D.14 cm　　　　E.16 cm

68.正常成人安静状态下脉搏为(　　)。

　　A.55～70 次/分　　　　　　　　　B.60～100 次/分　　　　　　　C.70～105 次/分

　　D.80～110 次/分　　　　　　　　　E.80～115 次/分

69.消毒与灭菌的区别主要在于能否杀灭(　　)。

　　A.病原微生物　　B.非致病微生物　　C.繁殖体　　　　D.芽胞　　　　E.鞭毛

70.已启盖的无菌溶液可保存(　　)。

　　A.4 h　　　　　　B.8 h　　　　　C.12 h　　　　　D.24 h　　　　E.48 h

71.血压的生理性变化,错误的叙述是(　　)。

　　A.中年以前女性略低于男性　　　　B.白天高于夜间　　　　　　　C.寒冷环境血压上升

　　D.睡眠不佳时血压可稍升高　　　　E.高热环境中血压可上升

72.每次经胃管灌入的流质饮食的量应不超过(　　)。

　　A.200 mL　　　　B.260 mL　　　　C.330 mL　　　　D.350 mL　　　　E.400 mL

73.再次使用青霉素需重新做皮试,是指停药几天以上?(　　)

　　A.1 天　　　　　B.3 天　　　　　C.7 天　　　　　D.14 天　　　　E.21 天

74.属于节律异常的脉搏是(　　)。

　　A.速脉　　　　　B.缓脉　　　　　C.洪脉　　　　　D.绌脉　　　　E.丝脉

75.普通胃管更换时间是(　　)。

　　A.每日一次　　　B.每日两次　　　C.每月一次　　　D.每周一次　　　E.每周两次

76.灭菌效果的监测,最可靠的方法是(　　)。

　　A.留点温度计法　　　　　　　　　B.化学指示管法　　　　　　　C.化学指示胶带法

　　D.化学指示卡法　　　　　　　　　E.生物监测法

77.护理的对象是(　　)。

　　A.所有的人　　B.健康的人　　C.患病的人　　D.有残疾的人　　E.有心理障碍的人

78.护士小张在晨间护理时向一产妇祝贺:刘太太,祝贺您生一女婴！刘太太很生气,其原因可能是护士在表达中(　　)。

　　A.用词不当　　B.态度生硬　　C.没有诚意　　D.距离太近　　E.环境嘈杂

79.管理急救物品应做到"五定",其内容不包括(　　)。

　　A.定数量、品种　　　　　　　　　B.定点安置、定人保管　　　　C.定期消毒、灭菌

　　D.定期检查维修　　　　　　　　　E.定时使用

80.铺麻醉床的目的不包括(　　)。

　　A.保护被褥不被污染　　　　　　　　　　　　　B.使患者安全、舒适

　　C.便于安置和护理术后患者　　　　　　　　　　D.防止术后伤口疼痛

　　E.预防并发症

81.纠正胎位不正应采用的卧位是(　　)。

　　A.头高足低位　　B.去枕仰卧位　　C.头低足高位　　D.膝胸位　　E.屈膝仰卧位

82.无菌物品保管原则不包括(　　)。

　　A.无菌物品与非无菌物品分开放置　　　　　　　B.无菌物品应放在无菌包内

　　C.无菌包外应注明灭菌时间　　　　　　　　　　D.无菌包放在干燥处可保存 7 天

　　E.无菌包一经打开不可再用

83.床上擦浴的目的不包括(　　)。

A.促进血液循环　　　　　　　　B.增强皮肤排泄　　　　　　　　C.清洁、舒适

D.观察病情　　　　　　　　　　E.防过敏性皮炎

84.护士对前来门诊的患者,首先应进行的工作是(　　)。

A.健康教育　　B.卫生指导　　C.预检分诊　　D.查阅病案　　E.心理安慰

85.从手术室回病房时,应为患者准备(　　)。

A.备用床　　　　　　　　　　　　　　B.暂空床

C.备用床加橡胶单及中单　　　　　　　D.暂空床加橡胶单及中单

E.麻醉床

86.患者,女,60岁,心率110次/分,心音强弱不等,心律不规则,测脉搏时脉搏细弱,72次/分且极不规则,为准确观察,护士应(　　)。

A.先测脉率,后测心率　　　　　　　　B.先测心率,后测脉率

C.两人同时测心率和脉率　　　　　　　D.一人同时测心率和脉率

E.两人同时测,一人测心率,一人测脉率

87.尿频、尿急、尿痛常见于(　　)。

A.尿毒症患者　　B.孕妇　　C.急性肾炎患者　　D.膀胱炎患者　　E.膀胱结石患者

88.链霉素过敏的急救措施中可选用哪种药物?(　　)

A.葡萄糖酸钙　　B.乳酸钙　　C.草酸钙　　D.碳酸钙　　E.溴化钙

89.滚动搬运法适于(　　)患者。

A.昏迷　　　B.胸腰椎损伤　　C.颈椎损伤　　D.股骨损伤　　E.下肢骨折

90.腰穿后6 h内去枕平卧的目的是(　　)。

A.预防脑压升高　　　　　　　　B.预防脑压降低　　　　　　　　C.预防脑缺血

D.预防脑部感染　　　　　　　　E.有利于脑部血液循环

91.用于限制患者坐起的约束方法是(　　)。

A.约束手腕　　B.约束踝部　　C.固定肩部　　D.固定一侧肢体　　E.固定双膝

92.属于护理程序计划阶段内容的是(　　)。

A.分析资料　　B.提出护理诊断　　C.确定护理目标　　D.实施护理措施　　E.评价患者反应

93.有关"护理程序"概念的解释哪项不妥?(　　)

A.指导护士工作及解决问题的工作方法　　　　B.其目标是增进或恢复服务对象的健康

C.是以系统论为理论框架　　　　　　　　　　D.具有计划、决策与反馈功能的过程

E.由评估、诊断、计划、实施四个步骤组成

94.大手术后的患者宜采用的饮食是(　　)。

A.高热量、低蛋白饮食　　　　　　　　B.高蛋白、高维生素饮食

C.高维生素、低蛋白饮食　　　　　　　D.高脂肪、高蛋白饮食

E.低脂肪、高热量饮食

95.不属于测量血压四定的内容是(　　)。

A.定时间　　B.定部位　　C.定体位　　D.定护士　　E.定血压计

96.容易潮解的药物是(　　)。

A.硝酸银　　B.氨茶碱　　C.酵母片　　D.胃复安　　E.对氨基硫酸钠

97.肝硬化出血的患者观察大便最应该注意什么?(　　)

A.形状　　B.颜色　　C.量　　D.软硬度　　E.气味

98.禁忌冷疗的部位不包括(　　)。

A.心前区　　B.枕后　　C.腹部　　D.前额　　E.足底

99.张先生,45岁,因上消化道大出血被送至急诊室。值班护士在医生未到前应首先(　　)。

A.记录患者入院时间和病情变化　　　　B.向家属了解病史,耐心解释

C.通知住院处,办理入院手续　　　　　　D.测生命体征,建立静脉通路

E. 注射止血药物,抽血标本配血

100. 肝昏迷患者禁用何种溶液灌肠?(   )

A. 生理盐水   B. 肥皂水   C. 温开水   D. 50%硫酸镁   E. 甘露醇

参考答案

1-5 BCCAC   6-10 CCBBE   11-15 BBCAB   16-20 DEEDC   21-25 EDBEC   26-30 CECAD

31-35 ACCDC   36-40 DADBE   41-45 CDCAE   46-50 CDCBC   51-55 BBCAC   56-60 CBCEE

61-65 CDBAA   66-70 EEBDD   71-75 EABDD   76-80 EAAED   81-85 DEECE   86-90 EDABB

91-95 CCEBD   96-100 CBDDB

参 考 文 献

[1] 谢秀茹,王兰芝.基础护理技术[M].西安:第四军医大学出版社,2011.

[2] 李小寒,尚少梅.基础护理学[M].4 版.北京:人民卫生出版社,2006.

[3] 唐康.基础护理技术实训指导[M].西安:第四军医大学出版社,2011.

[4] 孙慧.护理学基础实训指导[M].西安:第四军医大学出版社,2009.

[5] 尚少梅,代亚丽.护理学基础[M].3 版.北京:北京大学医学出版社,2008.

[6] 陈月琴,刘淑霞.临床护理实践技能[M].2 版.北京:北京大学医学出版社,2012.

[7] 李小萍.基础护理学[M].2 版.北京:人民卫生出版社,2001.

[8] 广东省卫生厅.临床护理技术规范[M].广州:广东科技出版社,2007.

[9] 王平.护考急救包[M].4 版.北京:人民军医出版社,2012.

[10] 李小寒,尚少梅.基础护理学[M].5 版.北京:人民卫生出版社,2012.

[11] 姜安丽.新编护理学基础[M].北京:人民卫生出版社,2006.

[12] 殷磊.护理学基础[M].3 版.北京:人民卫生出版社,2002.

[13] 李小寒,尚少梅.基础护理学学习指导及习题集[M].北京:人民卫生出版社,2006.

[14] 崔焱.全国卫生专业技术资格考试习题集丛书[M].北京:人民卫生出版社,2008.

[15] 叶旭春,姜安丽.新编护理学基础实习指导[M].北京:人民卫生出版社,2006

[16] 高荣花,彭祝宪.护理技术操作手册[M].北京:科学技术文献出版社,2008.

[17] 林静,孟发芬,陈雪霞.护理学基础实训教程[M].武汉:华中科技大学出版社,2011.

[18] 王维利,章新琼.基础护理学[M].合肥:安徽大学出版社,2012.

[19] 张春舫,任景坤.护士岗位技能训练 50 项考评指导[M].北京:人民军医出版社,2010.

[20] 张少羽.基础护理技术[M].北京:人民卫生出版社,2010.

[21] 周更苏,于洪宇,史云菊.基础护理技术[M].武汉:华中科技大学出版社,2010.

[22] 李晓松.基础护理技术[M].2 版.北京:人民卫生出版社,2011.

[23] 程红缨,杨燕妮.基础护理技术操作教程[M].北京:人民军医出版社,2010.

[24] 余剑珍,张美琴.基本护理技术[M].上海:复旦大学出版社,2010.

[25] 王冬梅.基础护理技术实训指导[M].北京:科学出版社,2010.

[26] 张新平,杜国香,曹伟宁.护理技术[M].2 版.北京:科学出版社,2008.

[27] 李小萍.基础护理学学习指导及习题集[M].北京:人民卫生出版社,2007.

[28] 李晓松.护理学基础学习及实习指导[M].北京:人民卫生出版社,2008.